烧伤整形外科学

临床实践

SHAOSHANG ZHENGXING WAIKEXUE LINCHUANG SHIJIAN

主编 褚立明 白培懿 陈立发

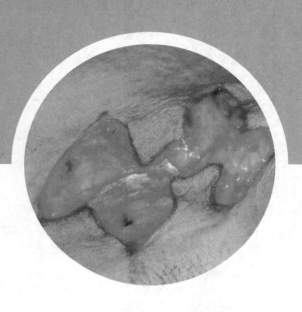

中国出版集团有限公司

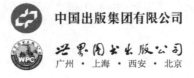
世界图书出版公司
广州·上海·西安·北京

图书在版编目（CIP）数据

烧伤整形外科学临床实践 / 褚立明，白培懿，陈立
发主编.—广州：世界图书出版广东有限公司，2024.3
ISBN 978-7-5232-1229-5

Ⅰ.①烧… Ⅱ.①褚… ②白… ③陈… Ⅲ.①烧伤－
整形外科学 Ⅳ.①R644

中国国家版本馆CIP数据核字(2024)第064804号

书　　名	烧伤整形外科学临床实践
	SHAOSHANG ZHENGXING WAIKEXUE LINCHUANG SHIJIAN
主　　编	褚立明　白培懿　陈立发
责任编辑	刘　旭
责任技编	刘上锦
装帧设计	品雅传媒
出版发行	世界图书出版有限公司　世界图书出版广东有限公司
地　　址	广州市海珠区新港西路大江冲25号
邮　　编	510300
电　　话	（020）84460408
网　　址	http://www.gdst.com.cn/
邮　　箱	wpc_gdst@163.com
经　　销	新华书店
印　　刷	深圳市福圣印刷有限公司
开　　本	889 mm × 1 194 mm　1/16
印　　张	15.25
字　　数	432千字
版　　次	2024年3月第1版　2024年3月第1次印刷
国际书号	ISBN 978-7-5232-1229-5
定　　价	138.00元

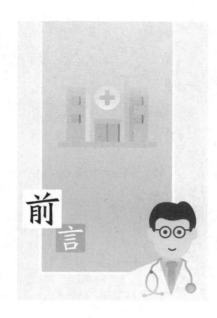

前言

　　经过半个多世纪的发展和几代人的共同努力，我国的烧伤防治研究工作取得了举世瞩目的成就，严重烧伤治愈率跃居世界前列。随着医疗水平的提高，修复创面、挽救生命已不再是烧伤治疗的唯一目标，预防和减轻心理损伤及肢体畸形、恢复功能、改善外观、帮助患者尽快重返家庭和社会等目标越来越受到重视。鉴于此，我们组织了一批烧伤整形专业的专家、学者，通过总结他们自身丰富的烧伤整形临床经验和烧伤整形相关研究的一些新认知，并结合国内外本专业领域的新进展，力求为广大读者呈现一本烧伤整形外科方面的临床实用参考用书。

　　本书以提升烧伤整形外科医师诊疗技术为原则，以烧伤整形外科学的规范科学为准则，着重对烧伤的物理因子治疗、烧伤的作业治疗、烧伤常见症状的康复、烧伤感染、瘢痕的治疗、皮瓣及肌皮瓣移植等内容进行了较为系统的阐述和归纳。本书共分为九章，每一章都经过精心编排，力求使读者能够系统、有序地学习相关知识，并将其应用于实践中。在烧伤医疗技术方面，主要介绍了烧伤的诊断、创面处理技术、物理治疗方法、作业治疗方法等内容；在烧伤症状的康复方面，详细论述了关于疼痛、水肿、残余创面、瘢痕、挛缩畸形、瘙痒及色素异常等常见症状的诊治内容；在烧伤感染救治方面，详尽介绍了烧伤后的细菌感染、真菌感染的途径和防治措施等内容；在烧伤后整形方面，详尽介绍了肢体烧伤后的重建技术，以及激光的应用、瘢痕处理和皮瓣移植技术等内容。本书内容丰富，贴近临床，实用性强，可供烧伤整形科各级医师参考阅读。

　　在编写本书的过程中，虽然所有编者都竭尽全力做到最好，但由于水平与经验所限，疏漏之处恐在所难免，诚恳希望广大烧伤整形外科工作者在使用本书过程中，对书中的不足之处提出宝贵建议，共同促进本书的完善。

编　者

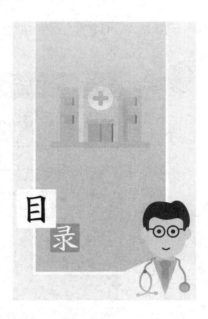

目录

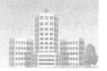

第一章

烧伤医疗技术精讲

第一节　烧伤诊断特点

一、创面深度的判断

正确估计烧伤深度有利于烧伤严重程度的判断，是确定各项医疗措施的前提。不同深度的烧伤创面有不同的处理原则。例如，Ⅰ度创面不需特殊处理；浅Ⅱ度创面只需加强换药，可避免手术；深Ⅱ度创面按皮肤再生疗法无需手术植皮；Ⅲ度浅型创面可采用皮肤再生疗法培植干细胞修复创面，对治疗时间较长，肉芽创面无明显皮岛生长的可实施"微粒皮种植技术"促进创面愈合，以减少残疾率。烧伤的分度方法较多，目前国际上惯用的是三度四分法和四度五分法。以三度四分法更为常用，三度六分法现主要为烧伤湿性医疗所采用。

（一）三度四分法

分为Ⅰ度、浅Ⅱ度、深Ⅱ度、Ⅲ度。其中，Ⅰ度、浅Ⅱ度烧伤一般称为浅度烧伤；深Ⅱ度及以上则属深度烧伤。近年来，国际上在此基础上提出修正，基本变化是把超越皮肤和皮下的深度烧伤定位为Ⅳ度，形成四度五分法，即在三度四分法的基础上将Ⅲ度分化为Ⅲ度和Ⅳ度。

1. 三度四分法的组织学划分

Ⅰ度烧伤：病变轻，一般包括表皮角质层、透明层、颗粒层的损伤，偶可伤及棘状层，但生发层健在。

浅Ⅱ度烧伤：伤及整个表皮，直到生发层，或真皮乳头层。

深Ⅱ度烧伤：伤及真皮乳头层以下，但仍有真皮残存（网状层）。由于人体各部分真皮的厚度不一，烧伤的深浅不一，故深Ⅱ度烧伤的临床变异较多。浅的接近浅Ⅱ度，深的则临界Ⅲ度。

Ⅲ度烧伤：一般指全层的皮肤烧伤，除表皮、真皮及皮肤附件全部毁损外，有时可深及脂肪、肌肉，甚至骨骼、内脏器官等。

四度五分法将深及肌肉甚至骨骼、内脏器官等的烧伤划归Ⅳ度烧伤。

2. 三度四分法的临床表现

Ⅰ度烧伤：红斑，局部轻微红、肿、热，无水疱，干燥。

浅Ⅱ度烧伤：Ⅱ度烧伤局部以水疱为主，故又称为水疱烧伤。由于渗出较多，故水疱较饱满，内含淡黄色（有时为淡红色）澄清液体。破裂后创面渗液明显，疱皮剥脱后基底肿胀，可见红润而潮湿的创面，质地较软，并可见无数扩张、充血的毛细血管网，表现为颗粒状或脉络状，伤后1~2天更明显。

在正常皮肤结构中，乳头层与网状层交界处有一血管网，称皮肤浅部血管网，并由此发出分支伸入每个乳头内。浅Ⅱ度烧伤时，它们扩张充血，故临床表现为颗粒状或脉络状血管网。浅Ⅱ度烧伤波及乳头层时，多为脉络状血管网，少有颗粒状，有剧痛和感觉过敏，周围皮温增高。

深Ⅱ度烧伤：因变质的表层组织稍厚，局部肿胀，表皮较白或棕黄，水疱较小或较扁，破裂后表面渗液少，创面微湿，疱皮剥脱后基底创面呈浅红或红白相间，底部肿胀明显，质较韧，并可见粟粒大小的红色小点，或细小树枝状血管，伤后1~2天更明显。这是因为皮肤浅部血管网已凝固，所见的红色小点为汗腺、毛囊周围毛细血管扩张充血所致。因此，烧伤越浅，红色小点越明显；烧伤越深，红色小点则越模糊。少数细小血管，则系位于网状层内及网状层与皮下脂肪交界处的扩张充血或栓塞凝固的皮肤深部血管网。它们的出现，常表示深Ⅱ度烧伤较深。深Ⅱ度烧伤时，皮肤感觉迟钝，温度降低。

Ⅲ度烧伤：皮肤坏死，脱水后可形成焦痂，故又称焦痂性烧伤。创面无水疱，蜡白或焦黄，触之如皮革，甚至已炭化，透过焦痂常可见粗大的血管网，与深Ⅱ度细而密的小血管迥然不同。此系皮下脂肪层中静脉充血或栓塞凝固所致，以四肢内侧皮肤较薄处多见。多在伤后即可出现，有时在伤后1~2天或更长的时间出现，特别是烫伤所致的Ⅲ度烧伤，需待焦痂稍干燥后方才显出。焦痂的毛发易于拔除，拔除时无疼痛。若系沸水等所致的Ⅲ度烧伤，坏死表皮下有时有细小水疱，撕去水疱皮，基底呈白色，质较韧。Ⅲ度烧伤时，皮肤丧失知觉、发凉。

（二）三度六分法

三度六分法是根据烧伤湿性医疗技术的皮肤再生修复机制特点而提出的一种分度方法，将烧伤深度划分为Ⅰ度、浅Ⅱ度、深Ⅱ度浅型、深Ⅱ度深型、浅Ⅲ度和深Ⅲ度。

1. 三度六分法的组织学划分

Ⅰ度烧伤：病变轻，一般包括表皮角质层、透明层、颗粒层的损伤，偶可伤及棘状层，但生发层健在。镜下特点：表皮浅层坏死，基底细胞层水肿。

浅Ⅱ度烧伤：伤及整个表皮，直到生发层或真皮乳头层。镜下特点：表皮全层凝固性坏死，表皮下有水疱；真皮浅层呈明显充血、水肿，中性白细胞浸润。

深Ⅱ度浅型：烧伤伤及真皮乳头层，皮肤微循环在真皮乳头层已发生瘀滞，表皮结构已消失，但大部分皮肤附件保留。镜下特点：表皮全层及真皮浅层坏死，真皮深层呈明显充血、水肿，中性白细胞浸润。

深Ⅱ度深型：烧伤伤及真皮网状层，有微循环瘀滞损伤，尚残留少部分皮肤附件。镜下特点：真皮浅层示皮革样，不见微血管祥。真皮深层坏死，皮下组织浅层充血、水肿，中性白细胞浸润。

Ⅲ度浅型：烧伤伤及皮肤全层，皮下少量脂肪和汗腺上皮组织部分健存，并有成活能力。镜下特点：皮肤全层凝固性坏死，皮下组织深层呈明显充血、水肿，周围组织中性白细胞浸润。

Ⅲ度深型：烧伤伤及肌肉层或骨骼组织甚至内脏。皮肤全层凝固性坏死，肌细胞固缩坏死，甚至骨皮质炭化，周围组织中性白细胞浸润。

2. 三度六分法的临床表现　同样，三度六分法Ⅰ度、浅Ⅱ度的临床表现与三度四分法无分别，区别在于深Ⅱ度浅型、深Ⅱ度深型、浅Ⅲ度和深Ⅲ度的临床表现。

深Ⅱ度浅型：水疱大小不等，创面渗出液多，创基红白相间，以红为主，可见较多粟粒大小的红色小点。痛觉较迟钝。

深Ⅱ度深型：水疱小或无水疱，渗液少，创基红白相间，以白为主，隐约可见深部粟粒大小的红色小点，可见细小树枝状血管。痛觉迟钝。

Ⅲ度烧伤浅型：创面湿性苍白或焦黄碳化呈皮革样，无渗液，皮温低或凉，感觉无疼痛。

Ⅲ度烧伤深型：创面呈焦痂样或皮肤缺失，皮下组织甚至骨骼外露，感觉及痛觉消失，拔毛易。

（三）影响烧伤深度判断的因素

尽管有烧伤深度的鉴别方法，但属于经验性，有其局限的一面。临床上存在许多影响烧伤深度判断的因素。

1. 烧伤湿性医疗强调烧伤早期对水疱皮的保护，故在判断Ⅱ度烧伤的深度时就常常无法以基底情况作为判断依据，应根据其他表现综合判断。

2. 烧伤早期（尤其小儿）对创面的判断往往偏浅，因皮肤损伤是动态的、立体的和不均匀的过程，需经过一定时间才能做出正确的判断。

3. 人体皮肤厚薄不一，如上臂内侧皮肤较薄，外侧较厚，平均相差 0.23 mm。因此，同样的致伤因素在不同部位所引起的损伤深度不一样。

4. 同一部位的皮肤因年龄、性别、职业等不同，其厚度也不一样。如小儿皮肤较成人薄，女性较男性薄。因此，临床上小儿烧伤往往容易估计偏浅，应经常注意观察并纠正。

5. 致伤因素不同，临床表现不一样，往往给深度判断造成困难。例如，酸烧伤表面蛋白凝固，容易估计偏深。碱烧伤因渗透性破坏，使脂肪皂化，有逐渐加深的过程，容易估计偏浅。同样，电流烧伤可使血管栓塞，引起继发性皮肤、组织损害。磷烧伤后磷颗粒可持续燃烧，加重烧伤。低温热源烧伤，可能外观上仅表现为水疱性烧伤，但常常深达筋膜下。即使是热力烧伤，在脱离热源后的一段时间内，仍有一个热力损伤加深的过程。因此，要根据烧伤的原因多次反复观察判断。

6. 对烧伤深度的判断要注意皮肤生物学的动态变化，这种动态变化受外界条件的影响，如受压、潮湿、感染、寒冷等，不仅影响上皮的再生，而且可促进皮肤坏死脱落。因此，必须依据实际深度对判断加以修正。

7. Ⅲ度烧伤偶尔亦可出现大水疱，这是致伤时热力较低，持续时间较长所致。因此，不能单纯凭有无水疱来判断深度（特别是在烫伤的情况下），还应观察创面的基底情况。

二、烧伤面积的判断

所谓烧伤面积是指Ⅱ度及Ⅱ度以上皮肤烧伤区域占全身体表面积的百分数。目前，我国常采用手掌法和中国新九分法计算烧伤面积。其具体计算方法介绍如下：

（一）手掌法

伤员一侧手掌，五指并拢约为自身体表面积的1%，五指自然分开约为自身体表面积的1.25%。此方法适于小面积烧伤计算或结合其他方法灵活应用。

（二）中国新九分法

此法适于较大面积的烧伤。

头、面、颈部三者各占3%，也就是9%，即9%×1＝9%（一个9%）。

双上肢即双手、双前臂、双上臂各占5%、6%、7%，也就是18%，即9%×2＝18%（两个9%）。

躯干的前躯干、后躯干、会阴部各占13%、13%、1%，也就是27%，即9%×3＝27%（三个9%）。

双下肢包括臀、双大腿、双小腿和双足，依次各占 5%、21%、13%、7%，即双下肢总面积为 5% +21% +13% +7% =46%，也就是 9%×5 +1%（5 个 9% 加上 1%）。

为便于记忆，全身各部位按上述顺序可编写成一个口诀，即 3、3、3；5、6、7；13、13、1；5、7、13、21。

（三）儿童烧伤面积的计算

12 岁以下的儿童，年龄越小，头越大、腿越短；年龄越大，头越小、腿越长。故头面和双下肢的体表面积应根据以下公式计算。双上肢及躯干体表面积的计算和成人相同。

小儿头部的体表面积 = 9 +（12 - 年龄）（%）。

双下肢的体表面积 = 46 -（12 - 年龄）（%）。

三、烧伤的伤情判断

目前国际上对烧伤严重程度的判定仍无统一标准，临床上，国内多采用 1970 年全国烧伤会议讨论通过的分类方法。

（一）成人烧伤严重程度分类

1. 轻度烧伤　总面积在 10% 以下的 Ⅱ 度烧伤。
2. 中度烧伤　总面积在 11%~30% 或 Ⅲ 度烧伤面积在 10% 以下的烧伤。
3. 重度烧伤　总面积在 31%~50% 或 Ⅲ 度烧伤面积在 11%~20%；或总面积不超过 31%，但有下列情况之一者：全身情况严重或有休克者，有复合伤或合并伤（如严重创伤、化学中毒等），有中、重度吸入性损伤者。
4. 特重度烧伤　总面积在 51% 以上或 Ⅲ 度烧伤面积在 21% 以上者。

（二）小儿烧伤严重程度分类

小儿烧伤严重程度和成人不同，分类如下：
1. 轻度烧伤　总面积在 5% 以下的 Ⅱ 度烧伤：
2. 中度烧伤　总面积在 5%~15% 的 Ⅱ 度烧伤或 Ⅲ 度烧伤面积在 5% 以下的烧伤。
3. 重度烧伤　总面积在 15%~25% 或 Ⅲ 度烧伤面积在 5%~10% 的烧伤。
4. 特重度烧伤　总面积在 25% 以上或 Ⅲ 度烧伤面积在 10% 以上者。

（三）烧伤伤情综合判断

上述分类标准并不能反映烧伤的真正严重程度，判定烧伤严重与否，应从烧伤面积、烧伤深度、烧伤原因、烧伤部位、伤者年龄、是否有合并创伤及基础病变等方面综合判断。

1. 烧伤面积　烧伤面积越大，则人体受到的损伤越严重。
2. 烧伤深度　烧伤创面越深，对局部组织的破坏越严重。
3. 烧伤原因　火焰烧伤往往重于热液烧伤；电击伤往往重于电火花灼伤；酸和碱烧伤的伤情也绝不相同。
4. 烧伤部位　人体不同的部位烧伤，其重要性也不尽相同。如头面部、颈部、呼吸道等处被烧伤则较严重。头面部烧伤易致毁容。手及髋关节部位（活动部位）的烧伤，日后易造成功能障碍。
5. 伤者年龄　年老者、小儿的烧伤，伤情自然较青壮年烧伤严重。
6. 是否有合并创伤　发生烧伤时合并其他损伤（如骨折等），在治疗和恢复上比单纯烧伤要困难。

7. 是否合并基础病变　有糖尿病、贫血、营养不良等基础病变的患者，发生烧伤后反应比较严重，在治疗上也较困难，恢复慢，创面愈合也比较慢。

（褚立明）

第二节　烧伤创面的处理

一、Ⅰ度烧伤创面的治疗

Ⅰ度烧伤又称为红斑性烧伤，表现为皮肤发红，轻度肿胀、疼痛，无水疱。

（一）治疗方法

1. 传统外科方法

（1）冷疗：烧伤后用冷水对创面进行淋洗浸泡或冷敷，以减轻疼痛，阻止热力的继续损害及减少渗出和水肿，因此伤后越早施行越好。

（2）包扎疗法：碘伏消毒后，用无菌纱布包扎，保护创面勿再受损伤，一般 3～5 天可自行愈合。局部由红转为淡褐色，表皮皱缩、脱落，露出红嫩光滑的上皮而愈合。

2. 烧伤湿性医疗技术　伤后立即在烧伤创面涂抹湿润烧伤膏（MEBO），随着 MEBO 在皮肤上的温化和吸收，疼痛逐渐解除，红肿逐渐消退。大约 12 小时，皮肤基本恢复至正常。但如果伤后已出现水肿，再使用 MEBO，疼痛解除时间稍缓慢，皮肤表皮层组织已受损，需 1～2 天皮肤才能恢复，尚可见表层角化组织脱落。

（二）点评

Ⅰ度烧伤创面的处理主要是止痛及保护创面勿再受损伤。传统疗法对止痛没有更好的办法，而 ME-BO 则更好地解决了这一问题，方便、快捷、简单。

二、浅Ⅱ度烧伤创面的治疗

浅Ⅱ度烧伤局部以水疱为主，水疱较饱满，内含淡黄色（有时为淡红色）澄清液体。破裂后创面渗液明显，疱皮剥脱后基底肿胀，可见红润而潮湿的创面，质地较软，并可见无数扩张、充血的毛细血管网，表现为颗粒状或脉络状。

（一）治疗方法

1. 传统外科疗法　早期清创时，对未游离的疱皮应尽量保留，它可以保护创面渗出，除面、颈、会阴等部位外，一般均采用包扎疗法。采用包扎疗法时，因早期渗出多，敷料要适当加厚，肢体抬高，以利消肿；如敷料被渗液浸透，范围小者外加纱布包扎；范围大者，要更换敷料，但内层敷料一般不需更换。若病情平稳，一般在伤后 6 天左右行第 1 次换药，如见内层纱布干燥并与创面紧贴，表示无感染，可不必揭去，以免损伤新生的上皮。创面可继续包扎或采用半暴露疗法，处理得当可在 7～14 天达一期愈合。如伤员高热，创面有持续跳痛和敷料潮湿有臭味，应即时更换敷料，视感染情况做进一步处理，同时应将原保留的表皮、水疱皮除去，以免感染扩散。

若采用暴露疗法，应经常用消毒棉签或纱布拭干渗出液，外用碘伏可迅速结痂，减少渗出。暴露彻底者，多可获得痂下一期愈合的效果，若发现药痂潮湿软化或痂下积脓，应立即除去药痂，将分泌物清洗干净后，改用半暴露治疗。

2. 烧伤湿性医疗技术　根据浅Ⅱ度烧伤的发病过程，分为两个治疗阶段。

（1）第一阶段：伤后至烧伤休克期结束（在伤后第 3～4 天内）。直接将 MEBO 按烧伤湿润暴露疗法（MEBT）的要求涂在所有的创面上，有水疱的创面可在水疱的低位剪破放水，不要去掉疱皮，直接在疱皮或腐皮上涂 MEBO，每日 3～4 次。已经脱掉疱皮的创面在涂用 MEBO 后，创面表面形成一层薄软膜，称为纤维膜，该膜仍可使创面的渗出物渗出，且逐渐增厚。注意不要将该软膜去掉，因为该软膜可取代皮肤的呼吸保护功能，继续按 MEBT 治疗用药。

（2）第二阶段：创面修复阶段，也就是创面水肿期（休克期）过后，创面残存的表皮组织即刻转入再生修复，3～4 天，表面基底细胞则修复完成颗粒层，使创面愈合，在临床 MEBT/MEBO 的治疗中，水肿期过后，疱皮松动脱落，无腐皮及疱皮，创面上已形成的薄软膜也自动松动脱落，此时应简单清理创面上的腐皮、疱皮、薄软膜，而后即刻继续外用烧伤膏，保护再生创面，直到创面愈合。在浅Ⅱ度烧伤的治疗过程中，不能产生疼痛，勿出血，更不能损伤创面。创面愈合时间需 6～8 天。遵循"三无"原则，可使创面无感染、无痛、无瘢痕、无色素沉着性愈合。

（二）点评

浅Ⅱ度烧伤的处理，除了止痛外，主要是防止感染，防止创面加深，促使其早日愈合。避免瘢痕性、色素沉着性愈合。

1. 两种疗法的共同点

（1）都赞成保留完整的腐皮，防止真皮层干枯坏死、创面加深。

（2）对腐皮已脱落的创面都强调引流通畅。

（3）都强调无损伤原则。

2. 两种疗法的不同点

（1）湿润疗法用仿生学原理，在腐皮已脱落的创面形成一种皮肤替代物——纤维软膜。该膜不但具有皮肤的呼吸保护功能，而且还可使创面渗出物透过该膜渗出，保持引流通畅，不至于浸渍而加深创面。

（2）传统疗法主要是用碘伏油纱紧贴创面，以起到引流通畅和保护创面的作用。

三、深Ⅱ度浅型烧伤创面的治疗

深Ⅱ度浅型烧伤可见水疱大小不等，创面渗出液多，创基红白相间，以红为主，可见较多粟粒大小的红色小点。

（一）治疗方法

1. 传统外科方法　多取暴露疗法，外涂 5%～10% 的磺胺嘧啶银等，每日 1～2 次，使坏死组织变成干痂，可最大限度地保留皮肤附件上皮，经 3 周左右可获痂下愈合。深Ⅱ度创面感染时，应及时去除痂皮，创面采取半暴露或包扎疗法。最好用异体皮、异种皮、冻干皮等覆盖。超过 3 周或预计在 3 周内不能自愈的深Ⅱ度烧伤，应将创面坏死组织切除或削除，在新的基础上植皮，以缩短愈合时间和获得好的功能恢复。

2. 烧伤湿性医疗技术　深Ⅱ度浅型的治疗过程分为四个阶段。第一阶段与浅Ⅱ度一样，为创面的早期处理阶段（发病的休克期）。第二阶段为坏死真皮组织的液化排除阶段（发病的排除反应期）。第三阶段为创面皮肤的重建再生修复过程。第四个阶段为创面愈合后皮肤的生理功能恢复期。

（1）第一阶段：第一阶段的治疗与浅Ⅱ度烧伤的治疗一样，以保护创面为主。脱掉腐皮或疱皮的创面也可形成薄软膜。在伤后第4~5天，随着创面水肿的消退，进入第二阶段。

（2）第二阶段：首先仍按照浅Ⅱ度烧伤的处理方法将创面上的腐皮或疱皮、薄软膜清除，而后再继续 MEBT/MEBO 治疗。随着治疗用药的进行，创面表层已坏死的皮肤组织开始由表入里地液化，与 MEBO 一起变为白色的液化物而浮于创面表面。一般在用药3~4小时后，创面完全被液化物覆盖，此刻表明 MEBO 已用尽，需将浮于创面的液化物清除，而后再涂用 MEBO。再过3~4小时，新涂上的 MEBO 又可使创面表层的坏死组织液化，形成液化物而浮于创面上，再一次清除液化物，更换新的 ME-BO，如此循环往复，直至创面坏死组织完全被液化排出。这一阶段一般在伤后第5~15天。大面积烧伤时注意按换药时间翻身换药。

（3）第三阶段：经过第二阶段的治疗（使创面坏死组织层液化排除）后，在创面的表面会形成一层纤维隔离膜，隔离膜下面是残存的如小米大小的粟粒状真皮组织，保护好隔离膜，继续按 MEBT 使用 MEBO 覆盖，但厚度宜薄，更换 MEBO 的时间可延至4~5小时。残存的真皮组织在纤维膜的保护下重建再生。当真皮组织再生至平皮时，要减少对创面的刺激，再次减少创面的用药量及次数，以创面不干燥为原则，但绝不能形成痂皮或干结，决不能破坏纤维膜。既要预防创面被 MEBO 浸渍，又要避免创面干燥结痂。同时及时清洁周围的正常皮肤。大面积烧伤和第二阶段一样，在治疗中注意经常按换药时间翻身换药。受压部位仍需用 MEBO 保护，直至创面愈合。这一阶段一般在伤后第15~20天。

（4）第四阶段：经过第三阶段的治疗后，创面已愈合，但创面愈合后的新皮肤尚未完全恢复皮肤的功能。即表皮组织需进一步进行生理调整和代谢；皮脂在恢复后尚需进行代谢代偿过程；汗腺排泄管还不是很通畅；皮肤色素细胞功能尚不能适应正常皮肤的要求，所以，在该阶段需继续用 MEBO 作护肤油使用10~15天。

（二）点评

对于深Ⅱ度浅型创面的治疗，传统疗法把其中较浅的创面归入到浅Ⅱ度创面范围内进行处理，较深的归到深Ⅱ度创面范围内进行处理。湿润疗法根据病理损伤和临床表现，把其单独列为一型，从理论和实践上对该型进行了系统的研究和阐述，对指导临床具有重要的意义，对烧伤深度的划分或判断具有深远的影响。

四、深Ⅱ度深型烧伤创面的治疗

深Ⅱ度深型烧伤，水疱小或无水疱，渗液少，创基红白相间，以白为主，隐约可见深部粟粒大小的红色小点，可见细小的树枝状血管。

（一）治疗方法

1. 传统外科疗法　传统疗法认为，深Ⅱ度创面的愈合有赖于真皮深层残存的毛囊、汗腺及皮脂腺的上皮再生。而且这些残存上皮的再生，除与全身因素和烧伤的深浅有关外，还与局部的处理方法有关。由于采取不同的局部处理方法，其转归有三种可能。

（1）积极去痂（削、切痂）植皮：可缩短病程，瘢痕增生少，功能恢复较好。

（2）依靠真皮深层残存附件上皮再生：如果处理良好，无感染者一般在3~4周愈合。深Ⅱ度较浅者，可以痂下愈合；较深者则多自然脱痂后愈合。但愈合后上皮多较脆弱，经活动牵拉和摩擦后，往往会出现水疱，甚至破裂；抗感染能力较差，易起小脓疱，或形成糜烂面；瘢痕增生也较多，有时可形成严重的挛缩畸形，严重影响局部功能。

（3）创面加深：残存的真皮组织干枯，感染坏死而被毁损，深Ⅱ度变为Ⅲ度。一般需植皮方能愈合。对于大面积深度烧伤创面，传统疗法主张尽可能采取暴露干燥疗法，即使采用包扎疗法，时间也不要超过 3～5 天。对于较浅的深Ⅱ度烧伤，可保留水疱皮，避免真皮干枯而争取自愈，或去水疱后用近似人皮的材料覆盖，促使真皮复苏而愈合。对于较深的或功能部位的深Ⅱ度烧伤，以削痂植皮为首选。

2. 烧伤湿性医疗技术　同深Ⅱ度浅型烧伤一样，深Ⅱ度深型烧伤在临床治疗上，其创面处理也分为四个阶段。

（1）第一阶段：和浅型一样，对腐皮保留完整者，仅需用 MEBT/MEBO 保护创面即可。对于腐皮或疱皮已脱落的较大创面，伤后可即行"耕耘疗法"。这样既可减除张力，又可提高皮温以利于 MEBO 渗入和挽救瘀滞带组织，在第一个 24 小时进行 2～3 次即可，以后每次换药前用"耕耘刀"刃面反复轻刮坏死层，每次清创可去掉一薄层坏死组织，以减少坏死层的厚度，为创面开始液化做准备。也可用钢丝球摩擦坏死组织，以创面泛红、不出血、不疼痛为原则。摩擦后继续按 MEBT/MEBO 的要求进行治疗。此阶段在伤后至第 7 天。

（2）第二阶段：在伤后第 7 天至第 20 天。本阶段为创面液化期，清创涂药应 2 小时 1 次，清创时手法要轻柔。涂药的厚度绝不应超过 1 mm，用"耕耘刀"刃面反复多次轻刮，以不损伤正常组织为度。此期的治疗重点是清创换药的技巧要恰到好处，既不可用剪刀一次性把坏死层剪掉，以免损伤间生态及正常组织，又不可等待自身液化，关键要做到加强清创换药的次数，削刮结合。一般经过 5 天左右的处理，创面即可进入正常液化状态，但仍要坚持勤清、勤涂、手法轻，坚持"三不"原则，保持液化顺利进行。

（3）第三阶段：重建再生修复阶段。此阶段残存的真皮组织较少，且真皮的框架基本被破坏，正确的 MEBT/MEBO 治疗显得非常关键。此阶段的液化基本结束，纤维隔离膜已形成，涂药手法要轻，决不能破坏纤维膜的完整性；涂药要薄，不能超过 1 mm；换药次数要少，一般 4～5 小时换药 1 次；创面不能干燥，继续保持一个生理的湿润环境，无损伤地进行组织组合，形成以毛细血管树为核心、以纤维细胞为支架的结构，使残存的上皮细胞和原位培植的干细胞进一步增殖、分化扩大，组合成原始皮肤胚胎基和皮岛，最后达到皮肤组织器官全层的生理性愈合。此阶段在伤后 20～28 天。

（4）第四阶段：康复阶段。本阶段的主要治疗是帮助已愈合的创面进一步向正常皮肤过渡。此疗程因人而异，因为掌握 MEBT/MEBO 技术的医师水平有异。由于皮肤损伤严重，皮肤重建期间受多种因素的影响，新愈合的创面皮肤，其结构、形态及功能均与正常皮肤有相当的距离，因此，这一阶段的康复治疗显得尤为重要。康复治疗包括两大方面，其一是愈合皮肤的保护性治疗；其二是功能锻炼。愈合皮肤的保护性治疗是在创面愈合后，立即使用瘢痕平、净肤霜、止痒霜等进行护肤治疗。

（二）点评

1. 传统外科疗法　传统的暴露干燥疗法易使残存的上皮组织干枯坏死，进一步加深创面，这一点是大家公认的。手术削痂把一切残存的含上皮再生信息的组织统统切除掉，先将烧伤变为刀伤，再通过外科手术封闭创面。其对患者造成伤后二次打击，风险大，费用高，如果手术失败或大片异体皮不能存活，则可导致更严重的后果。

2. 烧伤湿性医疗技术　通过无损伤地液化排除坏死组织，挽救瘀滞带组织，利用残存的上皮细胞的分化增殖和原位启动培植皮肤干细胞，可实现深Ⅱ度烧伤无瘢痕地生理性愈合，打破了传统疗法中深Ⅱ度烧伤必然是瘢痕愈合的学术定论，证实了湿润疗法是顺应烧伤基本规律的一门科学。

3. 湿润疗法的第二阶段是液化期　特别是大面积烧伤的患者，全身反应较重，体温持续偏高，在液化早期有一种似液化又不液化的阶段，坏死层较厚，药物透入有困难，坏死反应物透出创面也很困难，处理不好易出现创周蜂窝组织炎及全身感染表现，这也是湿润疗法不容易坚持的时期，应坚定信心，对创面进行积极处理，创面进入正常液化后，全身状况即会逐渐好转。

五、Ⅲ度浅型烧伤创面的治疗

Ⅲ度浅型烧伤，创面湿性苍白或焦黄碳化呈皮革样，无渗液。

（一）治疗方法

1. 传统外科疗法　Ⅲ度烧伤时，面积较大者需要移植自体皮片才能消灭创面。

（1）伤后即取暴露疗法，涂磺胺嘧啶银或3%碘酊，每日3~4次，烤干焦痂，使之干透，干燥的焦痂可暂时保护创面，减少渗出，减轻细菌的侵入。

（2）积极而有计划地清除焦痂：根据伤员的全身情况、局部情况、医务人员的技术条件、有无质量良好的异体皮或异种皮源、有无充足的血源以及麻醉选择等，决定清除焦痂的方案，以保护早期切痂的安全和良好效果。

1）早期分次切除焦痂：早期切痂至健康组织，手术安全性显著提高，目前已普遍开展，公认疗效良好。

2）削痂：即在休克期后将深Ⅱ度或深Ⅱ度与Ⅲ度混合区的坏死组织，用滚轴取皮刀削除，直至健康的真皮创面。

3）自然脱痂（蚕食脱痂）：亦称焦痂（痂皮）自溶分离法或焦痂（痂皮）自溶脱痂法，系待焦痂（痂皮）下已溶解，坏死组织与创基的肉芽面已趋分离，仅有少许纤维带附着时，将纤维带切断，逐步清除焦痂（痂皮）。做到逐步脱痂、逐步植皮，以不使创面过多外露为原则。

4）剥痂：一种可避免自然脱痂时间长、感染重而采用的较积极主动的办法，即在烧伤后第12~16天，Ⅲ度焦痂开始松动或已有一些肉芽创面时，将焦痂从开始分离的平面剪除或切除。有时将残余的坏死组织削除，或将创面自深筋膜浅面切除。术中多次冲洗创面，制造一个新的感染轻的创基。

（3）及时而切实地封闭创面：切痂和削痂创面应同时植皮；自然脱痂和剥痂创面需视肉芽和感染的情况决定植皮时机。植皮方式有自体筛状植皮、网状植皮、自体小片植皮、大张筛状异体（种）皮嵌植点状自体皮、自体及异体（种）皮相间移植、微粒皮片移植、自体表皮细胞培养与移植等。

2. 烧伤湿性医疗技术　湿润疗法治疗浅Ⅲ度烧伤的原理：早期解除坏死皮肤对深部组织的压迫，保护坏死的皮肤全层。在挽救瘀滞带的同时，激活皮肤潜能再生细胞，使其向皮肤干细胞转化，并在原位持续分裂再生，通过诱导、调控而分化为各种组织干细胞；再经过干细胞之间的培植、连接，组合为成体组织，从而完成烧伤创面原位再生修复皮肤器官的过程。

对浅Ⅲ度烧伤创面的早期处理，目前主要有以下几种方法：

（1）耕耘疗法：在伤后即刻用齿距、齿深均为1 mm的耕耘刀，将坏死皮肤横行纵向划开，而后用MEBO保护换药。一般第一个24小时耕耘2~3次，第二个24小时耕耘1~2次即可。以后每次换药前用耕耘刀刃面反复轻刮创面坏死层，直到创面坏死层完全液化排除干净后，继续用MEBT/MEBO正规治疗。

（2）薄削术：用手术刀或滚轴刀对坏死组织进行逐日逐层、反复多次薄削，以患者不觉疼痛、不出血、不伤害正常组织、每次削后仍保留薄层坏死组织为原则。削后即刻涂布 MEBO，促进快速渗透，发挥快速溶解坏死组织、原位培养皮肤干细胞的作用。

（3）快速锯划开术：用圆形快速锯对浅Ⅲ度烧伤创面进行连续切割，以不损伤正常组织、不出血、不疼痛、起到切开减张作用、利于 MEBO 渗透为原则。一般在伤后 48 小时内尽早实行，充分划开 2~3 次即可。以后用 MEBO/MEBT 进行正规治疗，直至创面愈合。

（二）点评

传统干燥疗法认为Ⅲ度创面已是全层皮肤损伤，缺乏皮肤组织再生的基础，因此认为Ⅲ度创面必须植皮才能封闭。湿润疗法通过激活存在于正常皮下组织中的潜能细胞，原位培养皮肤干细胞，通过干细胞分化增殖，从而再生出具有较完备功能的皮肤组织，这是人类治疗烧伤史的一个巨大进步。当然，对于较大面积的浅Ⅲ度烧伤，还应配合植皮为好。

六、Ⅲ度深型烧伤创面的治疗

Ⅲ度深型烧伤，创面呈焦痂样或皮肤缺失，皮下组织甚至骨骼外露，感觉及痛觉消失，拔毛易。

（一）治疗方法

1. 传统外科疗法　伤及肌肉层者一般清创后进行皮片移植；对于肌腱、骨质外露者一般行皮瓣转移覆盖术；骨质坏死者，凿除坏死骨质以培养肉芽，然后在肉芽创面上植皮，或者是清除坏死骨质后进行皮瓣转移覆盖；对于大部分肌肉已坏死、大血管已栓塞的肢体，应及时行截肢术。

2. 烧伤湿性医疗技术　创面直径在 6~10 cm，应用 MEBO 保护下的创面边缘也可以原位再生，向中央扩展封闭创面；如创面过大，伤员全身情况较差，也可以 MEBO 培养创面后再以局部植皮等综合治疗方式封闭创面。

Ⅲ度深型创面的 MEBO/MEBT 治疗原则是尽快地将坏死组织液化，解除坏死层对成活组织再生的限制，促使创面肉芽化，以利于创缘上皮蔓延修复或植皮。早期创面可在 MEBO 保护下采用外科手术薄层切削坏死焦痂（坏死组织薄化技术），以减少烧伤毒素的吸收。但以创面保留部分坏死组织为度（即切除坏死组织的 2/3 或 3/4），以尽量保留有活性的组织为原则，并始终以 MEBO 保护创面，促使创面残存的坏死组织液化排除。已出现骨组织暴露者，则采用暴露骨髓的清创钻孔，然后以 MEBO 营养保护创面，培植肉芽封闭暴露的骨组织，最后愈合创面。

超过 45 天创面未出现皮岛的病例可择期采用自体皮簇内植术治疗创面，术毕继续应用 MEBO 外涂，可促进皮片存活、再生伸展愈合并减轻瘢痕的生成，保证功能的恢复。

临床愈合过程中，主要预防Ⅲ度深型创面痂下组织自溶所致的感染。

（二）点评

对较大面积的深Ⅲ度烧伤或肢体已缺血坏死者应果断及早行手术治疗。利用湿润疗法进行治疗，并不排除借助手术封闭创面，勇于接受一切新的、有效的技术，不固步自封，不夜郎自大，是一切科技工作者应具备的科学品质和素质。

（褚立明）

第三节 特殊原因烧伤的处理

一、电烧伤创面的治疗

电流通过人体所引起的烧伤称为电烧伤。其严重程度取决于电流强度和性质（交流或直流、频率）、电压、接触部位的电阻、接触时间的长短和电流在体内的路径等因素。

（一）临床表现

1. 全身性损伤（电损伤）　轻者有恶心、心悸、头晕和短暂的意识丧失，恢复后多不遗留症状。重者可出现休克、心室纤颤或呼吸、心跳暂停，不及时抢救可立即死亡。电休克恢复后，患者在短期内尚可遗留头晕、心悸、耳鸣、眼花、听觉或视力障碍等，但多能自行恢复。少数患者以后可发生白内障，多见于电流通过头部者。

2. 局部表现（电烧伤）

（1）电弧烧伤：电弧烧伤是由高压电与人体间形成的电弧及火花所致。致伤部位以暴露部位为主，一般为双手烧伤，伴有面部或（和）前臂烧伤。多为Ⅱ度烧伤。电弧烧伤后，创面因瞬间高温（电弧温度可高达 4 000 ℃左右）致表皮坏死，多呈焦黑状。极易被误认为深度烧伤而行手术治疗。事实上，虽然电弧温度极高，但致伤部位多不在电弧中心，且电弧持续时间极短，故电弧致深度烧伤并不多见，但电弧常常导致眼烧伤。眼烧伤按 Poper – Hall 分度法。①Ⅰ度为角膜上皮损伤，无结膜缺血。②Ⅱ度为角膜模糊，但能看清虹膜纹理，角膜缘缺血少于 1/3。③Ⅲ度为全角膜上皮缺失，基质模糊，虹膜依稀可见，角膜缘缺血 1/3 ~ 1/2。④Ⅳ度为角膜混浊，角膜缘缺血大于 1/2。患眼伤后清理完异物后即可判定分度。

（2）电接触伤：又称电烧伤、电流烧伤或电击伤。电流直接通过人体，由于电阻的关系，电能转变为热能，导致深部组织（如肌肉、神经、血管、骨骼等）烧伤甚至坏死。创面常有"入口"和"出口"，通常"入口"损伤较重。皮肤烧伤面积多较小，呈椭圆形，一般限于与电源接触的部位和附近组织，但实际破坏较深、较广，可达肌、骨或内脏。创面早期呈灰黄色、黄色或焦黄，中心稍稍下陷，严重者组织炭化、凝固，形成一裂口，边缘较整齐、干燥，少有水肿，疼痛较轻。早期从外表很难确定烧伤范围和严重程度。24 ~ 48 小时，临近组织肿胀、发红，炎症反应和深部组织水肿较一般烧伤重。伤后 1 周左右开始出现广泛的组织坏死。常有成群肌坏死，骨破坏或肢体坏死，可发生继发性大出血。感染多较重，尤其是厌氧菌感染，有的可并发气性坏疽。

（3）电火花烧伤：电火花引燃衣物引起。烧伤面积较大，但一般较浅，有时也可为Ⅲ度烧伤。病理变化与一般火焰烧伤相同。

此外，严重电烧伤患者的休克情况较严重，加之广泛肌损伤和红细胞破坏会引起肌红蛋白和血红蛋白尿，易并发肾功能不全。

（二）处理方法

1. 传统外科疗法　一般采用暴露疗法，同一般烧伤的处理。

肢体水肿较剧者，应尽早进行筋膜腔切开减压，以防肢体坏死。电接触烧伤应尽早将坏死组织切除植皮，若患者情况允许，可采用一次性切除植皮，切除范围尽可能彻底，包括坏死肌肉，甚至骨骼。视创面情况进行自体游离植皮或皮瓣移植。创面不太健康、估计游离植皮难以存活或局部软组织缺损较大（尤其是功能部位等）者，最好进行皮瓣移植，对范围较大的电烧伤，因不易一次切除彻底，多不能立即行自体皮移植及皮瓣移植，可覆以异体皮或人造皮，以减少感染，待异体皮存活或创面新鲜时，行自体皮移植。如创面仍有坏死组织，可再行清创处理，直至创面组织健康或移植的异体皮存活后，再行自体皮移植。

清创时如发现不健康的血管，应在其健康部位进行结扎，以防继发性出血。平时床旁应备止血带，预防继发性出血。如发生大出血，应尽量争取在血管健康部位结扎，不得已时，才做局部贯穿缝扎，但再次出血的机会较多。肢体组织广泛坏死，无法保留肢体时，应在健康平面进行截肢。

电击伤创面的治疗，如果肢体大动脉血管已经栓塞，应及时行截肢术，以免造成肾功能衰竭。

2. 烧伤湿润医疗技术

（1）电弧烧伤的治疗：根据创面深度及部位，按照 MEBT/MEBO 规范治疗。值得注意的有以下两点：

第一，电弧烧伤多伤及颜面部，颜面部皮肤血液循环好，汗腺、皮脂腺、毛囊丰富，为皮肤原位干细胞皮肤器官再生和修复提供了丰富的材料。深Ⅱ度面部烧伤创面水疱少而小，尤其是深型创面基本无水疱，以内渗为主。加之渗出液稠厚，易与坏死组织形成痂皮，故颜面部烧伤早期深度不易分辨（从临床上看，颜面部烧伤以Ⅱ度为多）。加之创面渗出多，痂易溶解，故应慎行"耕耘减张术"。

第二，电弧烧伤常合并不同程度的眼部刺激症状（电光性眼炎），甚至眼烧伤。眼部刺激症状的传统治疗是在患眼滴 1~2 滴 10% 的丁卡因眼液，最多不超过两次，以免损伤角膜。局部点用抗生素眼药水、眼药膏，以防继发感染。眼烧伤的传统治疗：①使用散瞳剂。②及早局部应用抗菌药物，防止感染。③局部应用激素，以减轻炎症及瘢痕组织增生。④改善角膜营养药物的使用等。近年来，许多临床报道，在应用传统方法的基础上，配合 MEBT/MEBO 治疗眼烧伤，取得了满意的效果。方法是：用生理盐水、氯霉素眼药水冲洗眼角膜和结膜烧伤及充血部位后，再用 5~10 mL 无菌空针管（去针头）将 MEBO 吸入，每 3~4 小时将湿润烧伤膏压入眼睑结膜与球结膜之间 1 次，连续应用治疗。

（2）电火花烧伤：电火花引燃衣物引起。烧伤面积较大，但一般较浅，有时也可为Ⅲ度烧伤。可按照 MEBT/MEBO 规范治疗。

（3）电接触伤的治疗：电烧伤的患者常有心、肺、肾等脏器的严重并发症。患者入院后，应首先采用抗休克及保护心、肾等治疗措施，待其全身情况基本稳定后再进行手术。电烧伤表面创口范围小，所谓口小底大，呈瓶颈形，渗出多在组织间隙，与创面不成比例，输液量易被低估，不能拘于公式。同时，由于伤后血压偏低，肌红蛋白尿、坏死组织毒素及电流的直接影响，早期应注意利尿、碱化尿液，以保护肾功能。对创面深、坏死组织多的患者，除常规注射破伤风抗毒素 1 500~3 000 个单位和有效抗菌药物外，还应使用抗厌氧菌的药物（如甲硝唑等）。

MEBT/MEBO 治疗：创面采用 MEBO 纱条填塞法和 MEBO 灌注法，以半暴露或松散包扎治疗为宜。临床采用 MEBT/MEBO 治疗时要注意以下问题：

第一，早期探查与清创。由于电烧伤创面存在进行性坏死，目前多主张在病情稳定后尽早进行早期探查清创，不可被动等待，一般应在伤后 1 周内进行，积极去除坏死组织，防止坏死组织感染腐烂，导致创面脓毒症或由于感染坏死损及重要血管、神经，进而引起大出血等并发症。

第二，电烧伤后如有发生骨筋膜室综合征迹象时，应立即行筋膜腔切开减压术。上肢切开减压，在伸侧和屈侧切开，延伸到腕横韧带以下；下肢延伸至踝关节以下。

第三，功能部位低压电烧伤深Ⅲ度创面应早期行切开焦痂及坏死组织层，并以 MEBT/MEBO 治疗，亦可用带蒂及游离皮瓣修复。术中尽可能保留血管、神经、肌腱，遇到水肿肌肉颜色稍有苍白改变但切割时有收缩或出血活跃（所谓"间生态"肌肉）应予保留，在 MEBT/MEBO 或健康组织的覆盖下，可以逐步恢复常态。而对于色泽鲜红但切割时不收缩的肌肉应以 MEBT/MEBO 治疗观察或切除之。

第四，对于大面积低压电击伤深Ⅲ度创面，损伤范围难以确定，往往一次清创不彻底，可先用 MEBT/MEBO 治疗，亦可用大张异体或异种皮暂时覆盖创面。一般伤后 1 周左右，坏死界限已比较清楚，可较彻底地清除坏死组织。

第五，有时为了保留重要的神经和血管，需同时保留其周围的坏死组织，可采用 MEBT/MEBO 治疗，让其自然脱落，待肉芽组织长出后再植皮。

第六，受损严重的大血管，随着 MEBO 对管壁坏死组织的引流清除，易破裂大出血，故常规须床头备缝合包，血管结扎以正常平面 2 cm 以上较为安全。

二、化学烧伤创面的治疗

引起烧伤的化学物质种类较多，处理方法不尽相同。本节仅就化学烧伤的一般处理原则和较常见的类型作一介绍。

（一）临床表现

1. 酸烧伤　常见的是硫酸、硝酸和盐酸烧伤，均可使组织脱水，组织蛋白沉淀、凝固，故一般无水疱，迅速成痂，不继续向深部组织侵蚀。硫酸烧伤后痂呈深棕色，硝酸烧伤为黄棕色，盐酸烧伤为黄色。一般烧伤越深，痂的颜色越深，质地越硬，痂内陷也越深。但由于痂色的掩盖，早期对深度的判断较一般烧伤困难。早期感染较轻，浅Ⅱ度烧伤多可痂下愈合；深度烧伤脱痂较迟，脱痂后肉芽创面愈合较慢，因而瘢痕增生常较一般烧伤明显。

氢氟酸除有一般酸类的作用外，尚能溶解脂肪和使骨质脱钙。最初烧伤皮肤可能仅为红斑或焦痂，疼痛较剧，随即发生坏死，并继续向周围和深部侵蚀，可深及骨骼，形成难以愈合的溃疡。

石炭酸具有较强的腐蚀性和穿透性，吸收后主要引起肾损害。

吸入强酸的蒸气或烟尘，可引起呼吸道强烈刺激，甚至腐蚀，造成吸入性损伤。

2. 碱烧伤　以氢氧化钠、氨、石灰及电石烧伤较为常见。强碱可使组织细胞脱水并皂化脂肪，碱离子还可与蛋白结合，形成可溶性蛋白，向深部组织穿透，若早期处理不及时，创面可继续扩大或加深，并引起剧痛。

苛性碱（如氢氧化钠、氢氧化钾）烧伤创面呈黏滑或皂状焦痂，色潮红，有小水疱，创面较深。焦痂或坏死组织脱落后，创面凹陷，边缘潜行，常不易愈合。氨烧伤创面浅度者有水疱，深度者干燥呈黑色皮革样焦痂。石灰烧伤创面较干燥，呈褐色。电石烧伤实际上是热力与石灰烧伤（电石遇水后产生乙炔和氢氧化钙并释出大量热）。但若系乙炔爆炸燃烧，则同一般热力烧伤。

3. 磷烧伤　磷烧伤除因皮肤上的磷接触空气自燃引起烧伤外，还由于磷燃烧氧化后生成五氧化二磷，对细胞有脱水和夺氧作用，遇水则形成磷酸，造成磷酸烧伤，使创面继续加深。磷和磷化物均可自创面迅速吸收，数分钟内即可入血，导致脏器功能不全。

磷烧伤为热和化学物质的复合烧伤，一般较深，有时可达肌层甚至骨骼。磷在创面燃烧时，产生烟雾和大蒜样臭味，在黑暗中发蓝绿色荧光。创面呈棕褐色，在暴露的情况下，可呈青铜色或黑色，特别是Ⅲ度烧伤创面。全身症状依磷中毒的严重程度而异，一般有头痛、头晕、乏力，严重者可出现肝、肾功能不全，肝肿大，肝区压痛或叩痛，黄疸，血胆红素增高。尿量可偏少，有蛋白尿和管型，严重者有血红蛋白尿，血尿素氮增高或发生少尿型急性肾衰竭。呼吸道症状因肺部病变而异，可有呼吸急促，刺激性咳嗽，呼吸音低或粗糙，干湿罗音，严重者出现肺功能不全。X线胸片表现为间质性肺水肿、支气管炎。有的可出现低钙血症、高磷血症、心律变化、精神症状和脑水肿。

（二）一般处理原则

1. 伤后立即脱去污染的衣服，用自来水或其他较清洁的水持续冲洗创面及周围污染部位，一般需30分钟左右，碱烧伤及氢氟酸烧伤等需超过1小时，冲洗水的温度以20 ℃左右为好，创面上有石灰颗粒、黄磷颗粒等，要先用镊子或干布去除，对有五官部位化学烧伤的应优先处理。

2. 采取对抗性处理或其他措施，防止化学物质继续侵入深部组织

（1）氢氟酸烧伤创面用大量水冲洗或浸泡后，可用饱和氯化钙或25%硫酸镁溶液浸泡，或10%氨水纱布湿敷或浸泡，也可局部注射小量5%～10%葡萄糖酸钙（0.5 mL/cm²），以缓解疼痛和减轻进行性损害。

（2）石炭酸烧伤创面用大量清洁水冲洗，而后再以70%酒精包敷或清洗，以减轻继续损害。

（3）强碱烧伤后急救时要尽早冲洗（伤后2小时后才开始冲洗者效果较差），冲洗时间不少于30分钟，有人甚至主张连续冲洗10～24小时。一般不主张用中和剂。如创面pH达7以上，可用2%硼酸湿敷创面，再冲洗。

（4）磷烧伤现场急救时，应立即灭火，脱去污染的衣物，用大量清水反复冲洗创面及周围皮肤，去除可见的磷颗粒。若一时无大量清水，可用湿布（急救时如无水可用尿液）包扎创面，以隔绝空气，防止磷继续燃烧。由于磷燃烧所产生的烟雾可引起吸入性损伤，故无论患者或急救者均应用浸透冷水或高锰酸钾溶液的手帕或口罩掩护口鼻。口鼻腔污染磷时，亦可用高锰酸钾溶液漱口或清洗，使磷氧化。转运前，创面应用湿布（最好用2%～5%的碳酸氢钠）包裹，切忌暴露或用油脂敷料包扎。患者到达医院后，继续用大量清水冲洗或浸泡，冷疗可防止磷粒变软，减少吸收，故最好进行冷疗，然后用1%～2%的硫酸铜液冲洗创面。硫酸铜可与磷的表层结合成为不继续燃烧的黑色磷化铜，以减轻磷对组织的破坏且便于识别。若创面不发生白烟，表明硫酸铜的用量与时间已够，应停止使用。因为硫酸铜亦可从创面吸收，发生中毒而致严重溶血。为减少硫酸铜吸收中毒，可在硫酸铜液冲洗后立即用5%的碳酸氢钠冲洗创面。应将黑色磷化铜颗粒彻底移除，如无硫酸铜液，也可在暗室中将发光的磷粒移除，再用大量清水清洗，然后用5%的碳酸氢钠液湿敷，创面用非油脂敷料包扎。

3. 防止毒素吸收　许多化学物质可从创面、呼吸道、消化道甚至健康皮肤黏膜吸收而引起中毒。如有全身中毒的可能，应及早防治。如一时无法获得解毒剂或难以肯定致毒物质种类时，可先用大量高渗葡萄糖和维生素C静脉注射，给氧、输注新鲜血液、输液等。循环血量如果正常，可及早应用利尿剂，然后再酌情使用解毒剂。

无机磷中毒目前尚无较有效的处理方法，关键在预防。如早期切痂，注意保护肝、肾功能。已发生全身中毒者，主要是对症处理。

（三）创面处理

1. 传统疗法　对化学烧伤的治疗强调常规冲洗后，对深Ⅱ度和Ⅲ度烧伤创面及早行切削痂植皮术，以减少毒物的吸收和创面的进一步加深。

2. 湿润疗法　对化学烧伤创面的治疗强调"三勤"。一勤是勤涂药：始终保持创面有新鲜的药层。二勤是勤清理：除及时清理腐皮、痂皮及失效的药痂外，还应经常及时清除液化物，特别是对耳、鼻等五官部位的清理。三勤是勤调整：根据创面情况及时调整用药，开始要求每 6 小时涂药 1 次，药层厚 1 mm，液化高峰期应 4 小时涂药 1 次，药层厚度不变，愈合期应 7~8 小时 1 次，药层厚度小于 1 mm。

化学烧伤早期清创要彻底，疱皮或腐皮应及时清除，毒性大的化学物质引起的深Ⅱ度或Ⅲ度创面，若患者条件允许，可早期切划、耕耘或薄化痂皮，行 MEBT/MEBO 治疗，从而减少中毒的发生。

（四）点评

对化学烧伤，无论是传统疗法还是湿润疗法，都强调早期冲洗及彻底清创，以减少毒物的吸收和创面的进一步加深。不同的是，传统疗法主张深度创面及早手术治疗；湿润疗法主张正确及时地运用 ME-BO，从而及早使创面保持通畅引流，带走毒素，中和毒物，减轻继发损害，促进愈合。

三、低温热源烧伤的治疗　

低温热源烧伤是由于低温热源（温度 <50 ℃）长时间作用于身体表面而导致的烧伤。往往由于温度不高，因而可使患者不易及时觉察，待觉察时，已经造成较深度的烧伤。大多数是因为患者本身有其他疾病（如偏瘫、癫痫等）而导致身体痛觉不敏感，致热力长时间接触皮肤，从而引起烧伤。因为热力作用时间较长，所以创面一般较深，加之原有的基础疾病，因此，创面很难自行愈合，常需配合手术封闭创面。

（一）临床特点

1. 对低温热源的特点不了解是造成烧伤的原因之一　例如，医护人员在给患者进行微波理疗时，不了解微波是通过诱导组织间粒子相互摩擦而产生热量，因而其温度升高是由内及外的机理，加上患者由于并发症致感觉迟钝，当感觉到皮肤灼热时，已经导致Ⅲ度浅型或Ⅲ度深型烧伤。电热暖气的初始温度是渐升的，往往在熟睡后温度达到致伤温度。

2. 低温热源烧伤好发于有感觉障碍并发症的患者　脑血管病后遗症、老年痴呆症、糖尿病、腰椎间盘突出症、椎管狭窄等疾病往往使患者存在感觉障碍，这些疾病成为低温热源能持续作用于机体的内在原因，同时也影响创伤的预后。

3. 低温热源烧伤创面多为小而深的创面　由于低温热源往往只作用于人体局部（作为取暖或局部治疗用），因而其烧伤创面往往是小范围的，每一处创面均小于1%，但往往可多处致伤。由于当事人对低温热源致伤认识不足，伤后往往按浅度烧伤处理，导致感染及间生态组织持续坏死而使创面加深。

（二）治疗方法

1. 全身治疗　给予抗感染、营养支持等治疗，并积极治疗原发病。

2. 创面处理

（1）浅Ⅱ度、深Ⅱ度浅型及深Ⅱ度深型创面：全程规范应用 MEBT/MEBO 换药。创面均以揉成团状的 MEBO 纱条覆盖、包扎，根据液化物的多少，每日换药 2~3 次。

（2）Ⅲ度浅型创面：早期创面薄化（薄削或划痕）后规范应用 MEBT/MEBO 换药。并结合药刀和蚕食清创，药即是 MEBO 纱条，以液化的方式无损伤地排除坏死组织；刀是手术刀，在床旁无麻醉、无疼痛、无出血的情况下实施，以蚕食方式清除难以液化的坏死组织。通过药刀结合清创，去腐生新，促进溃疡愈合。

（3）Ⅲ度深型创面：骨外露，估计周缘肉芽无法包绕，骨钻孔至髓腔，应用 MEBT/MEBO 培养肉芽；对于足趾坏疽，坏死组织已有明确的界限，以鲸吞方式一次性清除已有明确界限的坏死组织。

（4）若创面过大，愈合时间长，可规范应用 MEBT/MEBO，积极培植肉芽，然后植皮封闭创面。

（三）点评

MEBT/MEBO 在治疗低温热源烧伤上有其特点：一是通过液化的方式无损伤地排除坏死组织；二是通过原位干细胞培植的方式修复创面。对烧伤创面的无损伤保护，其重点有时更应着眼于平面上。由于烧伤创面的损伤和坏死，从平面上看，其界面是"高山峻岭或丘陵山河状，绝不是大平原状"。在凸出的部位上，往往有"残存的上皮岛"存在。由于这些凸点有"残存的上皮岛"存在，就好比在汪洋中存在一个个小岛、一叶叶扁舟。一般而言，当深Ⅱ度及Ⅲ度的烧伤创面边缘距离达到一定的程度（比较普遍的看法是大于 10 cm），表皮向中央爬行修复创面时就会出现爬行停顿的现象，创面无法修复，只能靠植皮愈合。MEBT/MEBO 通过液化的方式无损伤地排除坏死组织，就可使创面中有"残存的上皮岛"存在的浅Ⅱ度创面得以保存，而这些浅Ⅱ度创面将起到小岛的作用，逐渐扩大，逐渐融合，同时也克服了边缘距离过大所导致的上皮爬行抑制。这对小面积深度烧伤创面的愈合是很有意义的。

四、雷电击伤的治疗

雷电是自然界的一种强烈的正常放电现象，其电压极高，约为 1 亿至 10 亿伏特，形成的瞬间电流可达 20 万至 25 万安培，闪电形成时产生的大量热量，可达 3 万摄氏度。因此，若防护不当就会出现雷击事故。雷电击伤多由直接雷击、侧向放电、接触电压和跨步电压引起，雷电击伤时人体虽未直接接触电源，但当人处于高压电场中时，电流可击穿空气或通过其他的导电介质而使人致伤。雷电击造成的伤害和引起的病理现象极为复杂，其致伤因子包括电流本身、转换为电能后的热效应以及冲击波等。据气象和劳动部门估算，我国每年雷击伤亡人数超过 1 万人，其中 3 000 多人死亡。

（一）临床特点

1. 高压电伤　电流通过人体，其通路组织细胞可为电解和热能所破坏，可抑制中枢神经系统和内脏的功能活动，并可刺激肌肉而发生强烈的收缩。轻者主要是出现功能性的变化，重者可发生组织学的变化，且往往以神经系统的障碍为其基础。损害的程度取决于电流和电压的强度、触电的面积和时间以及患者当时身体皮肤潮湿程度等。临床上常可出现电休克状态，患者当即昏迷，呼吸停止，血压下降，心跳微弱，重者出现心室颤动，甚至心跳停止。当以上症状缓解后可出现剧烈的头痛和受电肢体的疼痛，以及神经系统受损的体征，如短暂的弛缓性瘫痪、感觉障碍、精神症状等。心电图检查可发现低电压和严重的心肌损伤，并有肝脏、肾脏损害，代谢性酸中毒及毒血症，骨髓造血抑制及骨骼脱钙等。远期可有癫痫发作，脑和脊髓的阳性病征，周围神经损害，心血管系统活动不稳定与多汗等自主神经系统功能紊乱。

2. 高热烧伤　雷电的烧伤可由高压电流通过人体组织时的电阻力而产生的高热能所致，亦可由大气中雷电弧所产生的高热气体的巨大热度与皮肤接触而致。电流通过所致的烧伤一般涉及深浅各层，同电击伤。重者可致不能逆转的各层组织的严重坏死，在表层常呈现条形的皮肤烧伤面。高热气体的烧伤常较轻，热由表层而入，与一般烧伤无异，多为Ⅰ度至Ⅱ度烧伤。临床上以后者多见。

3. 爆炸振荡伤　强烈的气浪振荡压缩力可造成损伤，甚至可致命。爆炸的力量巨大，其致伤机制：一方面，是由于气浪对人体表面的强烈冲击压迫；另一方面，则是由于被冲击造成的跌伤。其损伤的严重性取决于组织器官对暴力的耐受力、接触面积的大小及衣着的厚薄。常见眼损伤、爆震性耳聋、颅骨骨折、消化道穿孔及肺冲击伤等。

（二）治疗方法

1. 全身治疗

（1）呼吸心跳骤停者立即行心肺复苏术。

（2）器官功能的维护，重点放在心功能。

（3）准确判断伤情，及时根据伤情对症处理。

2. 创面处理　见电烧伤的处理。

3. 预防

（1）雷电时先关好门窗，防止雷电进屋。

（2）室内人员远离门窗、水管、煤气管等金属物体。

（3）雷电时忌用太阳能热水器洗澡。

（4）雷电时尽量不用电器，拔掉电源插头，防止雷电从电源入侵；雷电时不要打电话。

（5）雷电时正在路上的行人，不能靠近孤立的高楼、电杆、烟囱、高耸的房角屋檐、广告牌、高塔等，更不能站在空旷的高地上或大树下躲雨，尽量寻找低洼地或下蹲以降低身体的高度。

（三）点评

雷电击伤临床上比较少见，主要是因为：

1. 属于偶发事件，伤人的概率较低。

2. 防护意识的增强。

3. 当场死亡率比较高，许多患者未来得及入院治疗就已死亡。

因此，处理雷电击伤关键在于预防；其次在于现场抢救，熟练掌握心脑肺复苏技术，尽快接近伤员，正确判断伤情，就地抢救，绝不轻言放弃；再次是密切观察患者生命体征的变化，应警惕闭合性损伤的发生和发展，对受冲击伤的患者需有专科经验的医师进行检查处理，以提高抢救质量及成活率；最后，对合并有其他并发症者应及时请相应的专科医师会诊，根据会诊意见采取必要的治疗措施。

（褚立明）

第四节　烧伤复合伤的处理

复合伤指两种或两种以上不同性质的致伤因素，同时或相继作用于人体引起几个部位或脏器的损伤。多发伤指在同一伤因打击下，人体同时或相继遭受两个以上的解剖部位或脏器的严重损伤。烧伤复合伤是指人员同时或相继受到热能（热辐射、热蒸气、火焰等）和其他创伤所致的复合损伤。烧伤复合伤常以烧伤为主来诊，由于严重烧伤的存在，往往掩盖或混淆了合并伤的临床表现和体征（如大面积烧伤和内脏出血都可以引起休克），或由于医生的注意力只在严重烧伤，以致漏诊或延误合并伤的诊断。复合伤时，由于多有复合效应存在，可互相累及致使病情加重，特别是有多脏器复合伤时，病情严重，发展变化快，诊断和治疗都将变得更困难和复杂，应予以高度重视。

烧伤复合伤多见于战争时期，战时烧伤复合伤多为烧伤合并冲击伤。和平时期烧伤复合伤也不少见，多在工矿生产事故或交通事故中发生。常见的如烧伤合并爆破伤、烧伤复合冲击伤、化学毒物致烧冲毒复合伤、瓦斯爆炸伤等。这些复合伤各有其特点，也有其共同之处。

一、烧伤复合伤的致伤机制

以临床上常见且较为严重的爆炸致烧冲毒复合伤为例，阐述烧伤复合伤的致伤机制。由热力、冲击波和毒剂同时或相继作用于机体而造成的损伤，称为烧冲毒复合伤。

（一）烧伤复合伤的基本致伤机制

复合伤的基本致伤机制是"一伤为主""复合效应"。

1. 致伤因素多，伤情分类复杂　化学毒物所致的烧冲毒复合伤，致伤机制十分复杂，推测可能与热力、冲击波和有毒气体的直接作用及继发性损害有关。热力可引起体表烧伤和吸入性损伤；冲击波除引起原发冲击伤外，爆炸引起的玻璃碎片和沙石可产生玻片伤和沙石伤；建筑物倒塌、着火可引起挤压伤和烧伤；毒剂中毒除引起肺损伤外，有的还可引起神经系统的损伤；有些氮氧化物本身就是一种窒息剂，燃烧时可消耗空气中的氧，而燃料空气炸弹爆炸时可消耗现场空气中的大量氧气，由此造成人员窒息，给救治带来很大的困难。单纯的冲击波超压致伤时，体表多完好无损，但常有不同程度的内脏损伤，即呈现外轻内重的特点。

2. 一伤为主　是指复合伤中的主要致伤因素在疾病的发生、发展中起着主导作用。烧冲毒复合伤的致伤因素可能以热力为主，也可能以冲击波为主，也可能以化学毒物为主。故诊疗原则上应区别复合伤是以烧伤为主还是以冲击伤为主，或者是以中毒为主。

3. 复合效应，伤情互相加重　化学毒物所致的烧冲毒复合效应不应理解为各单一致伤因素效应的总和，而是热力、冲击波和毒气各致伤因素的相互协同、互相加重的综合效应，因此，伤情更为严重。研究人员观察了大鼠重度冲毒复合伤的效应，发现单纯冲击伤时肺损伤主要以肺出血为主，伴轻度肺水肿；单纯四氧化二氮中毒时主要表现为肺水肿，伴部分灶性出血；而冲毒复合伤时，肺损伤远比单纯冲击伤和单纯四氧化二氮损伤时重得多，有明显的肺出血和肺水肿，伤后 $2 \sim 6$ 小时 PaO_2 下降的幅度、血流动力学恶化的程度和临床症状及体征也以冲毒复合伤时更为明显。烧伤引起的低血容量休克以及创面和内源性感染，使休克和感染的发生率明显升高。由于烧冲毒复合伤的这种复合效应，其结果将使伤情更重，并发症更多，治疗更为困难。

4. 爆炸分散　爆炸分散是指爆炸的冲击对化学有毒有害物质进行瞬时分散，会形成附带危害和复合伤，使抢救和救援工作复杂化。

（二）各种致伤因素的致伤机制

1. 热力的致伤机制　化学毒物爆炸起火可引起不同程度的皮肤烧伤，吸入高温的蒸汽或烟雾可致吸入性损伤，除气管和支气管损伤外，肺毛细血管通透性增高，从而产生肺水肿，引起低氧血症、低碳酸血症、肺分流量增加和代谢性酸中毒。由于热力的直接损害，使烧伤区及其周围的毛细血管受损，导致其通透性增高，血浆样液体从血管中渗出，从创面丧失或渗入组织间隙。由于大量液体渗出，有效循环血量锐减，回心血量不足，血压下降，心输出量降低，使组织灌注不良，导致低血容量性休克。烧伤创面感染和肠源性感染是烧伤感染的主要原因。由于肠屏障功能破坏、肠道免疫功能降低和菌群生态失衡以及缺血再灌注损伤，产生细菌和内毒素移位，由此诱发多种介质和细胞因子升高，如组织胺、5 - 羟色胺、激肽、血栓素、白三烯、氧自由基、TNF、IL - 1、IL - 8、PAF 等，进一步使血管内皮细胞和肺泡上皮细胞受损，导致脓毒症和多器官功能障碍，甚至可因多器官功能衰竭而死亡。

2. 冲击波的致伤机制 爆炸分散化学毒物急剧膨胀所产生的冲击波可致人冲击伤。冲击波超压和负压主要引起含气脏器（如肺、胃肠道和听器）损伤，超压可使人产生位移，引起肝、脾等实质脏器破裂出血、肢体骨折和颅脑脊柱损伤等。

冲击波超压和负压的主要致伤机制如下：

（1）内爆效应：当冲击波通过含有气泡或气腔的液体介质时，液体基本上不被压缩，而气体压缩却很大。冲击波通过后，受压缩的气体极度膨胀，好似许多小的爆炸源，其压力值可达 10 kPa。它呈放射状向四周传播能量，从而使周围组织（如含空气的肺泡组织和胃肠道）发生损伤。

（2）剥落（碎裂）效应：当压力波自较致密的组织传入较疏松的组织时，在两者的界面上会引起反射，致使较致密的组织因局部压力突然增高而发生损伤，如肺泡撕裂、出血和水肿、心内膜下出血、膀胱黏膜出血以及含气的胃肠道损伤，均可由此种效应而引起。

（3）惯性效应：对密度不同的组织，压力波传递的速度有所不同，在较疏松的组织中传递较快，在较致密的组织中传递较慢。由于这种惯性的差异，使得冲击波作用时，密度不同的组织连接部分易出现分离现象，从而造成撕裂与出血，如肋间组织与肋骨连接部的出血、肠管与肠系膜连接部的出血等。

（4）血流动力学效应：超压作用于体表后，一方面，压迫腹壁，使腹腔内压力增加，膈肌上升，上腔静脉血大量涌入心、肺，使心肺血容量急剧增加；另一方面，压迫胸壁，使胸腔容积缩小，胸腔内压力急剧上升。超压作用后，紧接着就是负压的作用，这时因减压的牵拉作用又使胸廓扩大。这样急剧的压缩与扩张，使胸腔内发生一系列血流动力学变化，从而造成心肺损伤。研究表明，冲击波作用瞬间，心腔及肺血管内的压力可净增 26～57.6 kPa，最高达 86 kPa。显然，某些微血管承受不了这样急剧的压力变化而发生损伤。

（5）负压效应：有关冲击波负压在致伤中的作用过去很少注意。近期研究表明，在一定条件下，负压可造成严重的肺损伤，如广泛的肺出血、肺水肿等。在致伤参数中有压力下降速率、负压峰值和负压持续时间，其中负压峰值最为重要。在 −47.2～84.0 kPa 条件下，大鼠可发生轻度至极重度肺损伤，胸部动力学响应测定和高速摄影结果提示，肺组织撞击胸壁是冲击波负压引起肺损伤的主要机制。

3. 毒气中毒机制 爆炸分散化学毒物可引起人员中毒。

致伤机制主要有以下几个方面：

（1）化学毒物经呼吸道吸入中毒，损伤呼吸道，引起肺水肿及化学损伤性肺炎。①经呼吸道吸入的化学毒物因溶解慢，易深入呼吸道，气体溶解在饱和水蒸气或肺泡表面的液体中，形成硝酸和亚硝酸，刺激并腐蚀肺泡上皮细胞和毛细血管壁，导致通透性增加，大量液体自细胞及血管外漏，产生肺水肿。②损伤肺Ⅱ型上皮细胞，使表面活性物质减少。诱发肺泡萎陷，肺泡压明显降低，致使与肺泡压抗衡的毛细血管静水压增高，液体由血管内大量外渗，产生肺水肿。③使细胞内环磷酸腺苷含量下降，降低了生物膜的功能，由此诱发脂质过氧化，造成组织损伤。如上述致伤的环节不能被有效阻断，则可进一步发展成为急性呼吸窘迫综合征（ARDS），远期效应可有肺纤维化和阻塞性肺气肿。

（2）高铁血红蛋白血症：化学毒物通过各种途径进入体内，可使机体的血红蛋白变成高铁血红蛋白，形成高铁血红蛋白血症。当体内高铁血红蛋白含量达到 15% 以上时，可出现发绀，影响红细胞的携氧能力，进一步加重机体的缺氧，诱发各种并发症。

（3）降低机体对病毒和细菌的防御机制：吸入化学毒物，可使支气管和细支气管上皮纤毛脱落，黏液分泌减少，肺泡吞噬细胞的功能降低，由此使机体对病毒和细菌的抵抗力下降，呼吸道感染的发生率明显增加。

（4）其他损伤机制：化学毒物可攻击细胞膜的不饱和脂肪酸（RH），形成以碳为中心的自由基和以氧为中心的自由基，由此造成组织损伤。

二、烧伤复合伤的临床特点

（一）伤情特点

1. 烧伤复合伤的体表烧伤和创伤易于察见，重要的是判断有无内脏损伤。

2. 全身情况差，症状多样化，整体损伤加重。烧伤复合伤的复合效应使休克、感染的发生率高，出现早，程度重，持续时间长，并出现相应的内脏损伤的临床症状。

3. 多系统、多器官损伤。除皮肤烧伤外，心、肺、肾、肝、胰腺、凝血等均可在伤后早期即出现不同程度的功能障碍，且持续时间长，恢复慢。

（1）心脏损伤及心功能不全：心脏损伤的主要病变为出血、坏死、心肌纤维断裂。临床表现为：早期心动过缓，心率40~50次/分，以后为心动过速，心率可加快至200次/分，严重时可出现心功能不全。

（2）心脏损伤及呼吸功能障碍：冲击波直接作用于胸腹壁，引起肺出血、肺水肿、肺破裂和肺大泡等，导致气胸、血胸、肺不张，伤员出现胸痛、胸闷、咳嗽、咳血、呼吸困难，严重者很快出现肺出血、肺水肿症状，是现场死亡（伤后4小时内）的主要原因。

（3）肾功能损伤：烧冲复合伤使肾功能损害加重，出现少尿、血尿、无尿、血尿素氮持续升高，直至肾功能衰竭。

（4）凝血、免疫功能明显异常：患者早期即可出现弥散性血管内凝血（DIC）的临床征象，鱼精蛋白副凝试验可呈阳性，有关凝血指标明显异常。免疫监测指标——单核细胞 HLA-DR 表达率明显降低，且长时间持续处于抑制状态。

（5）造血功能损害：严重的烧伤复合伤，造血组织呈抑制性反应，外周血白细胞、红细胞、血小板均减少。

（6）烧伤伴有耳鸣、耳聋者，可能复合有听器损伤；伴有胸闷、咳嗽、呼吸困难、咳血性泡沫痰者，可能复合有肺冲击伤；伴有神志障碍者，可能复合有颅脑损伤；伴有急腹症者，可能复合有腹腔脏器损伤。

（二）演变及预后特点

1. 全身感染发生早，多器官功能障碍征（MODS）发生率高　由于烧伤创面的存在，以及免疫功能、胃肠屏障功能障碍，严重烧冲复合伤的伤员极易发生创面感染和肠源性感染，导致脓毒症等严重并发症的发生。另外，烧冲复合伤 MODS 的发生率高与冲击伤密切相关。冲击伤本身就是一种全身性、多系统、多脏器的损伤，几乎所有脏器的病理变化都表现出不同程度的充血、出血、水肿，甚至梗死。若再合并严重的烧伤或感染，必将加重各脏器的损伤，以致诱发 MODS，其中肺功能障碍的发生频率最高。

2. 伤情重，死亡率高　伤情的严重程度主要取决于烧伤的严重程度及冲击伤的部位和程度。由于严重烧冲复合伤存在多器官、多系统损伤，免疫力低下，易发生全身性感染和 MODS，其死亡率明显增高。

3. 容易发生漏诊或误诊　造成漏诊或误诊的主要原因是烧伤创面的存在和（或）严重休克状态的

存在，掩盖了内脏器官的损伤体征或症状，常规的体格检查往往由于创面的存在难以做到准确无误。另外，战时大量伤员的存在，医务人员难以做到详细查体或缺乏烧冲复合伤的知识和经验，而忽略了那些隐蔽的严重内脏冲击伤，常常导致冲击伤等复合伤的诊断延误。

4. 实施救治措施中矛盾重重　不但要及早封闭创面，还要注意患者能否耐受住手术的打击；既要实施高凝状态下的抗凝治疗，又要考虑手术创面的出血问题；既要必须使用呼吸机纠正低氧血症，又要注意气压伤，特别是患有气胸的患者。烧伤合并其他严重创伤，大都需要急诊手术处理。但由于烧伤合并其他创伤的严重程度、部位不同，以及危及生命的程度不同，就必须面临手术治疗的顺序问题，如骨折处理与创面覆盖、创面与感染等问题。

三、烧伤复合伤的诊断要点

烧伤复合伤的诊断较为容易，根据受伤史及全面查体，不难作出正确诊断。当临床症状与烧伤程度不符合，或精神症状明显时，应考虑内脏损伤的可能，需做进一步详细检查。

（一）诊察原则

1. 首先判明有无危及生命的复合伤，尤其注意有无呼吸障碍和心搏骤停，其次判明休克的严重程度。

2. 及早全面诊断复合伤的部位、类型和程度。

（二）诊察要求

1. 力求详细地了解病史和分析受伤原因　检查应在迅速排除威胁伤员生命的前提下，尽可能详细地了解伤员的受伤经过、致伤物的性质、伤后的主要症状等。

2. 力求全面地进行体格检查　对严重烧伤复合伤的伤员要边治疗边检查，尤其注意当烧伤伤员的全身反应与病情的严重性不一致者，应考虑复合伤的可能性，在积极处理烧伤的同时，尽可能做全面体格检查和辅助检查，如 X 线、CT 等。必要时重点复查，注意多发伤的可能性，不满足于主要伤的诊断，尽可能地减少漏诊。

四、治疗

（一）烧伤复合伤的处理原则

1. 烧伤复合伤处理的总原则是救命第一，救伤第二，抢救迅速、准确、有效。

2. 重要血管和内脏损伤，开放性颅脑伤和颅内出血，严重挤压伤和各种原因引起的大出血、窒息等，严重威胁伤员生命时，在烧伤复苏的同时，优先予以紧急处理。

3. 不危及生命和肢体存活的复合伤，一般应待休克平稳后再进行处理，如果烧伤严重而合并伤不是很严重，合并伤可暂不处理，病程中酌情予以处理。

4. 烧伤的治疗影响其他合并伤的治疗时，或合并伤的处理影响烧伤的处理时，应首先处理主要矛盾，兼顾其他的治疗原则。

5. 烧伤本身和其他创伤，尤其是烧伤合并开放伤时，此复合伤伤员感染的机会增加，故应及早应用抗生素，以防治需氧菌和厌氧菌感染。

6. 多科室协作。

（二）烧伤复合伤的初期处理

首先要注意抢救生命，维持气道通畅、呼吸与循环平稳。切忌只注意烧伤而忽略其他更危急的创伤（如气道梗阻所致的窒息和因神经损伤、胸部损伤所致的呼吸困难，因出血、心包填塞、张力性气胸等所致的循环衰竭）。复合伤初期处理要注意 A（Airway，气道）、B（Breath，呼吸）、C（Circulation，循环）。

1. 维持气道通畅　若有气道梗阻危险时，应行气道插管或气管切开。但要注意多发伤患者可合并颈椎损伤，因此在行气道检查或置人工气道时，均应保证颈椎稳定。

2. 维持良好的呼吸　急救时观察胸壁运动及听呼吸音，行血气分析，注意有无血气胸、开放性气胸、皮下气肿和（或）纵隔气肿等。为消除一氧化碳中毒，吸 100% 氧 2 ~ 3 小时，待碳氧血红蛋白下降时，改吸 40% 以下的氧。持续低氧血症时，可早用机械辅助呼吸。

3. 维持良好的血液循环　按常规烧伤早期补液原则进行复苏难以纠正休克时，应考虑出血。外出血易诊断，内出血则较难，可行胸部照片，需要时行腹腔穿刺。确诊有大出血时，则应立即手术止血。伴出血的烧伤患者，早期补液不可拘泥于烧伤补液公式，应根据纠正休克的监测指标进行，除补充电解质液外，须补充一定量的全血。即使无明显的出血，烧伤复合伤患者的早期输液量要大于同等面积的烧伤患者，同时应补充较多的胶体。

（三）合并伤的处理

1. 骨折的处理　现场急救时应予以固定，特别要注意颈椎骨折，不稳定的颈椎损伤可用坚硬的颈托暂时固定，以后再用骨牵引，必要时钢针可通过烧伤创面。肢体骨折伴烧伤者，一般不行石膏包扎，全身情况允许时，可行 MEBT/MEBO 治疗止痛后，再行焦痂切划耕耘或植皮，骨折行内固定，另用夹板或石膏托行外固定或置钢针行骨牵引。经烧伤创面行内固定者，须在伤后 48 小时内施行，以减少感染。烧伤创面严格按 MEBT/MEBO 规范要求处理，避免感染，加快愈合。

四肢Ⅲ度烧伤合并骨折者，易并发痂下筋膜腔综合征，使肢体缺血、坏死；有条件者可用压力测量计测量筋膜腔内压力，组织压高于 30 mmHg 时，则应行焦痂切开术，切口要够长，一般要切开筋膜，可以改善肢体远端的循环。前臂筋膜切开时，应切开腕横韧带，解除腕部正中神经和尺神经的压迫。应将焦痂切除，范围宜宽些，坏死筋膜和肌肉应尽可能清除干净；焦痂切除后的创面用 MEBO 纱布覆盖，或行保留焦痂自体皮簇内植术。复合小面积深度烧伤者，可行保留焦痂自体皮簇内植术，然后依情况同时采用切开复位内固定或手法复位外固定。

2. 胸部创伤的处理　处理原则同不伴烧伤的胸部创伤。争取从正常皮肤置胸腔插管，必须经焦痂时，应行保留焦痂自体皮簇内植术，经植皮处置管。肋软骨或肋骨烧伤者应于手术时一并切除。

3. 腹部创伤的处理　大面积烧伤时诊断腹部创伤并非易事。超声波检查、CT 扫描和腹腔穿刺有助于诊断。须行剖腹者，切口应争取经正常皮肤；必须经烧伤创面剖腹者，切口周围焦痂应同时行保留焦痂自体皮簇内植术，行 MEBT/MEBO 治疗；严重烧伤患者的愈合能力下降，腹壁切口易裂开，一般应避免正中旁切口。剖腹后，均须闭合和维持腹壁完整，一般术后宜行闭合的腹腔引流。

4. 颅脑损伤的处理　颅脑损伤手术切口须经深度烧伤者，可在切口周围行保留焦痂自体皮簇内植术。此外，需注意以下几个方面。

（1）硬脑膜均须缝合，以防颅内感染，脑脊液漏和肌肉直接接触脑实质导致愈后癫痫。若硬脑膜缺损，可用筋膜片（颞肌筋膜、阔筋膜、腹直肌筋膜等）进行修补。

（2）硬脑膜上须覆盖血运丰富的组织，缺损时应设法修复。一般深度烧伤的皮肤切口不立即缝合，须置皮下引流，行 MEBT/MEBO 治疗，48～72 小时伤口无感染时再行延期缝合。

（3）烧伤复合颅脑损伤早期应适当控制补液量，各项抗休克输液指标应控制于较低水平。要注意不可短期内快速补液，特别是水分。有人应用高渗盐液复苏，可减少补液量。应及早开始应用甘露醇、白蛋白等渗透性脱水利尿剂。但如怀疑颅内血肿，手术前不可用脱水利尿剂，以免颅压下降，加重出血。

（4）复苏和清创后，降低颅内压和维持脑灌流压是防止继发性脑损伤的关键措施。闭合脑损伤患者有条件时，可定期测颅内压，以指导治疗。

（四）MEBO/MEBT 治疗

1. 入院后给予简单清创，大水疱低位切开引流，尽量保留腐皮，实行 MEBO/MEBT 治疗，以采取暴露疗法为妥。若爆炸发生时煤屑喷至创面甚至嵌入组织内，应设法剔除，以免增加创面愈后纹身。清创时，可先涂 MEBO 止痛后，再以金属压舌板或耕耘刀搔刮、耕耘，将创面甚至嵌入组织内的煤屑清除干净，再涂 MEBO，行 MEBT 治疗。

2. 头面部与躯体前侧及会阴部创面选择暴露疗法，背部可选择暴露或半暴露疗法。四肢部位的创面可选用 MEBO 包扎治疗。

3. 换药次数应根据病情、病期灵活掌握，暴露创面渗出期和修复期，每日用药 2～3 次，液化期为 4～6 次/日。包扎创面不一定实行全程包扎治疗，多在液化期改为湿润暴露治疗。深 Ⅱ 度深型和浅 Ⅲ 度烧伤创面在渗出期即实行"耕耘疗法"，并在以后治疗的过程中，适时选用"药刀结合"清创技术处理。

4. 面积较大的深度创面或创面久不愈合，可考虑植皮治疗。

（褚立明）

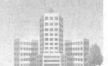

第二章

烧伤的物理因子治疗

物理因子治疗是应用天然或人工物理因子作用于人体，通过神经、体液、内分泌和免疫等生理调节机制，达到预防和治疗疾病的方法。物理因子疗法具有消炎、镇痛、镇静、兴奋、杀菌、调节机体各系统和器官功能等作用。在伤、残、病后若能及早应用物理因子治疗，则有助于早日康复，对减少后遗症，促进功能恢复，提高生活质量等方面都有着显著疗效。对于烧伤患者而言，根据不同情况及需要选择合适的物理因子治疗可以起到预防和控制感染、镇痛、刺激肉芽及上皮生长、加速创面愈合、减少瘢痕形成、防治关节挛缩、促进肢体功能恢复等作用。

第一节　电疗法

一、电刺激的生理效应

1. 对血流量的影响　电刺激可加快血液循环，特别是低频电刺激。短脉冲间隔对血流增加的影响比长脉冲间隔更大。这种增长可能由于肌肉泵的牵连或者受交感神经系统的影响。循环还因为受刺激的肌肉代谢加快而改善。故间歇性的、低频电刺激（即 10 Hz）已被证明能增加肌肉毛细血管密度（图 2 - 1）。

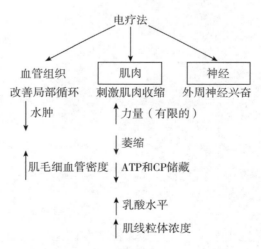

图 2 - 1　电刺激的生理效应

2. 对神经和肌肉的影响　电刺激会激发外周神经。通常情况下神经组织刺激会引起肌肉组织收缩。如果失神经肌被刺激，肌纤维膜就很可能成为电流传输的目标。

健康人体中神经支配肌受电刺激后不仅力量增强，还会延缓关节周围肌萎缩。电刺激结合自主运动会进一步提高肌力。对于失神经肌而言，电刺激可以延迟肌肉萎缩，但不能根治。关于肌肉成分的生化、结构改变也有所报道，如三磷腺苷减少和磷酸肌酸的贮存、乳酸量升高以及肌线粒体浓度升高。

　　用电流维持关节运动或纠正痉挛是有可能实现的。其效果可能不是因为电流直接影响结缔组织，而是因为肌肉收缩的刺激。因此，烧伤瘢痕挛缩的结缔组织也许不会受电流的影响，但因烧伤瘢痕长期痉挛造成的短缩的肌肉组织会受影响。例如，刺激收缩肌的拮抗肌会产生两个结果：首先，主动肌活动对抗挛缩；其次，收缩肌群后续放松的交互抑制是可以实现的。这些反应会减少收缩肌群强制性牵拉。

　　3. 其他影响　　在伤口治疗过程中，电刺激对伤口复原过程有一定影响。已有关于阴极电流在降低有害微生物增长速度方面的影响的报道，如：铜绿假单胞菌、金黄色葡萄球菌和大肠埃希菌 B。微生物增长率下降的机制可能包括有机体稳态机制中断导致死亡或微生物酶干扰和（或）酶促过程冲突。在处理大面积烧伤创口方面电刺激可能不太实用，但对于小型的感染性烧伤伤口可能很有效。

　　研究显示，电刺激会促使血细胞移动加快和小血管血栓形成。阳极刺激后表皮和真皮细胞移动。电刺激对疼痛感知也有影响。电刺激在某些情况下能减轻疼痛，这可能是由于电流具有促进循环、减轻水肿或刺激肌肉活动等作用。疼痛的缓解会改善关节活动，引起皮肤感觉神经纤维过度刺激，内源性多肽（如脑啡肽，β–内啡肽）或镇痛、反刺激神经传递素（如 5–羟色胺）间接释放。疼痛缓解可能是安慰剂效应的结果。

二、电刺激源

　　电刺激疗法的参数包括波形、振幅、持续时间、频率、增量和衰减时间、周期以及调制方法。有些通用参数可以提高电刺激疗法的舒适度，对于烧伤患者来说提升舒适度是应该考虑的问题。电流频率是影响患者舒适度的一个因素。一般来说，电流频率越高（至少为每秒 50 个脉冲）患者感觉越舒适。另外，斜波调制法为电刺激提供更加舒适的传导方式，逐渐升高的电刺激振幅（斜波）使得神经元和肌肉收缩功能逐渐恢复，斜波的下降振幅可以使肌肉产生的力量逐渐下降。

　　电极材料多种多样。有些电极要求使用导电的胶状物质，其他则不需要。烧伤患者使用电极时，要评估电极上的介质和粘合剂对皮肤的刺激作用，同时要考虑到皮肤阻抗的变化。

　　1. 经皮神经电刺激（TENS）　　以一定技术参数的低频脉冲电流作用于人体，用于治疗急慢性疼痛的方法，称为经皮神经电刺激疗法。

　　虽然使用 TENS 抑制疼痛的具体原因尚不知晓，但许多患者有过应用 TENS 减轻疼痛的经历。设置 TENS 装置时，脉冲频率、脉冲持续时间和振幅这些参数将决定刺激的质量和次数。电极应放置在脊柱旁或末梢神经疼痛处。结合使用植皮刀、触发器、针刺疗法等，TENS 更易取得效果。

　　剧烈疼痛尤其是在疼痛–痉挛–疼痛的循环周期中，使用 TENS 效果明显。TENS 已经在处理急性疼痛方面展露良好的效果，如急性肌腱炎和髋股关节痛。慢性痛患者也受益于 TENS。相对于药物治疗而言，安慰剂效应在 TENS 治疗的过程中起到重要的作用。TENS 治疗烧伤疼痛的有效性已经得到证明。在烧伤治疗中主要建议在移植部位、常规切除部位、辐射性扫描仪隔离的四肢伤口以及烧伤残肢的疼痛部位使用 TENS 疗法。

　　TENS 的治疗机制包括以下几种学说：一是闸门控制假说，它认为 TENS 是一种兴奋粗纤维的刺激，粗纤维的兴奋，关闭了疼痛传入的闸门，从而缓解了疼痛症状。电生理实验证明，频率 100 Hz 左右，波宽 0.1 毫秒的方波，是兴奋粗纤维较适宜的刺激。二是内源性吗啡样物质释放假说，认为一定的低频

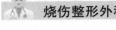

脉冲电流刺激，可能激活了脑内的内源性吗啡多肽能神经元，引起内源性吗啡样多肽释放而产生镇痛效果。

2. 神经肌肉电刺激（NMES）　在治疗的过程中运用NMES可以维持肌肉质量、维持或增加关节活动范围、促进自我控制、暂时性缓解痉挛状态，起到替代矫形器的作用。在烧伤治疗中，该疗法在强化或维持肌肉的力量、维持或者增加关节活动度以及促进运动控制方面效果最好。

NMES已经成功运用在患者肌肉挛缩或痉挛治疗中。使用NMES可以强化肌肉以便抵抗挛缩。活动范围和牵伸度是烧伤治疗的主要内容，在这种情况下NMES可能很有效。也有报道称电刺激和石膏固定组合运用有利于增加关节活动范围。目前没有研究表明NMES是否对皮肤瘢痕具有直接的效果。

3. 低频高压电疗法（HVPC）　目前，有些设备和治疗方案可以运用HVPC疗法。HVPC可以运用在神经肌肉刺激中，并已经在减轻疼痛、水肿以及小创伤的治疗中得到一定疗效。此外，临床观察发现对伤疤组织使用负极HVPC治疗可以增加烧伤患者关节活动度。

在12 Hz到15 Hz的频率范围内可以预防深静脉血栓形成。研究表明HVPC在肌肉泵或相应交感神经系统刺激的帮助下可以增加组织血流量。临床医师调查结果显示，血流量的增加在伤口愈合方面可能是一个重要的因素。其他伤口愈合因素包括微生物电流和极性影响、血细胞的移动以及血管血栓形成。行HVPC疗法增加了皮瓣的存活能力的原因可能是血流量的增加。

减少水肿也可以促进伤口愈合。使用HVPC可以解决水肿的原因可能是因为骨骼肌泵的活化作用或负极效应使液体从该部位发生了转移。有学者运用电流的正极对一只狗的颈动脉进行了实验，血细胞发生聚集。而运用负极则使得聚集逆转。白蛋白是血浆中主要的蛋白质，通常情况下具有负极性和亲水性。因此，如果这些细胞从一个区域排出，这个区域也会产生液体流动。同理，其他带电蛋白质和细胞移动也将引发液体流量增加。

4. 微电流　微电流刺激是一种较新的理疗方式。微电流中的"微"反映了电流强度。在常规电疗方式中，电流是毫安水平，而微电流则在微安（千分之一毫安）水平。微电流在感官知觉的正常水平以下产生，以低压设备中最为普遍，在高压和低压设备中均可用。

微电流刺激的应用包括疼痛、肿胀、发炎、萎缩、伤口愈合的治疗。由于电流不产生肌肉收缩，疼痛减轻可能就会减少萎缩，从而容许甚至增加活动水平。有证据表明微电流能有效治疗骨折不愈合、肌腱损伤和皮肤溃疡。显然，负极微电流修复神经和骨骼更有效，正极微电流刺激治疗皮肤损伤更有效。没有可行的研究来论述微电流刺激的镇痛作用，但治疗后疼痛缓解已有例证。

由于没有电流刺激感，这种方法可以应用于治愈小创伤或疼痛控制的烧伤设备中，特别是儿童或害怕电刺激的患者。在可以预期广泛使用前，必须继续临床研究以确定适合于烧伤患者的应用方式。

三、治疗计划的考虑

TENS、NMES、HVPC和微电流电刺激是烧伤患者可使用的电疗治疗选择。由于是有热模式，所以这种设备的使用在其他诊疗中是不作为常规烧伤治疗手段的。然而，这些疗法可以为小型慢性开放性创伤的治愈或大型手术后伤口的恢复如皮瓣手术等提供解决方案，可以协助改善关节活动度，并为疼痛缓解提供替代药物治疗。Hettrick等使用高频率（＞180 Hz）短波宽（＜0.15毫秒）TENS治疗烧伤患者疼痛症状，每天1小时，一周7天，持续三周的治疗效果良好。

任何电子理疗设备都应谨慎使用。因为电极部位、电极粘合剂或电能传导媒介产生的热量可能导致愈合的伤口部位发生皮肤过敏、皮肤感觉减退。这些理疗方法的标准禁忌证见表2-1。定期维护设备，操作规范以免在治疗过程中的发生不必要的事故。

表 2-1 一般电疗禁忌

装有心脏起搏器患者（任何跨心脏的刺激都应谨慎采用）

癫痫倾向患者

通过颈动脉窦进行刺激

沿咽区进行刺激

（白培懿）

第二节　超声疗法

超声波是指频率在 20 kHz 以上，不能引起正常人听觉反应的机械振动波。将超声波作用于人体以达到治疗目的的方法称为超声波疗法。现在理疗中常用的频率一般为 800～1 000 kHz。

一、超声的生理效应

1. 机械作用　机械作用是超声波的基本的原发性作用。超声波在传播过程中介质质点交替压缩与伸张形成交变声压，可使介质质点受到交变压力，获得巨大加速度而剧烈运动，与组织内物质相互摩擦，对组织内物质和微小的细胞结构来说，就像一种"微细按摩"。这种作用可引起生物体的许多反应，可以改善血液和淋巴循环，增强细胞膜的弥散过程，从而改善新陈代谢，提高组织再生能力。有人观察在超声波的机械作用下，脊髓反射幅度降低，反射的传递受抑制，神经组织的生物电活性降低，因而超声波有明显镇痛作用。超声的机械作用还能使坚硬的结缔组织延长、变软，用于治疗瘢痕、粘连等。超声波的机械作用可软化组织、增强渗透、提高代谢、促进血液循环、刺激神经系统及改善细胞功能，因此对治疗瘢痕等有重要的意义。

2. 温热作用　超声波作用于机体时可产生热，甚至有人称之为"超声透热疗法"。超声波在机体中内热的形成，主要是组织吸收声能的结果。其产热有以下特点。①由于人体各组织对声能的吸收量各有差异，因而产热也不同。一般超声波的热作用以骨和结缔组织最为显著，脂肪与血液为最少。②超声波热作用的独特之处是除普遍吸收之外，还可选择性加热，主要是在两种不同介质的交界面上生热较多，特别是在骨膜上可产生局部高热。这在关节、韧带等运动创伤的治疗上有很大意义。③超声波产生的热大部分由血液循环带走，少数由邻近组织的热传导散播，因此当超声波作用于缺少血液循环的组织时，如眼的角膜、玻璃体、睾丸等则应十分注意产生过热情况，以免发生损害。

3. 理化作用　基于超声波的机械作用和温热作用，可继发许多物理的或化学的变化，如①氢离子浓度的改变，炎症组织中伴有酸中毒现象时，超声波可使 pH 向碱性方面变化，从而使症状减轻，有利于炎症的修复。②对酶活性的影响，超声波能使复杂的蛋白质解聚为普通的有机分子，能影响许多酶的活性。如超声作用能使关节内还原酶和水解酶活性增加，目前认为在超声治疗作用中水解酶活性的变化是起重要作用的。③近年来对超声作用机制的研究，已深入到细胞分子水平。在电镜下观察发现，细胞内超微结构中线粒体对超声波的作用最敏感。核酸也很敏感，实验发现低强度超声波作用可使细胞内胸腺核酸的含量增加，从而影响到蛋白质的合成，刺激细胞生长。④在高强度的超声作用下，组织内可形成许多高活性的自由基，它们可加速组织内氧化还原过程，加速生长过程。

— 27 —

二、超声治疗的应用

临床超声是物理治疗师常用的在安全和适当的治疗范围内升高深部组织温度的方法。常规超声应用治疗设置根据治疗区域大小，以每平方厘米 0.5~2.0 W 为基数。据报道这一特殊物理疗法的有利效应有增加胶原组织的伸展性，包括关节周围组织；增加或减少运动和感觉神经传导速度；增加血液循环以及增高疼痛阈值。

由于对胶原组织和疼痛的影响，超声治疗适用于创口已愈合的烧伤患者。比正常组织更致密的瘢痕组织优选超声加热。当胶原组织受超声加热时，组织温度的相对增加使胶原组织的延展性增加。超声应用可改善瘢痕组织活动范围。治疗师选用被动运动这一常见的技术来试图拉长胶原组织，从而防止或纠正痉挛。被动运动与超声设备相结合来进一步拉伸组织。在治疗过程中疼痛的减少能够增加组织延展性。超声对烧伤引起的关节失用性僵硬也有帮助。

临床上常用的超声按输出方式分为两种，即连续超声波和脉冲超声波。连续超声波是指在整个治疗过程中，声头连续不断地辐射出声能作用于机体，它作用均匀，产热效应较大。脉冲超声波是指在治疗过程中间断地辐射出声能作用于机体，它的热效应较小。除超声声头外，还有为特殊治疗需要或便于操作面（如手、足、眼部及周围组织）准备的附件，如水枕、水袋、水槽、水漏斗等。

三、超声治疗的注意事项

超声应只用于创面已愈合或移植稳固的区域。虽然耦合剂可能不会刺激愈合皮肤，但是仍需要密切观察皮肤状态。如果发生刺激，超声治疗应该停止直到皮肤刺激问题得到解决。在超声处理的恢复期，应该使用另一种耦合剂。声头接触愈合皮肤可能会有不适感是一个问题。可在水下操作超声仪器，从而减少声头和患者之间的接触。值得注意的是由于超声波大剂量使用可使骨愈合延迟，当作用于未骨化的骨骺可致骨发育不全，故幼儿骨骺处烧伤应当禁用。

（白培懿）

第三节　光疗法

一、紫外线疗法

1. 紫外线（UV）的治疗作用　紫外线疗法是利用紫外线照射人体来防治疾病的一种物理治疗技术。烧伤患者使用紫外线疗法可以起到加快局部组织的血液循环，抑制细菌生长，刺激结缔组织和上皮细胞生长，消肿止痛、预防感染、促进坏死组织脱落等作用。

（1）杀菌作用：紫外线照射感染创面，可直接杀灭病原体或改变微生物生存环境，抑制其生长繁殖。紫外线的杀菌作用与其波长有关，不同波长紫外线杀菌能力不一。300 nm 以上者几乎没有杀菌能力，300 nm 以下者随波长的缩短而杀菌力增强，250~260 nm 最强，以后又降低。且各种细菌对不同波长紫外线的敏感性有差异，金黄色葡萄球菌对 253.7 nm 的紫外线最敏感。

（2）促进局部血液循环作用：紫外线照射区血管舒张，局部营养状况改善，可使炎症介质加快清除，缺氧和酸中毒情况得到缓解。经紫外线照射后，皮肤上出现的边界清楚、均匀的充血反应，称为红斑反应。紫外线引起红斑反应可使局部血液循环改善，其红斑形成曲线有两个峰值波长，分别位于

297 nm 和 250～260 nm。

（3）止痛作用：红斑量紫外线治疗有明显的镇痛效果。照射区痛阈升高，感觉时值延长，对炎症性和非炎症性疼痛均有良好的缓解作用。350 nm 的紫外线有 50% 可穿透到游离神经末梢的深部，使这些感觉神经末梢传导暂停而致痛觉减弱。

（4）消炎作用：上述杀菌作用，促进局部血液循环作用和止痛作用均有利于消炎。此外，紫外线可动员和加强机体免疫功能，如 UVB（280～320 nm）和 UVA（320～400 nm）可刺激单核－吞噬细胞系统激活其功能；紫外线照射后皮肤蛋白变性而导致机体补体和凝集素增加；在各种剂量的紫外线作用下，机体调理素增加，能促进吞噬作用。

（5）促进伤口愈合作用：紫外线有促进细胞生长、分裂和增殖作用以及改善血液循环、改善组织细胞营养和再生条件的作用等，均有利于伤口的愈合。

（6）皮肤角质增厚：紫外线照射可促使皮肤角质增厚，最高增厚达 2～3 倍，从而增强皮肤的屏障作用，减少有害化学物质及过敏原渗入皮肤。此外，一定强度紫外线照射体表，可使皮肤色素沉着，皮肤屏障防御能力增强；也可增强体质，提高对环境变化的适应能力和对某些疾病的抵抗能力。

（7）免疫调节作用：人体皮肤受到紫外线辐射时，即使辐射剂量较低，也会改变表皮朗格汉斯细胞的形态和功能，诱生特异性抑制性 T 淋巴细胞，或是诱发机体的免疫抑制，影响角质形成细胞的免疫活性。

2. 紫外线的应用与注意事项　红斑反应的等级是紫外线剂量分级的指标。通常在烧伤 72 小时后即可开始进行紫外线治疗，对于Ⅰ度和浅Ⅱ度烧伤患者通常使用 1～2 级红斑量照射，主要作用是减少炎性渗出、减轻疼痛；深Ⅱ度和Ⅲ度烧伤患者可使用 3～4 级红斑量照射，可利于杀菌、控制感染和减轻疼痛，每日 2～3 次。根据治疗目的、部位、面积、皮肤周围情况等因素，选择不同的照射方法，包括中心重叠照射法、偏心重叠法、全身照射法、分野照射法等。郑健林等使用紫外线治疗烧伤创面，选择紫外线波长为 253.7 nm，冷光石英灯管功率 32 W，每天 2 次，共 14 天，照射时间为 30 分钟/次，照射间歇时间 12 小时。结果创面愈合良好，疼痛减轻，无炎性渗出。

治疗时，工作人员应穿长衣、长裤，戴护目镜。患者需戴护目镜或用罩单遮盖眼睛。用治疗巾遮盖非治疗区域的裸露皮肤。仍有渗出的伤口应先清洁，勿施任何药物。治疗后出现一定的红斑反应为正常情况，不必过分担心。但如果患者出现大面积脱屑或其他不良反应则应立即停止照射。

二、红外线疗法

1. 红外线的治疗作用　红外线治疗作用的基础是温热效应。

（1）改善局部血液循环：红外线照射时表皮及其下组织将吸收的红外线能转变为热能。热可引起血管扩张、血流加速、局部血液循环改善，物质代谢增强，组织细胞活力及再生能力提高。在治疗慢性感染性伤口时，能改善组织营养，消除肉芽水肿，促进肉芽生长，加快伤口愈合。

（2）促进肿胀消退：由于循环的改善，可加快局部渗出物吸收，从而促进肿胀的消退。

（3）降低肌张力，缓解肌痉挛。热可以使骨骼肌张力降低。

（4）镇痛：热可降低感觉神经的兴奋性，干扰痛阈，同时血液循环的改善、缺血缺氧的好转、渗出物的吸收、肿胀的消退、痉挛的缓解等，都有利于疼痛的缓解。

（5）表面干燥作用：热作用使局部温度升高，水分蒸发，对于渗出性病变使其表层组织干燥、结痂，有减少烧伤创面渗出的作用。

（6）此外，红外线提供的热能还能改善软组织的黏弹性，帮助减轻术后粘连，促进瘢痕软化，减轻瘢痕挛缩等。

2. 红外线的应用与注意事项　郑健林等使用红外线治疗烧伤创面，选择红外线治疗仪功率为 250 ~ 500 W，照射强度为 32 MW/cm²，预热后以烧伤创面的中心垂直照射距离 30 ~ 50 mm，以局部温热、舒适感为宜，每天 2 次，30 分钟/次，照射间歇时间为 12 小时，14 天为一个疗程。红外线照射距离一般为 30 cm，选择温热感觉舒适的照射距离。注意不要使用加热灯泡直接与皮肤接触，以免烫伤。红外线的照射强度要从弱渐强地适当调节使用，避免突然过热损坏仪器灯泡或烫伤皮肤等。若要照射面部及眼部时，须闭眼，或遮盖眼睛后照射，以免损伤视网膜。老、幼、体弱及受伤严重者进行治疗，须有人在旁看护。体内有金属或电子设备的部位、皮肤有明显黑痣部位、药物及皮肤过敏者禁止照射。需特别注意的是，热作用可能会导致增生期瘢痕生长加剧，故烧伤患者需谨慎选择。

三、激光疗法

目前，具有潜力的低功率激光或冷激光已经被开发并应用在疼痛管理和伤口愈合上。理论上，激光治疗被认为能促进病变组织细胞返回正常生理状态。例如，在治疗无痛伤口时，激光刺激成纤维细胞，增加胶原蛋白；在治疗增生性瘢痕时，通过改变亢奋的细胞机制，导致瘢痕减少。有人认为低功率（氦氖）激光能促使开放性伤口关闭。其他报告发现它可以增加胶原蛋白的形成和血流量，增加细胞内的基质和血管生成以及减少微生物的数量并减轻疼痛。低功率激光器的一个主要优点是达到预设治疗目的的时间短。

（白培懿）

第四节　磁疗法

磁疗是利用磁场作用于机体或穴位的外治法。其作用机制的基本点是通过磁场对机体内生物电流的分布、电荷的运行状态和生物高分子的磁距取向等方面的影响而产生生物效应和治疗作用。

一、磁疗的治疗作用

1. 止痛作用　磁场降低了感觉神经末梢对外界刺激的反应，减少了感觉神经的传入，因而达到止痛效果。另外，在磁场作用下，机体血液循环增加，使炎症渗出物的吸收与消散加快，调节了组胺、5-羟色胺、乙酰胆碱等物质的浓度，减轻了肿胀对神经末梢的压迫作用；同时，甲硫氨酸脑啡肽、精氨酸加压素等内分泌素增多，这些物质具有吗啡样物质的性质，有止痛作用。

2. 镇静作用　磁场的镇静作用表现在改善睡眠方面，延长睡眠时间，降低肌张力，缓解肌肉痉挛，其机制与中枢神经的抑制有关。

3. 消炎作用　磁场作用于人体产生血管扩张，血液循环加速，组织通透性改善。有利于炎性渗出物的吸收和消散，有利于炎症局部改善营养，增加氧供，提高局部组织的抗炎能力和修复能力。磁场能提高机体的免疫能力，如使免疫球蛋白增高，白细胞数目增多，吞噬能力增强等。因此对细菌性炎症有一定的治疗作用。

4. 消肿作用　磁场作用下血液循环加快，渗出液的吸收加快。磁场改变渗透压和通透性，加速蛋白质的转移，降低组织间的胶体渗透压，从而具有很好的消肿作用。

5. 促进创面愈合 在磁场作用下，血管扩张，血流加快，血液循环改善，为创面提供了更多的血液、营养物质和氧，有利于加速创面愈合。

6. 软化瘢痕 磁场作用下血液循环改善，渗出物吸收和消散加速，为减少瘢痕形成创造了条件。磁场条件下，成纤维细胞内水分和盐类物质增加，分泌功能障碍，破纤维细胞内溶酶体增加，促进细胞吞噬作用，阻止了瘢痕的形成。

自创面开始愈合时进行磁疗，磁场对皮肤软组织有明显的升温效应，从而可以改善局部微循环，促进水肿吸收，改善创面局部愈合环境，同时也为组织修复提供物质代谢和能量代谢所应有的保障。磁疗后组织的痛痒等不适感觉消退，意味着磁疗有消炎止痛的结果。这一疗效有利于患者局部功能锻炼，克服患者锻炼时的恐惧心理，也是解决患者愈合后伤面发痒的一种方法。对关节功能康复和瘢痕挛缩的防治起到了积极作用。

二、磁疗的应用与注意事项

崔光怀等使用磁疗仪对 10 例选择保守治疗的手部深 Ⅱ 度或混合度烧伤患者的修复期烧伤创面进行磁疗，每天 2 次，共计 90～120 分钟，磁感应强度为 0.08T。磁疗后，受伤部位水肿迅速消退；手部各关节活动幅度增大；活动（主动或被动）时疼痛明显减轻；被磁疗部位痒感明显消退或消失。深度烧伤创面磁疗后瘢痕增生不明显，无明显的瘢痕挛缩畸形形成。治疗过程中请勿携带手机，磁卡，手表等易受磁性影响的物品，安装心脏起搏器的患者禁止治疗。

（白培懿）

第五节　热疗法和冷疗法

一、热疗

组织温度升高或降低而产生的生理变化取决于几个因素，并且不是所有的因素都能轻易被控制。一些影响组织温度波动幅度的变量包括：①热能的强度。②能量转移到组织的速度。③组织对热能的阻抗。④组织暴露于热源下的持续时间。⑤组织暴露于热源的面积大小。⑥血供是否充足。热疗是指利用热能来促进伤口愈合和恢复的治疗方法。

1. 热疗的生理效应

（1）血液循环效应：组织温度的增加促使血管舒张，并使局部血液循环加快。血管扩张可能是由于轴突或脊髓刺激，促使局部血管活性物质释放。最明显的变化发生在热源供应部位，但是远端血管也可能发生改变（血管扩张）从而维持身体的核心温度。由于热疗促使血管扩张，可能增加组织损伤和水肿，因此热疗不适用于烧伤创面闭合之前。

（2）神经和肌肉效应：加热能够影响肌梭、腱梭功能，神经传导速度以及痛阈。Ⅱ 群传入（肌梭）放电增加，使得 α 运动神经元活动增加，从而使肌肉拉伸。另有报告表明通过热疗，Ⅰb 群传入（腱梭）增加放电使 α 运动神经元活动下降，从而导致肌张力的增高。由于 α 运动神经元活动的不平衡性，使两种影响的综合效应最终导致肌肉松弛。γ 运动神经活动与纺锤体的兴奋性相关，并且已经证明随表皮疗法而减少。烧伤影响 Ⅱ 群传入，γ 运动神经活动可能增加紧张或焦虑，而这些是烧伤患者的常见表现。

烧伤患者经常处于肌肉收缩状态以防止疼痛。这种行为会导致肌肉僵硬痉挛。对烧伤患者用轻度热疗可以促进放松和减少肌肉痉挛。对于浅层热疗缓解痉挛的原理有多种解释。可能是对痉挛肌进行加热会降低反射性肌肉激活，因此减少了痉挛。也可能是腱梭数量的增加导致放电增加，从而抑制肌肉痉挛。

（3）结缔组织效应：热量会影响关节僵硬的程度和胶原结构的改变。一个关节的运动阻力随着冷效应而增加，随着热效应而降低。这个变化是温度对滑膜液黏度或者滑膜结构的黏性和弹性的影响而导致的结果。当结缔组织被拉伸或加热时，这些组织的黏性大于弹性。当结缔组织被同时加热和拉伸时，这些组织的延展性更佳。这一发现对于治疗师来说特别重要，因为加热可能使瘢痕组织更容易伸展。

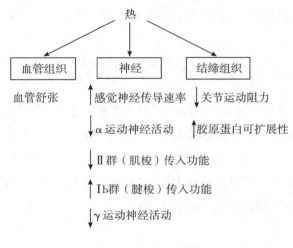

图 2-2　热疗的生理效应

（4）其他影响：热疗生理效应为图所描述的（图 2-2）。热已经被证明有利于控制感染和改善新陈代谢。多年来热疗被用于治疗局部感染的组织，热量能促进血液循环，消除肿胀，促进炎症消散。虽然一些数据表明热疗对淋病奈瑟菌有影响，但热疗对烧伤创面上常见细菌的影响鲜有数据资料。因此，目前尚不推荐使用热疗来治疗烧伤相关感染。

对于热疗，普遍的观点是在创伤急性期不能使用。一些专家声称，在急性期热应用可能会增加出血和水肿。在治疗过程中，急性期内使用热疗会导致代谢加快，而这一情况是治疗人员不愿见到的。因此，在创面封闭前不建议使用热疗。

2. 治疗源

（1）射频治疗：射频治疗是一种利用高频电流产生的热能进行治疗的技术。温度通常大约设定在48 ℃（118 华氏度），也可由操作员按情况调整。该装置能够治疗开放性伤口，但由于热的传导以及从固体颗粒到治疗区域的对流的关系，在治疗前伤口敷料需要移除。假如烧伤患者有开放性创口，该方法就会有交叉感染的可能。如果患者有开放性伤口，在使用射频治疗前，应在伤口轻轻盖上纱布，操作人员应佩戴无菌手套。报告显示射频治疗引起组织温度增加可减少疼痛，增加运动范围，增加血流量，促进伤口愈合，减少水肿。另外，在治疗的同时身体部位可以活动。因为有这些好处，所以射频治疗是一种烧伤治疗的有效手段。

（2）石蜡：石蜡可用于已愈合或植皮烧伤创面，但不应在开放性伤口上使用。在烧伤康复中，石蜡治疗可以和被动运动结合使用。除了加热对胶原组织的影响，石蜡的益处可能还包括石蜡中矿物油对瘢痕的软化作用。常用的石蜡疗法是手或足的浸蜡法。还可在关节附近包扎石蜡浸渍的纱布，以及用磷酸氢钙将石蜡固定在被拉伸的关节上，例如肘，肩，膝盖，或者颈部，可能帮助增加运动范围。理想的情况下，组织应处于最佳伸展位以获得最大疗效。袁少波等在烧伤患者躯干部及四肢近端用蜡垫包，四肢远端使用浸蜡法，治疗温度为 50～55 ℃，20 分钟/次，每天 1 次。

3. 热疗的使用注意事项

要实现前述临床反应，热疗时最有效的温度范围是 40～45 ℃。在 40 ℃以下只产生轻微的热效应，其对深部组织基本上不产生影响。温度高于这个范围则具有破坏性。热疗在一些情况中应该谨慎使用甚至可能是禁忌，需要考虑的因素包括强度、作用位置（感觉减退区、生殖腺）等（表 2-2）。需特别注意的是，热作用可能会导致增生期瘢痕生长加剧，故烧伤患者需谨慎选择。

表 2-2　热疗的禁忌证

热疗的禁忌证
1. 对麻醉或皮肤感觉障碍区域（愈合的皮肤移植可能表现出下降的皮肤敏感性）
2. 血供贫乏区域
3. 易出血区域
4. 已知或怀疑有恶性肿瘤的部位
5. 生殖腺部位
6. 发育中的胎儿

注：此表列出的禁忌证并不完全。

当准备给患者使用热疗时需要考虑许多因素，包括：①疼痛的存在，开放性创口。②潜在的交叉感染风险。③新鲜愈合或较容易破裂的伤口。④皮肤感觉减弱。⑤患者对热治疗方式的焦虑情绪。⑥瘢痕生长情况。需经常监测热疗时的温度，从而保护患者，并且能在可忍受温度内提供最大疗效。

由于皮肤移植区或者烧伤区域感觉减退，以及散热能力下降，应用热疗时应格外小心。感觉减退可能是由于烧伤后皮神经和感官受体的破坏以及再生贫乏。皮肤移植区散热的困难是由于皮肤附件的缺失，如协助温度调节的汗腺和皮脂腺。因此，针对有大片体表烧伤的患者，由于他们不能消散热量，不可采用热疗。

二、冷疗

1. 冷疗的生理效应

（1）对血液流动的影响：冷疗能够控制肿胀和出血，冷刺激导致反射性血管收缩可能就是产生这些效应的原因。当组织暴露在寒冷环境下 15 分钟内，血管通常呈现收缩状态。随着冷刺激时间的延长血管会出现继发性扩张。有几个原因造成血管舒张反应：诱导轴突反射，平滑肌活动的抑制和组织的防冻保护。因此 15 分钟的接触时间是冷疗消除水肿和炎症的最佳时间。

（2）对肌肉和神经的影响：15～45 分钟的冷刺激后等长肌力会有所增加。α 运动神经元刺激或者冷诱导血管扩张可能解释这个结果。

有髓鞘和无髓鞘神经受冷刺激后会被影响。寒冷导致神经传导速度下降，神经肌肉传导通路受损，从而使肌肉活动下降以及疼痛减小。冷疗之所以能减轻疼痛，可能是由于降低了疼痛信息向中枢神经系统传输的速率而得以实现（图 2-3）。

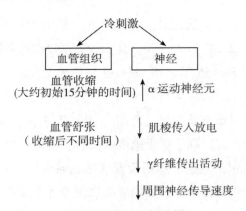

图 2-3　冷疗的生理效应

2. 治疗源　冰或冰袋，冷水浴以及冰按摩是降低组织温度的方法。冷治疗在烧伤康复治疗中不常用，但有时是一种有用的辅助治疗，如减轻随着拉伸或者水肿而产生的关节痛。目前使用冷疗的障碍是烧伤患者可能不耐受极端寒冷。

3. 冷疗的注意事项　作用时间和冷疗温度应仔细监测，以避免组织损伤。冷疗的一般禁忌证包括冷过敏综合征患者（例如雷诺现象、寒冷性荨麻疹以及自身免疫性溶血性贫血）、高血压、皮肤麻醉和循环破坏。不应在未愈合的烧伤创面使用冷疗，因为受损皮肤缺乏保护血管和神经组织。如前所述，烧伤患者失去正常的感觉，所以在治疗前应当做适当的感觉测试来判断愈合的烧伤部位对寒冷是否敏感（表 2-3）。

表 2-3　冷疗的一般禁忌

冷疗的禁忌证
1. 对寒冷敏感的患者（例如：雷诺现象、寒冷耐受不良、寒冷性荨麻疹或者自身免疫性溶血性贫血）
2. 合理循环区域
3. 皮肤感觉不良区域
4. 高血压患者
5. 长期应用大于 1 小时
6. 开放烧伤创面

三、冷疗与热疗的选择

使用冷疗或热疗受以下因素影响，包括治疗目标，烧伤恢复程度，治疗烧伤的医疗条件，治疗部位，患者的冷或热的偏好、耐受性和可操作性（在烧伤病房，门诊或患者家中）。热、冷治疗的应用见表 2-4。

表 2-4　冷热治疗烧伤的一般应用

状态	热疗/冷疗	效应
肌肉痉挛	热	肌肉松弛
	冷	肌肉松弛
疼痛	热	疼痛减少
	冷	疼痛缺失
血液循环贫乏	热	增加血流量

续　表

状态	热疗/冷疗	效应
	冷	最终增加血流量
水肿	热	降低慢性水肿
	冷	降低急性水肿
关节僵硬	热	缓解关节僵硬
限定性瘢痕	热	结缔组织扩展性增加

（陈立发）

第六节　水疗法

　　烧伤水疗是指利用水的热效应、压力等作用，以不同形式如擦浴、冲浴、浸浴和水中运动等作用于烧伤患者，用以预防和治疗疾病的方法。烧伤水疗一方面有利于创面清理，减少换药疼痛及创面出血，消除毒素，控制感染，促进创面愈合；另一方面借助水的温热作用也可软化瘢痕，增强皮肤弹性，方便进行肢体活动，借助水的浮力便于手法牵伸或主动运动，有利于扩大关节活动范围，增强肌力，使患者的运动功能得以改善。

一、烧伤水疗设备及操作

　　1. 烧伤冲浴床　该设备专门为烧伤早期转移不便的患者设计，电动垂直升降，可将患者由平车或病床直接平移到该冲浴床上进行冲浴治疗和换药。

　　2. 水疗池　一般适用于烧伤后期，创面已基本愈合的患者进行水中运动治疗。按照水疗池的大小可以分为大型（同时容纳 10 人以上）、中型（同时容纳 5~10 人）和小型（同时容纳 3 人或以下）三种。治疗形式以集体治疗为主，可提高治疗师的工作效率，但对循环过滤消毒系统要求较高，成本较昂贵。

　　3. 水疗槽

　　（1）哈伯特水疗槽：带转移装置的单人水疗槽，可以让烧伤患者通过漂浮器材仰卧在水面上进行四肢或躯干的主被动活动，烧伤早期或恢复期患者均适合。

　　（2）步行浴槽：重点强调步行训练的水疗槽，可以有地上式和地下式两种类型。患者进入地上式步行浴槽需上下台阶，因此对于尚不能站立步行的烧伤患者无法适用。可加装固定式的转移装置，方便行动不便患者进出水疗槽。

　　（3）四肢涡流浴槽：适用于局部烧伤的患者，如前臂和腕手部烧伤可选择上肢涡流槽，小腿和踝足部烧伤则选择下肢涡流槽。槽内的涡流刺激可以软化瘢痕，从而缓解因瘢痕牵拉所致的神经压迫症状。对于因瘢痕增生或神经损伤所致的感觉障碍也有明显的治疗效果。

　　4. 水疗训练用品

　　（1）利用阻力的训练用品：上下肢阻力板、阻力靴、脚蹼、掌板、水下自行车、水下跑台等。

　　（2）利用浮力的训练用品：浮力教导杠铃、浮力棍、水中哑铃、浮力棒、蹼式浮筒、充气臂套、浮力带、浮力圈、浮力腰围、浮力背心、浮板、闭合链训练盘、泳圈、颈围、水球等。

　　（3）利用摩擦力的训练用品：水疗袜等。

（4）利用重量的训练用品：橡胶哑铃等。

二、常用治疗方法

烧伤水疗最常见的开展形式是擦浴治疗、冲浴治疗、浸浴治疗和水中运动治疗。

（一）擦浴治疗

擦浴治疗是指在不适合进行其他水疗形式时，用于清洗烧伤患者创面及瘢痕皮肤的一种治疗方法。先将毛巾和被单用一定温度的含氯消毒水浸湿，然后摩擦创面或有死皮的皮肤，达到去除死皮、分泌物的目的，同时对感觉过敏皮肤也有一定脱敏的效果。

1. 适应证　适用于烧伤早期尚不适宜进行搬运转移的患者。

2. 操作方法　根据烧伤部位大小可分为局部擦浴和全身擦浴。

（1）局部擦浴：患者平卧在床上，用被单盖好，露出治疗部位。用含氯消毒水浸湿的毛巾，呈圆圈状轻轻摩擦有死皮、分泌物或创面的部位，部分粘连较严重的焦痂可用镊子或剪刀去除后再擦洗，注意动作轻柔，避免损伤新生皮肤。

（2）全身擦浴：患者平卧在床上，用含氯消毒水浸湿的被单盖好全身，依颈部－躯干－四肢的顺序进行擦洗，直到死皮、分泌物等物质基本被清除为止。

（二）冲浴治疗

冲浴治疗是指用消毒后的水对烧伤患者的身体局部或全身进行冲淋，以减轻患者换药时的疼痛、防止感染等并发症、加快创面愈合为目的的一种治疗方法。

1. 适应证　冲浴治疗一般适用于早期严重烧伤患者创面感染、创面未结痂或未形成瘢痕组织的情况，为其后的换药处理做准备。

2. 操作方法　勤换药是治疗残余创面的主要手段。残余创面近5%左右时，肉芽水肿，创面分泌物多，出现反复损伤，须每四小时换药一次，每天或隔天冲浴一次，当创面干洁、分泌物少时可每天换药一次。保持创面充分干洁和肉芽组织健康是创面愈合的重要前提。

（1）使用器械：烧伤冲浴床。

（2）消毒剂类型：常用的包括高锰酸钾溶液、碘伏溶液和含氯消毒溶液。

（3）温度：水温一般控制在35 ℃左右，以患者感觉舒适为宜。

（4）消毒方法：浸浴结束后对升降冲浴床作严格消毒灭菌，喷洒2 000 mg/L的含氯消毒液持续作用30分钟。在结束治疗后，用消毒毛巾覆盖患者皮肤和创面，并注意保暖，等待医师进行换药处理。另外，某些医疗机构在治疗前使用塑料床单覆盖冲浴床，治疗结束后直接丢弃塑料床单，由此可降低了交叉感染的发生概率，但耗材成本也会上升。

（三）浸浴治疗

浸浴治疗是指将身体的局部或全身浸浴在不同的温度的水中，通过水的刺激来引起局部或全身一系列生理性反应的治疗方法。浸浴疗法能有效清除创面上的细菌、细菌产物及脓性分泌物，有利于减轻和控制创面感染，促进创面愈合。

浸浴疗法的治疗作用有两个方面，其一是通过改善局部创面条件，减轻创面对机体的影响，软化焦痂及痂皮，促使坏死组织崩解，清除创面分泌物和坏死组织，控制局部感染，减轻换药时创面疼痛，防止组织再损伤；其二是对机体整体的影响，如减少机体对创面细菌毒素和烧伤后毒素的吸收，减轻中毒症状和脏器损害，通过躯干和关节的被动运动来改善肢体功能等。

对老年、体质较差且合并休克、肺炎或重要脏器功能不全以及糖尿病等末梢循环障碍的患者，一般不宜浸浴。另外，浸浴时应密切观察患者面色、呼吸和脉搏变化，出现异常应立即作相应处理，浸浴后应注意保暖。

1. 适应证　主要用于存在较大面积或难愈合创面的烧伤早期或恢复期患者。

2. 操作方法　浸浴前首先用 2 000 mg/L 的含氯消毒液或其他消毒液消毒浴池，等候 15 ~ 30 分钟后，用清水清洗干净。池中放适量温水（35 ~ 36 ℃），患者卧于池中浸泡 5 ~ 10 分钟后，去除创面上的敷料，用纱布或毛巾轻轻擦拭创面以清除创面上的分泌物和痂下积存的脓液，放去污水，再反复冲洗创面使之清洁，外置浸泡碘伏纱布酌情行半暴露或包扎处理。根据创面情况每日治疗或隔日治疗。不同类型的烧伤患者，操作方法稍有不同，具体如下：

（1）大面积烧伤，浅度创面已愈合且大部分深度创面已植皮成活的患者：该类患者创面感染概率大，分泌物较多，应尽早开始浸浴治疗。首次浸浴患者会有一定程度不适应，时间不宜超过 10 分钟，随后可酌情延长浸浴时间。浸浴过程中尽量让患者活动四肢关节，练习自行擦洗创面及死皮。

（2）伴有严重全身性感染或极度营养不良者慎用浸浴治疗。

（3）难愈性烧伤创面：浸浴液体使用 0.025% 的高锰酸钾溶液，水温与体温接近即可，浸浴时间可达 30 分钟，首次由 10 分钟开始。浸浴后创面如有直径大于 5 cm 者，宜手术植皮处理。

（四）水中运动治疗

水中运动治疗是指通过运动功能评价后，针对运动功能障碍设计有针对性的水中运动处方，然后根据处方进行各种水中运动训练的方法。

水中运动治疗对人体产生的作用，其实质是在水这一媒介中进行运动，通过神经－体液的调节机制，引起体内器官的功能变化。利用水的生理效应及物理特性，辅助肢体运动、增强肌力、提高躯体平衡能力、帮助放松紧张的肌肉与缓解疼痛。有些运动在陆地上受到严重限制，而水可以给患者提供良好的运动环境，从而顺利完成这些运动。

研究显示，在热作用下，血管扩张、循环和代谢加快，从而导致血氧增加，有利于肌肉疲劳的消除。

1. 适应证

（1）烧伤后疼痛患者：水中运动疗法因为合并使用了水的温热作用，降低神经兴奋性，提高痛阈，故可减轻运动时的疼痛，同时温热作用与机械作用相结合能够促进血液循环，降低皮肤表面张力，软化瘢痕，使运动变得容易。

（2）肌力低于 3 级者（合并周围神经损伤）：由于浮力作用，缓解关节和肌肉的压力，产生减重效果，使僵硬的关节易于活动，即使较弱的肌力（1 ~ 2 级）也可以在水中运动，因而可以提高患者的治疗积极性，促进功能恢复。

2. 操作方法　水中运动的种类很多，常见的有主动辅助运动、支托运动（去重力）和抗阻运动等。水中运动形式也十分多样，包括水中关节活动度训练、水中肌耐力训练、水中步态步行训练、协调训练，如治疗性游泳等。

（1）水中关节活动度训练：结合水温的作用，在水中进行手法或自我牵伸，改善关节活动范围。

（2）水中肌耐力训练：水中肌力训练适合于特别是 3 级以下的不同级别肌力患者。因为患者在水中可以获得浮力的支持，较轻松地移动肢体，使得患者较容易对康复进展树立信心。当患者肌力提高到3级或以上时，可以通过调整运动方向、运动速度或在肢体附加一些漂浮物以增加阻力，使患者获得最佳的训练效果。

（3）水中平衡功能训练：让患者站在步行双杠内，水深以患者能站稳为准，然后物理治疗师从不同方向，向患者身体推水作浪或用水流冲击，使患者平衡受到干扰，并让患者通过自己的努力，去对抗水浪或水流的冲击，使身体保持平衡，进行水中动态平衡功能训练。

（4）水中步行步态训练：水是步行训练的一种有用的介质，通常较陆地上的训练早进行。对恢复的早期或下肢负重时有疼痛的患者，浮力可减轻下肢的承重，即使对于肌力比较弱的患者，亦有可能在减重状态下进行步行训练。根据患者的病情，可以让患者进行向前、向后、向侧方行走或交叉迈步，或让患者用前脚掌或脚跟步行，又或者在水中跑步、跳跃等训练。

（5）水中协调性训练：治疗性游泳是训练协调性最好的方法。在开始时，可先由治疗师固定患者进行上肢或下肢的分解动作，带患者掌握基本的游泳技巧，再逐渐过渡到患者完全独立进行治疗性游泳。

治疗师指导患者进行运动训练。针对患者不同的需求和不同部位功能障碍，选择合适的运动形式。水中关节活动训练一般适用于瘢痕增生导致关节粘连的患者，即主动或被动活动关节。水中肌力训练一般适用肌力低下的烧伤患者，借助不同的工具如阻力板或水中哑铃做水中抗阻运动，达到增加肌力的目的。水中步态、步行训练和协调训练，适用于步态异常和协调性欠佳的烧伤患者，以上几种训练方法也可以同时灵活使用。治疗过程中及治疗后均须密切观察患者的水疗反应，防止交叉感染及并发症的出现。

三、注意事项

（一）预防交叉感染

一般用浸浴方法治疗大面积烧伤患者，但因浴室、浴床及运载患者装置消毒不充分而容易造成患者交叉感染。为避免交叉感染，必须加强清洁消毒制度，严格以消毒液擦拭浴缸内面及扶手边缘，并反复以清水冲干净。具体操作如下：对浴床、池作严格的消毒灭菌，浸浴前床、池均用一次性消毒袋封闭隔离。浸浴后治疗床和水疗池用2 000 mg/L含氯消毒液浸泡。患者在结束浸浴后，其皮肤和创面用无菌巾覆盖。

（二）消毒剂选择

烧伤创面是众多病原菌生长繁殖的良好培养基，为细菌提供了充足的营养、适宜的温度和湿度，因而烧伤水疗的治疗目的之一就是促进烧伤创面尽快平稳愈合，防止或最大可能减少创面感染。创面感染引起的局部或全身性炎症反应和进一步的组织损害会妨碍创面愈合，所以必须做好消毒工作消灭创面细菌，防止细菌感染。这项工作中很重要的一部分就是对消毒剂的选择。不同类型的消毒剂在适用对象、有效消毒成分稳定性、皮肤刺激、浓度、使用方法等方面都有较大的不同。

1. 含氯消毒溶液　常用的是三氯异氰尿酸消毒片，含有效氯85%～90%。分四种浓度：2 000 mg/L浓度可用于严重污染的治疗物品或环境（如水疗池或烧伤冲浴床）的消毒，500 mg/L浓度可用于一般污染的治疗物品或环境（如患者使用过的水中运动器材），250 mg/L浓度可用于公共场所和物品（如水疗室地面及冲凉椅），3～5 mg/L浓度用于水疗用水的预防性消毒。

优点：①杀菌谱广、作用迅速、杀菌效果可靠。②毒性低。③使用方便、价格低廉。

缺点：①不稳定，有效氯易丧失。②对织物有漂白作用。③有腐蚀性。④易受有机物，pH 等的影响。

2. 碘伏溶液　是碘与表面活性剂的络合物，常与乙醇溶液搭配使用。碘伏溶液可杀灭各种细菌繁殖体与芽孢、真菌和病毒。常用两种浓度：0.02% 有效碘浓度可用于水疗池水的消毒，0.3% 浓度可用于治疗结束后水疗池、治疗用品或直接创面消毒。

优点：稳定性好，无异味，着色淡，刺激性、毒性和腐蚀性均较低，不产生过敏。

缺点：对某些金属有轻度腐蚀性。

3. 高锰酸钾溶液　通过氧化菌体的活性基团，呈现杀菌作用，高锰酸钾能有效杀灭各种细菌繁殖体、真菌、结核分枝杆菌；亦能灭活乙型肝炎病毒和芽孢，但对芽孢作用需要较长时间。在烧伤水疗工作实践中，常使用两种浓度，0.025% 浓度用于水疗池水和水疗器材的消毒，0.1% 浓度用于清洗烧伤创面。

优点：稳定性好、无异味、对皮肤刺激小、价格低廉。

缺点：浓度过高时有一定腐蚀性。

4. 苯扎溴铵溶液　属季铵盐类消毒剂，它是一种阳离子表面活性剂，在消毒学分类上属低效消毒剂。其杀菌作用机制主要有：①改变细胞的渗透性，使细菌破裂。②使蛋白质变性。③抑制细菌体内某些酶，使之失去活性。④因其有良好的表面活性，可高浓度聚集于菌体表面，影响细胞的新陈代谢。

优点：①无难闻的刺激性气味。②易溶于水。③有表面活性作用。④耐光耐热。⑤性质较稳定，可以长期贮存。

缺点：①易受有机物的影响。②吸附性强。

5. 臭氧　是以氧原子的氧化作用破坏微生物膜的结构，从而达到杀菌作用。臭氧灭活细菌迅速，它能与细菌细胞壁脂类的双键相反应，穿入菌体内部，作用于蛋白和脂多糖，改变细胞的通透性，从而导致细菌死亡。臭氧还作用于细胞内的核物质，如核酸中的嘌呤和嘧啶，破坏其 DNA。臭氧可用于空气或水的消毒，前者一般浓度在 20 mg/m³ 左右，持续作用 30~60 分钟即可；后者一般控制在 0.3 ppm 浓度，即可达到所需的消毒效果。

优点：①用量少。②接触时间短。③不影响水的感官性状。④臭氧对 pH 值的影响稳定。⑤没有二次污染。

缺点：气味较明显，浓度大时对人体健康有一定影响。

（三）转移方式

通过选择合适的转移设备使患者从地面或轮椅或床安全到达浴池或冲浴床。转移过程中需谨慎小心，注意防止设备擦伤患者，扩大创面。因为患者一旦出现新的创面，必然会增加患者的痛苦和住院时间。烧伤水疗的转移方式主要包括：

1. 担架式转移　在大面积烧伤早期，患者身体表面存在较多的创面，而且新生的皮肤仍较娇嫩，无法承受抓握或撑扶力。因此，最佳的方式就是直接将患者平抬至冲浴床上进行冲浴治疗。

2. 转移床（椅）转移　某些水疗设备配置有转移床（椅），只需将患者从平车或病床上平移到转移床（椅）上，直接转移床降至水中即可。全过程主要由机械装置完成，较为省力和安全。

3. 部分辅助转移　当患者能够独立站立或短距离步行时，则可以在治疗师的监护下完成转移。治疗师应恰当评估患者的肢体功能，从而给予合适的辅助。转移过程中，治疗师及家属应在旁边监督或协助患者以免发生意外。

（四）水温控制

一般大面积烧伤患者创面有感染的水温控制在 35 ℃左右，以患者感觉舒适为宜。过高的温度一方面对创面肉芽的刺激使患者感觉疼痛，甚至致组织损伤；另一方面毛细血管过度扩张，可促使人体对细菌毒素及组织分解产物的吸收，而且在后期也会促进瘢痕增生。水温过低，使毛细血管收缩，达不到促进血液循环的作用，患者不易接受，而且容易受凉感冒。

（五）预防不良水疗反应

不良水疗反应指的是全身水疗患者因身体浸入水中后，水的温热使皮肤毛细血管舒张，从而引发全身血液的再分布，大量血液由大脑等内脏部位转移到四肢和躯干皮肤毛细血管中，导致脑部缺血缺氧而出现头晕、心慌、全身乏力甚至晕厥等表现的症状。大面积烧伤患者在开始水疗之前一般都经过了较长时间的卧床阶段，血管舒缩能力下降，所以在前几天进行全身水疗时就可能出现或轻或重的水疗反应。

预防水疗反应，首先是控制水温，水温越高则水疗反应将越明显。其次是控制治疗时间，由 10 分钟开始，逐渐增加至 30 分钟。最后是控制运动强度，主要是针对水中运动治疗，因为患者在水中的运动强度越大，消耗能量越多，其出现水疗反应的概率也就越大。当然，除了以上三方面之外，最根本的还是对患者体质等情况的了解，在治疗过程中多询问患者的主观感受，一旦出现水疗反应的先兆，应当立即停止治疗。

（陈立发）

第七节　其他疗法

一、加压疗法

水肿是烧伤后发生的几种并发症之一。持续水肿可导致疼痛、伤口愈合缓慢和功能障碍。末端水肿可以通过使用序贯肢体加压装置进行治疗。可用的压缩装置有两种类型：可给肢体提供均等压力的单袖套和可连续地从肢体远端到近心端提供压力的复合袖套。复合袖套也可以通过提供一个统一的或梯度压力到每个区域进行改变。这种已被成功地用于治疗淋巴水肿的设备提供了"挤压"力以除去流体。压力传递的时间比率为 3∶1（三次加压，一次维持），当袖套的压力等于或略大于患者的舒张压时是最有效的。治疗可能导致肢端麻木。如果在治疗过程中出现手足麻木刺痛，治疗应终止。治疗后，治疗部位应进行压力耐受检测。

不使用序贯肢体加压装置时，也可用其他形式的体外加压或其他治疗方法来抑制水肿。体外加压的方式包括弹性绷带，空气圆柱带和压力衣。压力衣能提供适当的压力来控制烧伤肢体水肿。肌肉泵恢复训练、体位保持、按摩在控制水肿方面也是重要的辅助手段。

一种好的肢体水肿治疗方法，应该能缓解疼痛、促进伤口愈合，同时增加烧伤患者的关节活动度和功能。

二、高压氧疗法

高压氧疗法（HBOT）是指使用压强比标准气压高很多的氧气治疗减压症、一氧化碳中毒以及气性坏疽等问题的疗法。HBOT 疗法的标准气室是树脂玻璃双壳结构，配有金属端口。无论是一体式气室还是肢体式气室在 HBOT 治疗中均可运用。患者肢体被放置在一个百分之百增压的气室之中。标准治疗时间为 90～120 分钟，附加 1～5 分钟起始压缩时间以及治疗结束后的 5～15 分钟减压时间。在烧伤处理中也可使用 HBOT 来促进许多不同类型伤口的愈合。

已有报道称烧创伤治疗中使用 HBOT 可以减少受试者对皮肤移植的需求，缩短住院时间，减少医疗费用。值得高兴的是该数据在治愈烧伤创口方面具有统计学意义。李永忠等报道了采用 HBOT 治疗 72 例烧伤后行切（削）痂植皮术的患者，他们均在手术后 24 小时内采用 HBOT 治疗，压力 0.2～0.25 MPa，120 分钟/天，连续 5～7 天，发现患者烧伤创面愈合时间缩短，瘢痕生成减少。薛忠信等同样在患者植皮术后使用 HBOT，患者在 0.2 MPa 高压氧舱内 1 小时，每天 1 次，10 天为 1 个疗程，结果证实 HBOT可以提高植皮成功率且高压氧治疗后愈合的创面新生上皮质量好，不易起水疱或反复破溃迁延不愈。设备的价格和体积、是否有受过专业训练并富有 HBOT 治疗经验的人员以及在治疗过程中花费的时间是制约临床上使用 HBOT 治疗烧伤患者的因素。

有些报道称 HBOT 具有一些并发症如中耳气压伤、挤压、近视（通常可以恢复）、幽闭恐惧症、肺部氧和一氧化碳神经系统中毒。这些并发症通常在使用肢体式 HBOT 时较易发生。

（陈立发）

第三章　烧伤的作业治疗

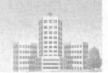

　　作业治疗（Occupational Therapy）是指通过作业活动来促进健康和保持良好生存状态的一种综合性治疗方法。作业治疗的基本目标是促使功能障碍者参与到日常生活中去。作业治疗通过与功能障碍者及相关人员共同合作，来提高他们从事他们想要做、需要做或期望做的事情的能力，或者通过活动改良或环境改造来更好地支持他们达到这一目标。作业活动（Occupation）是指人们作为个体、家庭及社区成员每日所从事的用来"占有"时间和带来生命意义的活动，包括人们"需要做""想要做"和"期望做"的事情。

　　作业治疗的主要工作包括作业评定、认知及感知觉训练、日常生活活动（ADL）训练、功能性作业活动、娱乐休闲活动训练、职业康复、辅助技术、环境改造等方面内容。

　　作业治疗的常用模式包括作业表现模式（OP）、人类作业模式（MOHO）、人－环境－作业模式（PEO）等。目前国内用的最多的是人－环境－作业模式（PEO）。PEO的最主要理论就是作业表现是人、环境、作业三者互动的结果，且随人生的不同阶段或境遇而改变。因此在作业治疗方案制定及治疗过程中，要综合考虑人、环境、作业三方面的因素及其相互作用。上述的认知及感知觉训练、功能性作业活动基于人的因素，辅助技术、环境改造及本章要讲的压力治疗属于环境因素，而ADL训练、职业康复、娱乐休闲活动训练考虑的则是作业因素，将这几方面综合运用，才能最大限度地提高作业表现，达到最佳康复效果。就烧伤而言，作业治疗的主要内容为功能性作业活动、ADL训练、压力治疗、矫形器应用等。作业治疗在烧伤康复的各个时期均发挥着重要作用，早期主要是指导患者维持合理的体位、维持必要的活动来预防并发症的发生，同时进行ADL指导；中期治疗重点是抑制瘢痕增生、进行功能性活动，改善肢体功能和活动及参与能力，主要方法包括压力治疗、功能性作业活动训练、ADL训练等；后期重点是职业和参与能力方面的训练。本章将对常用作业治疗方法进行详细介绍。

　　作业表现模型是指导作业治疗师深入了解患者需要，从而将患者为中心这一理念作为执业规范的重要工具。在作业治疗理论与实践发展过程中，曾出现过各种指导治疗师进行临床推理及实践的模型。人－环境－作业模型，基于患者为中心的作业治疗指导原则和环境行为理论，是研讨人与环境对于作业表现影响的经典模型。

　　不言而喻，人－环境－作业活动模型由人、环境和作业活动三个元素组成，这三个元素的相互作用影响了一个人的作业表现。

一、人

　　在人－环境－作业模型中，人是同时拥有不同角色的独特存在。这些角色是动态的，根据时间和背景的不同，有不同的重要性。人被视为由思想，身体和精神组成的整体。人所拥有的不同特性和经历，如自我认识、个性特质、文化背景和个人功能，都将影响其作业表现。其中，个人功能包括运动功能、感觉功能、认知能力、情绪心理和整体健康状况。比如，烧伤后由于长期制动和瘢痕增生，关节部位可能出现挛缩，影响关节活动范围；增生瘢痕不仅影响患者外观，甚至造成毁容，也引起的长期瘙痒，疼痛，让患者产生抑郁，焦虑等症状；烧伤多属于意外，很多烧伤患者存在心理障碍，比如应急心理障碍。最后，一个人需要调动多项技能，天生的或是后天习得的，才能完成作业表现。

该模型假设人是一个动态的，自主的并且不停变化，不停与环境互动的存在。人的不同特性决定了人如何与环境互动和其作业表现。其中一些特性是可以改变的，而另一些则难以改变。比如，烧伤截肢后，失去肢体是不能改变的，但是可以通过后期训练提升残肢和对侧肢体的功能。

二、环境

在人－环境－作业模型中，环境选取的是一个广义上的概念，包括了文化、社会经济、组织、物质和社交等各方面，并且这几个方面相互之间并列。另外，模型从另一个独特的层次审视环境的不同方面，即人、家居和社区。相同环境不同的使用方式将影响人的不同行为表现。比如作业治疗室可以用来进行日常训练、新年晚会和病区会议。不同的活动的参与者可能是同一批的人，即治疗师和患者；但是不同的活动、角色和作业将预示不同的行为表现。而在特定时间使用特定环境足以促进特定的行为。因此了解作业活动，行为表现背景十分重要。作为作业表现的背景，环境即影响人的行为也会被行为改变。环境本身并非是静态的，既可以促进作业表现也可以抑制作业表现。一般认为，环境比人更加容易改变。

成人的物理环境通常包括工作环境、家庭、社区和休闲地方，烧伤后，物理环境突然转变为了医院、治疗室、病房和手术室，社会环境突然由亲人、同事、同学、上级或者老师转变为了手术医师、护士、治疗师等。有些严重烧伤的患者为了能控制感染，甚至需要长期住隔离病房。这些因素都为患者的康复造成了极大挑战。

三、作业

活动、任务和作业是相互关联的三个概念。他们在这里被分别定义却一同提出，以显示他们之间密切的关系。活动被认为是任务的基本元素，是一个人在日常作业中需要完成的有目的的一件事。比如，写字就是一个活动。任务是一个人所参与的一系列有意义的活动的总和。比如，写一份报告的任务。而作业被定义为人一生中自主选择并参与的、功能性的活动和任务。比如，一个需要经常写报告的管理工作。这时，该作业可以被理解为个人职业活动的一部分。作业也可以被定义为人为了满足自身内在需求所参与的一组活动和任务，其中自身需求可以是指保持自我，表达自我和成就自我。需要注意的是，这些作业是多样的、复杂的，都是在个人角色和多重环境背景下完成的。

因此，作业对于每一位烧伤患者的着重点都是不同的。比如，如果烧伤患者之前从事服务行业，由于需要与人打交道，他需要有良好的外观，给人以更好的印象；如果患者烧伤之前是一名工人，那么根据他从事的不同工种，他可能需要一双可以使用和操作不同工具和器械的手，并且可以在不同的体位下进行机械维修等。因此，每一位患者的作业的侧重点不同，那么康复治疗的侧重点就会有所不同。

四、作业表现

作业表现是人、环境和作业相交叉的结合。其定义是一个人在其环境中参与有意义的活动所产生的动态经历。作业表现是复杂的、动态的现象。同时它也受空间、时间因素影响。作业表现要求平衡时常冲突的作业、自我认识和环境，及时改变作业的次序。人生中，人在为自己的作业和环境赋予意义的同时，不停调节自我认识和他们的角色。作业表现的质量可以通过观察进行主观量度，也可以通过自我汇报进行客观评价。

五、人－环境－作业的契合

模型假设三个主要元素（人、环境和作业）在时间和空间中相互作用，增加或减少三者的叠合。三者叠合/契合程度越高，三者的相互作用愈为和谐，则作业表现越理想（图3－1）。例如，对于一名烧伤后肘屈曲受限的患者，通过介入环境，为其提供加长手柄的勺子，使患者更易于适应烧伤后环境施加的局限，促进了环境和人的契合程度，提升了患者吃饭的作业表现。同理，通过在作业无法改变的时候，介入个人技能，可以使作业表现保持或提升。

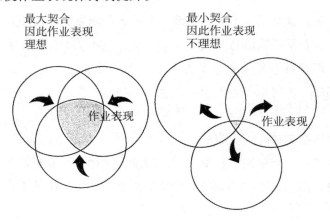

图3－1　人－环境－作业模型图

因此，为了提高作业表现，作业治疗师应该从人、环境和作业这三方面为患者考虑，全面康复。从第一日做手术起，就应该从患者的躯体功能恢复，舒适安全的环境以及患者的职业，生活角色等，想到如何配合多项因素，制定治疗计划，做到更好。

人－环境－作业模型所提出的观点使作业治疗师更好地认识临床情况的复杂性。通过关注患者、其作业和环境的交互作用，治疗师可以广泛选取三个方面中任意几个方面进行介入。同时模型强调了在情况在不同时间的变化，对于治疗手段要求即时监测，而非有时间限制的个案介入方式。

人－环境－作业活动模型是一个动态的模型（图3－2），因此在患者烧伤后的不同时期，影响烧伤患者的作业表现的这三方面因素也是会不断变化的，作业治疗师应该在不同时期预见影响烧伤患者的作业表现可能会出现的问题，制定不同侧重点的康复治疗，帮助烧伤患者提高作业表现，即提高三个圆圈的相互交汇程度。

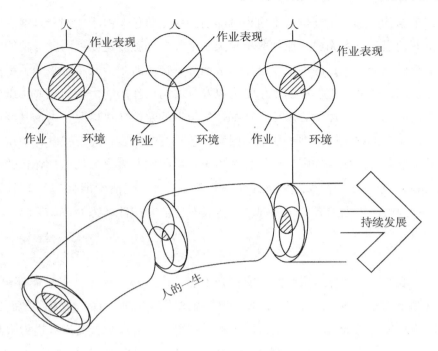

图 3 - 2 作业表现模型

在急性期的康复中，严重烧伤的患者在人的因素中常出现的问题是意识模糊，关节制动，开放性伤口，呼吸问题等。在环境的因素中，面临突然由工作场所、家庭转为重症监护室或病房的挑战——家人、同事、朋友等熟悉的人被隔离开，转而是医师与护士，治疗师等医务人员。在作业因素中，由于植皮手术后需制动，日常功能活动等独立性大幅减少。

当烧伤患者进入非急性期的康复阶段后，在人的因素中可能会出现因长期制动和瘢痕增生产生关节挛缩乃至关节畸形；对即将重返家庭和工作场所可能会面对的困难产生焦虑和抑郁等。在环境因素上，由医院向家庭和工作场所回归过渡，如何在医院之外的物理环境和社会环境中做好准备，迎接烧伤康复后的患者的重归，是对患者、家属和治疗师共同的挑战。在作业方面，烧伤患者需要面对如何提高日常功能活动，重新适应伤后家庭生活、工作等方面的挑战。

在长期康复中，烧伤患者在人的因素中常出现的问题是持续性的关节挛缩、畸形，外形的损毁，增生瘢痕的痕痒疼痛；由于残疾、歧视及可能产生的失业所引发的情绪低落，自我认识偏差，自我效能下降等。在环境的因素中，社会、工作场所和家庭面对着是否已经达到无障碍，是否已经做好准备重新接受烧伤康复患者等问题。在作业中，烧伤患者面临如何重返工作岗位，重返家庭，逐渐增加社会活动参与直至恢复烧伤前水平，从而实现自我价值等问题。

因此，了解到烧伤患者在不同时期遇到不同方面的问题后，作业治疗师可以以人－环境－作业治疗模型作为指导，清楚和了解自己在不同时期的任务与角色，为患者提供全方面的康复计划，以提高患者的作业表现。

第一节 功能性作业活动训练

功能性作业活动训练，即为作业治疗师通过对患者真实的生活环境、特殊的生活日程以及伤前生活角色的评估，与患者共同制定有意义的功能性作业活动的训练内容。功能性作业活动源于患者的真实生活，且与患者的日常生活活动及工作内容非常相似，其目的是通过功能性活动训练，以提高患者的日常生活能力，帮助其重返社区和工作岗位，重建患者伤前的生活角色。由于大部分日常生活活动均要求多个关节共同地、协调地运动方可完成，而并非单独某一个关节的独立运动，因此，功能性作业活动训练是烧伤康复的重要组成部分，其目的不仅是维持关节活度、提高肌耐力及减轻水肿，更重要的是提高患者的自我照顾能力、家务劳动能力、休闲娱乐能力以及学习与工作的能力。为每一位患者制定或选择系统的功能性的作业活动之前，治疗师必须首先详细评估患者的躯体功能情况，以及其职业、副业、业余需求与兴趣爱好，还应考虑许多影响训练活动的因素，包括烧伤深度、烧伤程度、烧伤的部位、合并的损伤、患者的年龄以及患者的配合程度。烧伤患者由于长期制动及瘢痕形成，常导致的功能问题包括关节活动受限、瘢痕和（或）关节挛缩、全身肌耐力下降、毁容、生活不能自理、工作及休闲娱乐活动受限等。因此，治疗师必需根据患者的烧伤部位制定相对应的功能性训练的作业活动。

一、面部烧伤

面部烧伤后的瘢痕挛缩，常导致眼睑闭合或打开不能，以及小口畸形。由于面部组织活动范围小，且没有能够进行抗挛缩牵伸运动的固定点，故此面部瘢痕挛缩比较难预防。最常见的面部挛缩是下眼睑外翻，如果烧伤影响到患者的眼角膜，为了预防眼角膜变得干燥，医师会对患者进行眼睑缝合术，即将上、下眼睑缝合在一起，仅留一个小的开口用于观看。眼睑缝合期间，任何牵拉缝合处的活动均应禁止。缝合线拆除后，患者便立即开始眼睑的功能性活动，例如紧闭眼睛、将眼睛睁到最大以及眨眼。尽管眼部的训练活动或许不能预防睑外翻，但是可以减轻眼睑部瘢痕挛缩的程度。小口畸形常见于深度面部烧伤的患者，或拒绝进行口周活动的中度面部烧伤的患者，其通常导致患者进食与发声困难、流涎及口腔卫生较差。常见的预防小口畸形的功能性活动包括：张大口、微笑、读"EEE"、张大口地同时闭眼睛、用双手横向牵拉口部、由牙根处向外牵拉下唇，逐渐地增加放置在上下牙齿中间的物体的体积。

二、颈部烧伤

颈前部的皮肤烧伤最易导致颈部屈曲挛缩，从而致使患者呼吸受限、流涎、发声困难及视野受限。在进行颈部的功能性活动之前，患者需要调整肩部与下颌的位置。患者通常做耸肩或张口的动作，以缓解颈部的张力。配合颈部牵伸运动，治疗师由患者的颈部向上按摩至下颌或口部，亦能够减低颈部挛缩及口部畸形的风险。患者亦可以躺在有垫子的治疗台或治疗床上，头部垂在治疗台或床的边缘，治疗师双手托住患者头部进行颈部的牵伸，这是最为有效且省力的颈部牵拉的方法。如果治疗床或治疗台能够调节角度，那么患者在仰卧位时，支撑头部的部分则可以逐渐降低，以增加颈前部的牵伸强度。

常用的预防或缓解颈前部与颈侧部瘢痕挛缩的功能性训练活动包括：①坐在附有垂直靠背的椅子上，紧闭下颌与嘴唇，同时尽量向上抬头看天花板。②仰卧于床上，将头部放置在床的边缘，让颈部自然向后伸展。③仰卧位或坐位时，合拢嘴巴，将下巴转向肩膀，但不能同时做耸肩的动作。④神经肌肉本体促进技术（PNF）的颈部运动模式。

三、上肢烧伤

烧伤急性期或卧床时期，一旦病情稳定，患者便可以在病房内开始一些简便的手、上肢功能性作业活动的训练，例如多米诺骨牌、纸牌、绘画、马赛克、组装模型汽车或飞机，既能够维持患者的肌力、关节活动度与协调性，又可以给予患者精神方面的慰藉，增加患者的自信心和自我满意度。当患者能够下病床活动或独立步行时，或是能够借助轮椅、腋杖、手拐等辅助装置转移至病区范围内活动时，则应鼓励患者在病区内进行手上肢的功能性作业活动。此外，手术后早期（术后第一周），手术部位及其邻近关节需要制动 3~5 天，此时，应鼓励患者继续非手术部位的功能性活动训练，避免非手术部位由于制动引起的关节僵硬和挛缩。

烧伤康复期，上肢的功能性作业活动包括 BTE 与 Valpar 工作模拟训练、印刷、园艺、木工、陶土、编织、皮革制作、机械维修、手工艺品的制作等，其目的是扩大关节的活动范围、维持或增强肌力、提高手部的灵活性与协调性、增加患者的工作耐力及全身体耐力，提高患侧上肢的整体功能。训练过程中治疗师需要切记，所选择的训练活动必须要符合患者的日常生活与工作的需求，而且，治疗师需要和患者共同制定训练的活动与训练的目标。此外，功能性活动训练的时间与强度，应根据患者的体耐力与身体情况而决定，避免水疱的形成或伤口裂开。在开始功能性活动训练之前，治疗师应指导患者进行 10 分钟的热身运动，以预防烧伤皮肤的裂开和水疱的形成，常见的热身运动的项目包括大木插板、纸牌、多米诺骨牌、乱涂游戏（用于粗大抓握的练习）、捡木棒、小铁插板，以及使用 MULE 中的电脑游戏（例如滑雪、推箱子等）。

由于上肢的活动涉及多关节的协同运动，因此，尽管烧伤后部分单个关节的活动范围正常，但是所有相关关节的总的活动度（即为全关节活动度）受限，仍将会严重影响患者的生活自理能力、娱乐、学习与工作的能力，致使患者的生活质量明显下降。因此，除了以上所述的功能性活动训练以外，门诊或住院患者必须主动地、分别地牵伸每一个关节，具体的训练活动详见表 3-1。

表 3-1 上肢烧伤后的功能性训练活动

烧伤部位	功能性训练活动
腋窝部	1）紧握高过头部的手柄或平行杠，屈膝，进行上肢悬吊训练 2）坐位或站立位，抬高上臂并伸直肘关节，双手向上爬墙或爬肩梯或平行木 3）坐位，举高双手过头，完成拍手动作 4）打羽毛球或网球、练习篮球投篮、推肩部转盘、清洁天花板或墙壁等
肘部	1）提起重的水桶或篮子 2）墙壁俯卧撑 3）坐位或站立位，伸直肘关节，双手向上爬墙或爬肩梯或平行木
前臂	1）抓握单边哑铃 2）扭转圆形门把手，或扭毛巾 3）日常生活活动：进食、刷牙、梳头、穿衣等
腕部	1）前臂放置在台面上，手部置于台子边缘，进行手腕的屈、伸运动 2）双手在胸前合并，做"作揖"的动作 3）伸直肘部、前臂旋前位，用双手推墙；或者反转手臂（肩外旋、前臂旋后），用双手推桌子 4）在墙壁或垫子上做俯卧撑，手膝位爬行并抹地板，拍皮球等
拇指及手指	1）手指的伸直、外展活动，及拇指对指运动 2）拇指的掌指关节屈曲、伸展运动 3）伸直指间关节，将手背置于台面上，被动屈曲掌指关节 4）掌指关节伸直位，指间关节的被动屈曲、伸展运动 5）放置不同大小的积木条与手指之间，被动外展手指 6）抓握可乐罐或网球，练习书写、捏橡皮泥、使用衣夹晾晒衣服等

四、下肢烧伤

对于下肢烧伤的患者，其一旦不需要医疗辅助，便可以即刻开始卧位至坐位，坐位至站立位的转移训练，以及下肢的肌耐力训练，并在病情允许的情况下，应鼓励患者离开床铺进行下肢的负重练习。在患者坐起与进行负重训练前，治疗师应使用弹性绷带包扎烧伤下肢，避免烧伤下肢水肿的加重，包扎时可采用8字包扎法，由趾骨头部位开始由远端向近端包扎，至少包扎至膝关节部位，部分患者则需要包扎至腹股沟处。当患者坐在椅子上时，下肢应抬高放置，以预防和减轻烧伤下肢的水肿。此外，还应指导患者避免长时间的悬吊双足或站立不动，以免引起下肢水肿与不适感。若患者的烧伤下肢接受了坏死组织切除术或植皮手术，手术5~7天后，患者方可进行步行训练，且在步行前治疗师应使用双层弹力绷带包扎其患侧下肢，以预防植皮区撕裂和血液回流障碍。下肢烧伤的患者在步行训练时，必须在物理治疗师的严格指导下，逐渐延长步行的距离与步行的时间，当患者可以独立步行时，便可以开始下肢的肌耐力训练。

下肢烧伤的功能性活动训练包括行走、踩单车、上下楼梯、等速运动装置以及其他相关的下肢训练器材，但是一些特殊的自我牵伸活动则能够有效地扩大下肢关节活动度，下肢烧伤后的训练活动详见表3-2。

表3-2 下肢烧伤后的功能性训练活动

烧伤部位	功能性训练活动
髋前部	1）俯卧位于硬的床或桌子上，禁止睡软的床垫
	2）俯卧位，伸直或屈膝关节，同时向上方伸展髋关节至大腿离开垫子
	3）仰卧位，双腿放置在床缘，保持髋关节0°伸展位
	4）仰卧位，放置枕头或垫枕在臀部下方
	5）桥式运动，或双足着地，仰卧在大的治疗球上面
髋后部	1）仰卧位，屈膝关节至胸部，双侧交替进行
	2）仰卧位进行支腿抬高练习
	3）站立位，躯干前倾，双手尽量触及脚趾；或长腿坐位，用手触及脚趾
	4）扶持固定物体练习下蹲与坐矮凳的动作
会阴部	1）仰卧位，保持伸膝与髋外展的姿势
	2）坐位时双腿盘坐，或仰卧位时保持双侧髋外展、膝屈曲，且双侧足底合并
	3）扶持肋木练习下蹲，或进行踢毽子的游戏
膝部	1）仰卧位进行直腿抬高伴踝背伸运动，或长腿坐位
	2）俯卧位伸直膝关节，双足置于床的外缘，并踝关节处绑上沙袋
	3）爬楼梯、踩单车、划船运动、走斜坡等
踝前部	1）双膝跪位，坐在足跟上，同时保持踝关节跖屈位（即足背放置于座垫上）
	2）站立位，足尖着地负重，如芭蕾舞
踝后部	1）长腿坐位，用弹力带牵拉踝关节至背伸位
	2）站立位，双手扶持一固定物体，缓慢屈曲膝关节，同时保持足跟不离开地面
	3）背靠墙壁或扶持固定物体，站立在可调节角度的斜踏板上，逐渐增加踝背伸的角度
	4）上下斜坡，前进、后退和横向行走
脚趾	1）坐位时，屈曲和伸展脚趾
	2）用手被动地分开脚趾

五、躯干烧伤

躯干活动受限将会影响患者的步态、日常生活活动的表现、姿势及行动能力。胸腹部烧伤后，常常出现质地较硬的条索状瘢痕，由颈根部至髋部，并跨越胸前和腹部，瘢痕的挛缩后会导致异常姿势的形成，即为躯干前屈、肩关节向前缩、颈部屈曲及头部向前伸，该姿势会引起患者呼吸和行动困难。躯干背侧烧伤的患者通常能够完成直立位行走，但是患者会伴有坐下困难、身体前屈不能、双手取前方物体受限等。躯干侧部烧伤患者常出现躯干侧屈或向侧方扭转畸形。因此，躯干的烧伤通常会导致姿势的变形，容易影响患者的步态平衡及行动能力，且会引起永久性的肌肉骨骼系统方面的问题。临床上常用的躯干的功能性训练活动详见表3-3。

表3-3 躯干烧伤后的功能性训练活动

烧伤部位	功能性训练活动
躯干屈侧	1）双手抱颈后部或腰背部，外展肩部或肘关节后伸
	2）俯卧位，做"飞燕"运动（即颈后伸、躯干伸展、双上肢向后上方伸展、双下肢向后伸展并离开床垫）
	3）仰卧位时在髋部或腰部垫枕头，或者俯卧位时在胸部垫枕头
	4）仰卧在大的训练球上，使背部、臀部及头部尽量贴近训练球表面；或在垫子上做"拱桥式"运动（即头部、肩部及双脚作为支撑点，向上抬高躯干及髋部）
躯干背侧	1）双手与胸前环抱，即为"抱熊"姿势
	2）坐位或站立位，进行双手触及脚趾的活动
	3）趴在大的训练球上，双手抱球，同时腹部、髋部及面部尽量贴近训练球表面，使身体呈一个椭圆形的姿势
躯干侧部	1）站立位，用一侧手向下伸展，尽量触及同侧的外踝处，同时对侧手臂向上伸展
	2）练习打高尔夫球的动作
	3）侧卧在滚筒上，保持肩部与膝部着地

六、功能性作业活动训练的注意事项

在进行功能性作业活动训练时，患者要学会保护皮肤，防止因不适当的活动所致的皮肤破损。在烧伤皮肤恢复成熟和柔韧性之前，不适当的作业活动最易导致手部皮肤受损。因此，功能性作业活动训练应循序渐进，初次运动应轻柔且缓慢，以主动运动和辅助运动为主，运动的时间不宜过长，且运动的过程中应安排间断的休息时间。随着伤口的愈合及患者身体状况的好转，训练强度可以逐渐过渡至阻力运动和被动活动。同时，循序渐进的功能性活动训练亦可以延伸至植皮区或新生皮肤的脱敏治疗，例如触觉游戏和感觉训练箱子，箱子里包含有纽扣、回形针、泡沫塑料条、玻璃珠、豆子、硬币等，脱敏训练应从质地柔软的布料或棉花球开始，然后再过渡至质地稍硬的泡沫塑料条等材料，最后再使用感觉训练箱子内的日常用品进行感觉训练。

七、出院计划

烧伤康复期间，患者在执行各项功能性作业活动的时候，将由全身最大关节活动范围的模式转化为正常的生活模式，此时，治疗师需要评估患者在回归家庭与重返工作岗位方面仍有哪些不足之处，并为其制定相应的功能性作业活动的训练计划。如果患者需要重返原工作岗位，作业治疗师则需要对患者进行系统的职业能力评估，以及对其重返的工作岗位进行全面的活动分析，确定患者的躯体功能是否适合其原工作的要求。如果患者的个人能力无法重返原工作岗位，应在患者出院之前联系其原工作单位，与其单位进行协商，为患者选择适合其躯体功能的新工作岗位，同时给患者提供相应的工作模拟训练。如果患者是独居人士，作业治疗师应系统地评估患者的日常生活自理能力，确定其能否在家环境中生活独立，同时，在患者出院前对其进行家居模拟训练，并且联系其社区为患者安排适当的服务项目，此外，还应指导患者一些节省体能的技巧，以及压力衣保养与皮肤护理的方法。

（符梅香）

第二节　手功能训练

尽管手只占身体表面积的2.5%～3%，但烧伤中竟有高达80%的患者为手部烧伤，其大多数烧伤发生在工作场所，多见于火焰烧伤或电灼伤，而部分手部烧伤则常发生在家中，常见的受害者为儿童，其多数属于烫伤、爆炸伤或明火烧伤。手功能包括灵敏的感觉、精细运动、灵活性、稳定性、协调性及握力和捏力，而拇指的功能占据整个手部的50%功能，因此大部分日常活动均依靠手去完成，一旦手因烧伤而功能缺失，将会严重影响患者的日常生活、工作和社交。同时，手也是人体美感的一个重要特征，故很多患者会担心烧伤所导致的手部畸形。由于手部功能的重要性，手部烧伤后的康复治疗非常重要，故在此作一详细介绍。

虽然烧伤后伤口的及时愈合很重要，然而手部烧伤后处理却不仅仅是简单的伤口愈合，而是手功能的恢复与重建。因此，临床医师必须牢记，手是人体的一个重要且复杂的器官，其任何组织的损伤，均会造成整个器官的功能受损。康复治疗师亦必须全面理解手部解剖、运动机制、伤口愈合的过程与治疗的原理，并且能够及时地与临床医师进行沟通，交换治疗意见。

烧伤手部的处理有赖于烧伤小组的所有成员地紧密合作，该小组包括手术医师与护士、物理治疗师与作业治疗师、细菌学家、营养师、心理治疗师、麻醉师及社工，各小组工作人员通过定期的查房、病案讨论会议，以及全面的病例记录进行良好沟通和交换治疗意见，从而为烧伤患者制定适合的康复目标。尽管手部烧伤被认为仅仅是全身烧伤的一小部分，但是其功能的恢复则需要整个团队的共同努力。

手部烧伤后常见的问题包括水肿、瘢痕形成与增生、肌腱挛缩、肌肉萎缩、关节畸形、疼痛、瘙痒、感觉障碍等，均严重限制手部的功能活动。常见的烧伤手部畸形包括蹼状手、屈曲挛缩畸形、伸展位畸形、爪形手畸形（掌指关节过伸，指间关节屈曲）、纽孔畸形（掌指关节屈曲，指间关节过伸）、虎口挛缩畸形、手指并拢畸形等。因此，烧伤手部的康复治疗对于治疗师来说是一个巨大的挑战，需要物理治疗师与作业治疗师之间的密切合作，最大限度地恢复患者的手部功能。手部烧伤康复治疗的目的包括减轻水肿、维持关节活动范围、减少挛缩与畸形的发生、重建手部的最大功能，以及重返社区、学校或原工作岗位。

康复治疗应尽早开始，治疗方法应根据初次评估的内容而制定，既要考虑烧伤的类型、烧伤的深度与烧伤的面积，又要关注受伤的环境、患者的社会地位、家庭背景以及患者的过往病史与心理健康史，这些因素均会影响康复治疗方案的制订。连续性的手功能评估将会显示手功能的变化，从而指引治疗师为患者制定适当的训练方案。

烧伤手部的治疗技术通常包括水肿的处理、支具的应用、维持关节活动度训练、手部灵活性训练、瘢痕按摩与皮肤护理，以及挛缩与增生性瘢痕的处理等。

一、水肿的处理

烧伤后8～12小时会出现水肿，大约于烧伤后36小时水肿达到高峰。如果水肿未能得到很好地控制，烧伤的手部将会于伤后48～72小时呈现畸形，其类似于爪形手的特点，即腕关节屈曲、桡偏、掌指关节伸展或过伸、指间关节屈曲及拇指内收。水肿的控制重点是体位摆放，因此，烧伤早期应抬高患手以减轻水肿，如果水肿不能及时消除，患手将会继续维持在爪形手的位置，那么恢复正常的运动模式将会更加困难。抬高患手常用的方法包括：用枕头垫高患侧手臂、使用肩部悬吊带、用枕头套或卷起的毛巾包住患手后再悬吊在挂衣架上。医护人员必须向患者强调抬高患肢的重要性，并指导门诊的患者在家中自行抬高患手。

随着烧伤手部创面的愈合，水肿将有所缓解但会继续存在，除了抬高患手高过心脏的位置外，持续的加压与主动地手部运动亦同样重要。常见的加压方法为绷带缠绕，即使用自黏性弹力绷带（Coban），由手指的远端向近端缠绕，直至手腕部，切记一定要露出手指甲与指尖，以便观察手部的血运情况。缠绕时第二圈应压在第一圈绷带的一半的位置，即为"8字带"的缠绕方法，避免两圈绷带完全重叠，以防压力过大，影响手部血液循环。

二、支具的应用

手部烧伤只是全身大面积烧伤的一部分，全身大面积烧伤的危重患者必须以抢救和维持生命的临床治疗为主，此类患者将难以在急性期介入手部的功能训练，但是，治疗师必须指导护士和陪护人员将患者的手部抬高，并用支具将烧伤手固定在保护位，预防患手因手内在肌的挛缩而形成爪形手。手背部烧伤与圆周状烧伤，应穿戴抗挛缩位（又名保护位）的支具，即腕关节背伸30°、掌指关节屈曲70°、指间关节0°伸展位、拇指外展对掌位，每日至少取下支具两次，烧伤手部进行主动的关节活动，夜间持续穿戴保护位支具。如果患者的整个上肢均被烧伤，手臂则应完全抬高，肩关节摆放在90°外展位，肘关节完全伸直，手部应置于对抗爪形挛缩位。

坏死组织切除术和植皮术后需要制动患手，以促进伤口愈合和毛细血管的生长。因此，在烧伤手部的瘢痕切除与植皮手术前，作业治疗师应与外科医师讨论术后手部摆放的位置和手部制动的方案，并于手术结束后，立即在手术室为患者制作手部支具。对于圆周状手指或手掌烧伤植皮术后，术后制动期可以选择光环状支具固定患手，此支具可以使用低温热塑板制成一个圆环，并用指甲挂钩、魔术贴或者K形金属丝将手指固定在伸展位。手背部植皮术后，治疗师应为患者制作保护位支具，预防植皮区域软组织挛缩。

为了维持正常的关节活动范围与肌力，烧伤手部植皮术后，非手术的部位应继续进行主动活动与抗阻训练，手术部位邻近的关节则需要制动，植皮区域应制动在抗爪形手挛缩位。不同的手术类型需要制动的时间不同，自体植皮平均制动3~5天，异体培养的上皮组织植皮术则需要制动7~10天。例如手背部植皮术后手部应固定在保护位；腋窝处植皮术后，肩关节应制动在外展45°位。

手部烧伤康复期应用支具的目的是限制或矫正手部的挛缩与畸形、维持正常的关节活动范围以及辅助手功能。常用的支具包括静态和动态的支具，治疗师应根据患者的需求进行选择。此阶段，治疗师通常为患者制作夜间穿戴的静态支具，将患手置于抗挛缩位。

三、手部关节活动度与灵活性的训练

维持关节活动度训练的最终目的是恢复全范围的关节活动度，烧伤的手部每日日间均需进行维持关节活动度的练习。烧伤早期，疼痛和水肿会限制关节活动，但是随着症状的消除，关节活动范围将会扩大。以下的训练活动，将由治疗师与患者一起，每日执行数次，直至患手恢复全范围的关节活度或最大限度地活动范围。训练活动包括：①腕关节屈伸、桡尺偏。②掌指关节屈伸。③指间关节屈伸。④拇指对掌、对指。⑤手指内收、外展。随后便可以指导患者进行握力和捏力训练，所有的训练活动均应缓慢、轻柔地进行，避免引起疼痛和软组织损伤。手背与指背深度烧伤和全部软组织烧伤，应避免紧握拳头和近端指间关节屈曲，以免伸肌腱因过度屈曲而被拉伤。为了预防创面感染，患者在做手部运动时，应在一个无菌的手袋内进行，既能够防止细菌感染、又能够保持创面的水分不被蒸发，加速创面愈合。

烧伤急性期手部的主动运动和助力运动是手部治疗技术的最佳选择，既能够维持关节活动范围和肌肉力量，又可以保持手部的正常运动模式。如果患者拒绝或不愿意主动活动患手，治疗师可以利用辅助装置，协助患者完成手部运动。如果患手完全不能主动活动的患者，治疗师需要帮助其进行被动活动，预防手部挛缩或畸形的发生。康复训练过程中，治疗师必须严格遵守无菌操作的原则，因为烧伤后的创面是无菌的，伤口很容易被污染的环境或者未受损的组织所感染。部分烧伤患者可能被隔离护理，所有的医务人员必须严格遵守烧伤病区的感染控制守则，进出病区需要穿戴无菌衣、手套和口罩。

手部烧伤后 2~3 天，经过系统的临床治疗，其循环系统的问题被解决，水肿亦有所减退，手部关节活动范围将会有所增加，功能训练也变得较为容易。此时期，应鼓励患者做无抗阻的主动训练，必要时，治疗师可以轻柔地辅助患者完成全范围的关节活动。烧伤手部的训练必须循序渐进且反复练习，最大限度地扩大手部关节活动范围。训练过程中，必须限制指间关节完全屈曲，以保护跨过近端指间关节的伸肌腱，避免肌腱拉伤。此外，应鼓励患者在日常生活中使用患手，将治疗性活动逐步转化成手部功能性活动。值得注意的是，即使患者仅仅是手部烧伤，亦应鼓励患者进行肩、肘与腕部的主动运动，以及前臂的旋转运动，预防关节因长期制动而僵硬。此外，手功能训练的过程中必须遵循感染控制的原则，病区内所有的训练器材必须经过严格的清洁和消毒。

烧伤手部植皮术后，作业治疗师需要检查植皮处及其邻近部位有无伤口，确定皮瓣的稳定性，待确定植皮组织已经完全愈合后，应即刻开始手功能训练。术后早期，患者通常于日间做手功能训练，夜间则穿戴支具将手部固定在保护位。如果手术前烧伤手部的关节活动范围正常，那么手术后制动 3~5 天后，经过 3 天的手功能训练，手部基本的关节活动度将可以恢复。手部植皮区伤口稳定后，即可开始轻柔的主动训练，通常植皮后 5~7 天，便可鼓励患者使用患手进行部分功能性活动，早日重建手部的运动功能。

烧伤手部创面愈合后，应开始全面的手功能评估，评估内容包括关节活动受限的程度、有无关节挛缩、手部力量（握力、捏力）、功能性问题以及患者特殊的需要。可以使用结构性的手功能评估量表，指引训练项目的选择与制定。此时期，患者常表现出恐惧和焦虑，因此，治疗师与患者建立良好的医患关系是成功康复的关键。

烧伤康复期患者的功能训练将由烧伤病区转移至康复治疗部门，烧伤患者将初次向其他类型的患者暴露其毁容的外形或瘢痕，故此，患者会出现一系列负面的心理反应。此时，处理患者敏感心理非常重要，必要时可将烧伤患者安排在一个保护性的环境里做康复训练，例如设立一个独立的烧伤康复训练区。

康复期的关节活动度训练包括掌指关节屈曲、指间关节屈曲以及拇指外展与对掌，此外还应进行肌力与耐力训练活动。如果手部运动能够在水中或硅酮油中进行则最为有利，其不仅能够减轻皮肤的紧绷感，扩大手部牵伸的范围，而且能够有效预防皮肤干燥，和避免因主动、被动活动引起皮肤裂开或水疱的形成。严禁热疗、热水和蜡疗，因为新生的皮肤比较薄弱，而且对温度非常敏感。

除了维持关节活动度的训练以外，康复期手部训练则更注重进行比较复杂的作业活动、手指灵活性的训练、操纵日常生活物品的训练、紧握泡沫球、抗阻力训练、手部感觉训练等，此类活动均有利于提高手功能及手上肢的肌力和肌耐力。有时候，恢复烧伤手部正常的关节活动范围则需要更多特殊的技术，例如关节附属运动与被动运动、被动牵伸和持续使用支具牵伸。值得注意的是，被动牵伸应该轻柔、缓慢和持续，结束时需缓慢放松，其目的是避免拉伤关节和增加组织纤维化。被动牵伸结束后，方可开始强劲的主动训练。

手部抗阻的训练亦是康复项目的一个重要组成部分，其不仅可以提高肌肉力量和增加握力，而且能够有效对抗潜在的关节挛缩，常见的抗阻练习包括橡皮泥、MULE 手上肢功能电脑辅助训练、手指重锤训练器、举哑铃、推磨砂板、上肢捆绑沙袋后进行关节活动度的训练等。当手部完全没有创面和水疱时，橡皮泥是较为有效的手部力量训练的工具。手部的支具仍需于夜间穿戴，指导患者小心使用支具，避免磨损或挤压伤皮肤。

四、瘢痕按摩与皮肤护理

烧伤后新生的皮肤较为脆弱，容易干燥和裂开，所以治疗师需要指导患者，经常在皮肤上涂抹润肤膏或润滑油，并且进行轻柔地按摩，以保持皮肤清洁、湿润。当烧伤后皮肤或手术皮瓣成熟后，可以增加按摩的深度，目的是软化纤维组织和放松已经挛缩的软组织，按摩时应避免过度摩擦皮肤而产生水疱。对于那些强度大、韧性差的纤维组织和挛缩的软组织，可以配合使用超声波治疗。

烧伤康复期通常开始于患者在烧伤病区不再需要紧急的医疗护理，此阶段大部分伤口已经愈合，瘢痕开始形成，患者常常口述手部关节出现紧绷感，且活动受限，不能完成抓握或全范围伸展运动，大部分日常活动不能完成。一旦皮肤没有伤口，便可以去除无菌手袋，植皮区皮肤亦可以去除轻薄的油纱布敷料。由于新生的皮肤和移植的皮瓣较薄弱，容易破损和产生水疱，因此，在进行手部康复训练的同时，应保护新鲜的皮肤，避免过度牵伸与皮肤摩擦。如果有水疱形成，应使用消毒针头将水疱抽吸干净，然后用薄层的油纱布或者创可贴敷在创面上，直至创面干燥且愈合。

烧伤康复期手部皮肤护理目的是保护烧伤后皮肤的完整性与柔韧性，避免压力治疗与牵伸运动所致的皮肤破损，去除死皮，保持皮肤干净、湿润，降低皮肤敏感性。润滑与瘢痕按摩即按摩的同时需要在瘢痕区皮肤涂抹润肤膏，每日须按摩三到四次，或者每当患者感觉手部干燥、紧绷、瘙痒时，即刻进行瘢痕按摩。瘢痕按摩能够有效降低瘢痕区皮肤的敏感性，保持瘢痕组织柔软湿润，缓解关节被动牵伸时所致的紧绷感。条索状瘢痕进行按摩前，治疗师必须确定瘢痕已经最大范围的牵伸，并润滑瘢痕，以预防不成熟、不稳定的瘢痕组织因牵伸而裂开或破损。瘢痕按摩时，治疗师用拇指在瘢痕区向同一方向循环移动，按压深度逐渐递增，在患者耐受范围内进行维持性加压按摩。

五、挛缩与增生性瘢痕的处理

手部烧伤后早期压力治疗非常重要，它能够有效控制水肿、降低敏感性、预防瘢痕增生与形成。烧伤创面愈合后，瘢痕成熟需要很长的时间。瘢痕成熟前将会增生地非常活跃，并且容易收缩和增厚，唯有康复训练、牵伸、穿戴支具以及使用压力衣和硅酮瘢痕贴，能够抑制瘢痕增生和收缩。增生性瘢痕的形成占所有瘢痕的 70% ~ 80%，特别是自然愈合的深层的真皮烧伤、植皮区及植皮区周边皮瓣缝合处，最容易形成增生性瘢痕。临床试验证明，加压疗法配合牵伸技术可以改变增生性瘢痕的形状，促进瘢痕的早日成熟。然而，即使没有任何治疗和处理，瘢痕亦会自然成熟，但常常遗留瘢痕挛缩、瘢痕异常增生和手部功能受限等问题。

加压疗法是缓解挛缩和增生性瘢痕最有效的方法之一。烧伤发生后，应尽早开始加压疗法，其最理想的开始时间是创面愈合后 3 周以内。压力治疗通常由作业治疗师负责量制，首先测量患者手部的尺寸，再计算压力手套的尺寸并裁剪和缝制，最后为患者试穿量身定做的压力手套，如果能配合手部的压力垫一起使用，能够更有效的抑制瘢痕的增生与挛缩。压力手套的压力应足够，但却不能限制手部的自由活动与血运。通常情况下，患者需穿戴压力手套 12~18 个月，并且每日必须穿戴 23 小时，包括在做家务劳动、日常生活活动、体育运动和工作时也不能取下，压力手套只能在患者洗澡、进行皮肤护理以及接受特殊的物理牵伸和关节松动术时方可取下。通常，每个患者至少应制作两双手套，而且压力手套需要每个月进行压力检测或压力调整，2~3 个月修改或更换一次。

常规的手部锻炼方法是对抗挛缩的软组织进行主动运动和牵伸，以抑制挛缩的形成和减轻挛缩的程度。患者应该清楚挛缩在瘢痕成熟的全过程中均会出现，潜在的挛缩的形成可能持续数月，因此，创面愈合中手部的主动训练和牵伸必须每日执行数次，并且持续数月，直至瘢痕完全成熟。

应用硅酮胶瘢痕贴贴在瘢痕上也可减缓瘢痕的增生与挛缩。瘢痕贴是由化学反应不活泼的硅酮所制成的，它被发现是一种简单、舒适且有效的治疗方法。治疗师可以根据瘢痕的大小和部位剪切瘢痕贴，通常用于虎口处和指蹼间，因为瘢痕贴柔软且有弹性，因此其不会限制关节活动，并且能够保持瘢痕区的皮肤湿润。临床实践发现，患者使用瘢痕贴后，其增生性瘢痕会变得柔软、扁平且光滑，色泽亦会由红色转变为接近皮肤的颜色。但是为了避免出现皮肤敏感和皮疹，通常建议患者每日使用瘢痕贴的时间为 1~8 小时。对于瘢痕区域有小的创面，建议暂停使用瘢痕贴，但压力手套可以继续使用，用一块纱布覆盖在创面上，避免创面由于直接接触压力手套而感染。无论是应用压力衣、压力垫或是瘢痕贴，保持皮肤卫生非常重要。治疗师应指导患者及其家属定时清洁皮肤和压力材料，保持皮肤清洁、湿润。

尽管手部烧伤后，患手及早介入治疗，包括抬高放置、使用支具、手部活动、密集的康复训练以及压力治疗，但是仍然有可能出现关节挛缩和活动受限，永久性挛缩将严重限制手功能，因此必须小心预防，对于极其严重的挛缩，外科医师可以与患者商议，考虑手术处理。

六、出院前准备

烧伤患者在出院前会出现恐惧和焦虑心理，特别是那些在家中发生烧伤意外的患者，此时，患者需要治疗师和其他烧伤组员的心理支持与辅导。治疗师应该在患者出院前对其进行家访，并安排其在作业治疗部的家居模拟训练室，练习生活自理能力和家务劳动能力，确保患者回家后能够生活自理，缓解患者出院前的恐惧与焦虑。此外，治疗师应对患者及其家属进行家居安全宣教和防火逃生的技巧。

为了保证重度烧伤患者出院后能够更好地能够适应家中、学校和工作场所的生活，治疗师需要在患者出院前与社区治疗师、老师、雇主和社区服务机构联系，告知患者的病情，为其顺利地回归社区做好准备。同时，心理治疗师应继续提供心理辅导与支持，减轻烧伤患者的心理问题。对照顾者的宣教亦愈加重要，其目的是使其增加对烧伤患者心理变化的理解，督促患者出院后继续进行手上肢功能训练，减少患者的依赖性。

患者出院前，应为其安排系统的评估，并且烧伤医师、护士、物理治疗师和作业治疗师应安排定期跟踪与回访。对于那些需要继续治疗的患者，如果原烧伤病区距离患者的住处较远，可以将其转介到当地的医院继续治疗，但是要与当地医院保持紧密联系和沟通，并提供治疗技术的支持。患者出院后，治疗师应定期跟进患者手功能、瘢痕及压力衣穿戴的情况，鼓励患者积极参加社区活动，例如下棋、玩纸牌、打羽毛球或乒乓球等，此类活动不仅有利于改善患者的社交能力，而且能够为对烧伤肢体进行维持性锻炼。

工作评估和职前培训将会在模拟的工作环境中进行，对于使用电脑者和打字员，则应评估其使用键盘的能力，办公室文员和家庭主妇的工作能力评估可以在作业治疗部进行。对于伤前从事重工作的患者，其经常做的工作包括抬举重物、重复的抬举和搬运重物，治疗师应评估患者是否适合重返原工作岗位。进行木工和轻金属业工作评估时，应让患者戴上保护手套。同时，应考虑工作的环境是否适合患者，特别是肮脏和有化学物品的场所更加需要注意。如果工作所使用的是粗糙的工具，其容易损伤新鲜的烧伤皮肤，必须提醒患者穿戴保护手套。在评估肌力、关节活动度和手功能的同时，还应该评估患者的耐力、对噪声的忍受力、焦虑的程度和专注力，因为烧伤患者通常表现较低的耐受力。

很明显，手部烧伤最为有效的治疗方法是预防，所以应该普及烧伤的预防知识，增强人们的防火意识，尤其是提高家居环境的安全性。对于治疗师来说，手部烧伤的康复治疗是真正的挑战，急性期手部的正确的处理，能够有效促进创面的愈合，正确的体位摆放、支具的使用、手部锻炼、压力疗法与后续的跟进治疗，能够有效地维持手部的活动，最大限度地减轻关节或瘢痕的挛缩。通过这些康复治疗，不仅乐意降低烧伤手部出现畸形和毁容的机会及程度，而且能够维持和提高热伤手的功能性作业表现。

（符梅香）

第三节　压力治疗

一、压力治疗的概念

压力治疗又称加压疗法，是指通过对人体体表施加适当的压力，以预防或抑制皮肤瘢痕增生，防治肢体肿胀的治疗方法。是经证实的防治增生性瘢痕最为有效的方法之一，常用于控制瘢痕增生、防治肢体肿胀、预防深静脉血栓和促进截肢残端塑形。

早在 1607 年，Fabricine 就提出持续对手部瘢痕加压可促进手功能恢复。1835 年，Rayer 成功应用压力疗法治疗瘢痕疙瘩。1881 年 Unna 将压力治疗用于烧伤后瘢痕的治疗。1971 年，Silverstein 及 Larson 发现压力衣及压力性支架会减少瘢痕产生，同年，JOBST 工业展开研究压力治疗控制增生瘢痕的疗效，其后发展成压力衣工业，压力衣开始广泛应用并逐渐成为防治增生性瘢痕的重要手段。国内最早于 20 世纪 80 年代开始应用压力治疗控制烧伤后瘢痕并有学者对其组织学进行研究。

二、压力治疗的种类

压力治疗常用的方法包括绷带加压法和压力衣加压法。一般在使用压力衣加压前，通常使用绷带进行加压治疗。在工作中常需配合压力垫、橡筋带和支架等附件以保证加压效果。

（一）绷带加压法

指通过使用绷带进行加压的方法，根据使用材料和方法的不同，绷带加压法包括弹力绷带加压法、自粘绷带加压法、筒状绷带加压法等方法。

1. 弹力绷带加压法　弹力绷带为含有橡筋的纤维织物，可按患者需要做成各种样式。

（1）适应证：主要用于早期因存在部分创面而不宜使用压力衣者。

（2）作用：控制水肿、促进静脉及淋巴回流，对新愈合创面及移植物提供血管保护。

（3）特点：优点为价格低廉，清洗方便，易于使用，缺点为压力大小难以准确控制，可能会导致水肿、影响血液循环、引起疼痛和神经变性。

（4）使用方法：对肢体包扎时，由远端向近端缠绕，均匀的做螺旋形或 8 字形包扎，近端压力不应超过远端压力；每圈间相互重叠 1/3 ~ 1/2；末端避免环状缠绕。压力以绷带下刚好能放入两指较为合适。Parks 研究指出，每层缠绕在四肢的弹力绷带可产生 10 ~ 15 mmHg 压力，而在胸部只能达到 2 ~ 5 mmHg。

（5）注意事项：使用时根据松紧情况和肢体运动情况往往需 4 ~ 6 小时更换一次。开始时压力不要过大，待患者适应后再增加压力，至患者可耐受的最大限度。治疗初愈创面时，内层要敷 1 ~ 2 层纱布，以减轻对皮肤的损伤。

2. 自粘绷带加压法　自黏弹性绷带是由纯绵或弹性无纺布喷涂天然橡胶复合而成的一种弹性绷带，主要供临床外固定及包扎时使用的材料。自粘绷带也可用于压力治疗，称为自粘绷带加压法。

（1）适应证：可用于衣服外面或不能耐受较大压力的脆弱组织，可在开放性伤口上加一层薄纱布后使用，主要用于手部或脚部早期伤口愈合过程中。

（2）作用：控制水肿、提供血管支持和抑制瘢痕增生。对于 2 岁以下儿童的手部和脚部，自粘绷带能够提供安全有效的压力。

（3）使用方法：与弹力绷带加压法基本相同，以手为例，先从各指指尖分别向指根缠绕，然后再缠手掌部及腕部，中间不留裸区以免造成局部肿胀，指尖部露出以便观察血运情况。

3. 筒状绷带加压法　筒状绷带为长筒状，有各种规格，可直接剪下使用，根据选择尺寸不同，压力分为低压力（5 ~ 10 mmHg），中等压力（10 ~ 20 mmHg）和高压力（20 ~ 30 mmHg）。

（1）适应证：在伤口表面可承受一定压力时应用，即应用于弹力绷带和压力衣之间的过渡时期，尤其适于 3 岁以下生长发育迅速的儿童。

（2）特点：具有使用简便，尺寸易于选择等特点。

（3）作用：单层或双层绷带配合压力垫使用可对相对独立的小面积瘢痕组织提供较好压力。

4. 硅酮弹力绷带法　硅酮和压力治疗是目前公认的治疗烧伤后增生性瘢痕的有效方法，因此，可将两者结合使用。现已有成品市售，使用更加方便。国内学者报道弹力套与硅凝胶合用，较二者任一种单独使用都有更好效果，疗程明显缩短，使用更方便，而且对不宜长期使用加压疗法者更显其优越性。

（二）压力衣加压法

1. 成品压力衣加压法　可通过使用购买的成品压力衣进行压力治疗。如选择合适，作用同量身定做的压力衣。特点为做工良好，外形美观，使用方便及时，不需量身定做，适合不具备制作压力衣条件的单位使用。缺点为选择少，合身性差，尤其是严重烧伤肢体变形者难以选择适合的压力衣。

2. 量身定做压力衣加压法　利用专门的压力衣布料，根据患者需加压的位置和肢体形态，通过准确测量和计算，量身定做，制成压力头套、压力上衣、压力手套、压力肢套、压力裤等。优点为压力控制良好、穿戴舒适、合身。缺点为制作程序较复杂、耗时长，外形不如成品压力衣美观。

3. 智能压力衣加压法　智能压力衣加压法是目前较新的压力治疗方法，在港台地区已应用于临床。智能压力衣本质上也属于量身定做压力衣的一种，但制作工序已智能化，应用专门的制作软件及硬件进行制作。除具量身定做压力衣的优点外，还具备制作方便、制作时间短、合身性更佳、外形美观等优点。缺点为制作成本高，价格较贵。

（三）附件

在进行压力治疗时往往需要配合使用一些附件以保证加压效果，同时尽量减少压力治疗的不良反应，如为预防因加压导致的畸形而使用支架进行保护。常用压力治疗附件包括压力垫、橡皮筋和支架。

1. 压力垫　由于人体形状不规则，为了保持凹面或平面瘢痕均匀受压或增加局部压力，需在穿压力衣时配置压力垫。压力垫常用的材料有海绵、泡沫、塑性胶、合成树脂、合成橡胶、热塑板等。

2. 橡筋带　置于压力衣外，用于保证指蹼及关节部位的压力及活动过程中保持合适的压力。

3. 支架　支架也常用于配合压力衣使用，以保护鼻部、前额、双颊、耳廓、鼻孔、掌弓等易受损伤或易变形的部位。支架常用材料为低温热塑材料。

三、压力治疗的作用及机制

（一）压力治疗的作用

压力治疗的作用主要有以下方面。

1. 预防和治疗增生性瘢痕　通过持续加压使局部毛细血管受压萎缩，数量减少，内皮细胞破碎，从而造成瘢痕组织局部的缺血、缺氧，而缺血、缺氧又可抑制胶原纤维的产生，加速胶原纤维的降解，使胶原纤维结构重组而平行排列，从而抑制瘢痕增生和促进瘢痕成熟。

2. 控制肢体水肿　加压可促进血液和淋巴液回流，从而减轻水肿。

3. 促进截肢残端塑形　适当的压力使截肢后残端尽早塑形，以利于假肢的装配和使用。

4. 预防深静脉血栓　压力治疗可预防长期卧床者下肢深静脉血栓的形成。

5. 防治下肢静脉曲张　压力治疗可预防从事久坐或久站工作人群下肢静脉曲张的发生，当出现下肢静脉曲张时也可通过压力治疗改善症状。

6. 预防关节挛缩和畸形　通过控制瘢痕增生可预防和治疗因增生性瘢痕所导致的挛缩和畸形。

（二）压力治疗的作用机制

1. 增生性瘢痕的特点及发展过程　增生性瘢痕的临床特点可概括为 3R：Red（红）Raised（凸）Rigid（硬），大部分患者同时还会伴有疼痛和瘙痒的感觉。

深Ⅱ度或Ⅲ度烧伤创面愈合后 1～3 个月，瘢痕开始逐渐增厚，高出周围正常皮肤，表面粗糙，质地变硬，充血逐渐加剧呈鲜红色，伴有疼痛、瘙痒、灼热和紧缩感。下肢在站立时有针刺感，关节部位因瘢痕增生而出现畸形和功能障碍。6 个月左右瘢痕增生达到高峰，颜色由鲜红色转为深红色或紫红色，表面可见粗细不均匀的毛细血管网，表面菲薄，角质层增厚，干燥易破裂；瘢痕坚硬无弹性，瘙痒加剧。增生性瘢痕增生达到高峰后，增生开始减退并逐渐成熟而软化，颜色由深红色或紫红色逐渐转为紫色或褐色，最后与周围皮肤颜色相似，厚度变薄，质地变柔软。在瘢痕成熟过程中，疼痛最先消失，瘙痒可伴随至成熟。整个过程一般需 1～2 年，有的需 3～4 年瘢痕才完全成熟和软化，成熟瘢痕的特点可概括为 3P：Pale（苍白）、Planar（平坦）、Pliable（柔软）。

2. 瘢痕的形成机制　瘢痕是皮肤组织创伤修复后的必然产物，其形成机制尚不清楚，一般认为修复细胞中成纤维细胞的大量增殖与凋亡抑制、细胞外基质中胶原合成降解失衡、部分生长因子的大量产生及三者密切关系构成了病理性瘢痕形成的生物学基础。烧伤后增生性瘢痕的重要病理改变为血管扩张，胶原纤维过度增生，胶原纤维合成和降解不平衡，异常黏多糖的出现，肌纤维母细胞增殖和收缩，胶原合成增加，胶原降解减少，胶原纤维排列紊乱，呈螺旋状或结节状排列紊乱。

3. 压力疗法的作用机制　压力疗法用于治疗瘢痕的机制尚不清楚，目前普遍认为压力疗法对瘢痕治疗作用的关键在于通过持续加压使局部的毛细血管受压萎缩，数量减少，内皮细胞破碎等，从而造成瘢痕组织局部的缺血、缺氧，而缺血、缺氧又可导致下面一系列变化。

（1）在缺氧状态下承担细胞氧化功能的线粒体形态学发生改变，如肿胀、空泡化等，其功能明显减退甚至停止，使成纤维细胞增生受阻及合成胶原等细胞外基质障碍，产生胶原纤维的能力大大降低，从而抑制瘢痕的生长。

（2）肌纤维母细胞发生退行性变，释放出的溶酶体酶水解包绕在胶原结节外的异常黏多糖，使胶原结节能被组织中的胶原酶水解，从而使螺旋状胶原变为平行排列。

（3）缺血后 α 巨球蛋白减少，对胶原酶的抑制作用减弱；利于胶原酶的出现，从而破坏胶原纤维。

（4）缺血后合成黏多糖的酶减少，水肿减轻，减少了黏多糖的沉积与合成，使胶原生成减少，瘢痕减轻。

（5）此外，加压可减轻局部的水肿，减弱葡萄糖氨基淀粉酶的水合作用，减少了黏多糖的沉积与合成，也可抑制瘢痕的增生。

四、烧伤压力治疗原则

伤后压力治疗的基本原则为早期应用，持之以恒，压力适中，防治并重。

1. 早期应用　压力疗法应在烧伤创面愈合后尚未形成瘢痕之前就开始。有研究指出，加压治疗开始时间越早，其治疗和预防效果越好。一般 10 天内愈合的烧伤不用压力疗法，10～21 天愈合的烧伤应预防性加压，21 天以上愈合的烧伤必需预防性加压，已削痂植皮的深Ⅱ度、Ⅲ度烧伤应预防性加压。

2. 持之以恒　为保证压力治疗效果，压力治疗应用时间应该足够长，每天应保证 23 小时以上进行加压，只有在洗澡或特殊治疗需要时才解除压力，且每次解除压力的时间不应超过 30～60 分钟。对于可能增生的瘢痕，需要从创面基本愈合开始，持续加压至瘢痕成熟，通常需要一年左右，有的需要 1～2 年甚至 3～4 年。

3. 压力适中　有学者认为压力治疗的理想压力为 24～25 mmHg，接近皮肤微血管末端压力，有效压力为 10～40 mmHg。若压力过大，皮肤会缺血而溃疡，躯干加压过大会抑制肺扩张，影响呼吸，头面部加压过大时可能会使人有头晕或不适感。李曾慧平教授等研究指出，10～15 mmHg 的压力已取得良好效果。

此外，需要注意，在不同体位或姿势下压力应始终保持在有效范围，如腋下为最易发生瘢痕严重增生的区域，当肩关节活动时，腋部压力衣的压力会明显下降，因此需要应用 8 字带来保证活动时有足够的压力。一般压力衣最大只能提供 20 mmHg 左右压力，如需要更大的压力必须用双层或使用压力垫。此外，压力衣的压力会随着使用时间的增加而降低，有文献报道，压力衣在应用一个月后，压力会下降50% 左右。所以应用压力衣时应定期复诊，评定压力衣所提供的压力是否合适并进行调整。

4. 防治并重　深度烧伤后瘢痕的增生是个必然的过程，因此预防和治疗同等重要，对于可能增生的瘢痕，要在增生前就开始应用，而不能等到瘢痕增生甚至明显增生才应用。

五、适应证与禁忌证

（一）压力治疗的适应证

1. 增生性瘢痕　适用于各种原因所致的瘢痕，包括外科手术后的瘢痕和烧伤后的增生性瘢痕。

不同深度烧伤瘢痕压力治疗情况：①Ⅰ度烧伤因生发层健在，再生活跃，2～3 天后症状消失，3～5 天脱屑痊愈，不留瘢痕，不需压力治疗。②浅Ⅱ度烧伤由于生发层部分损伤，上皮的再生有赖于残存生发层及皮肤附件。若无感染或受压，1~2周左右愈合，无瘢痕，有色素沉着，亦不需压力治疗。③深Ⅱ度烧伤因可残留部分真皮，可再生上皮，创面可自行愈合。如无感染或受压，3~4周愈合，形成一定肉芽组织，留瘢痕，需常规进行压力治疗。如残留上皮感染，破坏，可呈Ⅲ度。④Ⅲ度烧伤因全层皮肤及以下的损伤，需依赖植皮和周围皮肤长入。3~5周焦痂自行分离，出现肉芽组织，愈合后往往留有瘢痕或因瘢痕增生挛缩而致畸形，需预防性加压治疗。

2. 水肿 适用于各种原因所致肢体水肿，如偏瘫肢体的肿胀、淋巴液回流障碍的肢体肿胀、下肢静脉曲张性水肿、手术后的下肢肿胀等。

3. 截肢 用于截肢残端塑形，防止残端肥大皮瓣对假肢应用的影响。

4. 预防性治疗

（1）烧伤：预防烧伤后21天以上愈合的创面发展成增生性瘢痕及预防瘢痕所致的关节挛缩和畸形。

（2）长期卧床者：预防下肢深静脉血栓的形成。

（3）久坐或久站工作者：预防下肢静脉曲张的发生。

（二）压力治疗的禁忌证

1. 治疗部位有感染性创面 此时加压不利于创面的愈合，甚至会导致感染扩散。

2. 脉管炎急性发作 因加压加重了局部缺血，使症状加重，甚至可能造成坏死。

3. 下肢深静脉血栓 加压有使血栓脱落的危险，脱落栓子可能导致肺栓塞或脑栓塞，造成严重后果。

六、压力治疗的实施

（一）工具与材料

1. 常用工具及设备 压力治疗常用工具和设备包括缝纫机、加热炉、剪刀、裁纸刀、直尺、软尺、记号笔、恒温水箱、热风枪等。

（1）缝纫机：用于缝制压力衣和固定带，常用改装的包缝机、直线和"之"字形缝线的缝纫机。

（2）加热炉：用于压力垫的加热塑形，温度可达140 ℃左右，如无加热炉也可用电熨斗或热风枪代替。

（3）剪刀：包括剪刀、裁纸刀、剪线刀。剪刀主要用于剪压力布、魔术贴、弹力带和低温热塑板等；剪线刀用于剪缝线；裁纸刀主要用于在压力垫上割出缺口以保证合身和不影响活动。

（4）尺：包括软尺、直尺，软尺用于测量肢体的围度，直尺用来画图。

（5）低温板材矫形器制作工具：如恒温水箱、热风枪等，主要用于制作支架。

2. 常用材料

（1）绷带加压法材料：弹力绷带、自粘绷带、筒状绷带、硅酮弹力绷带、纱布等。

（2）压力衣制作材料：压力布、拉链、魔术贴、弹性线等。

（3）压力垫制作材料：海绵、塑料海绵、硅凝胶、透明塑料、弹力带、胶水、瘢痕贴、智能压力垫等。

（4）支架制作材料：低温热塑板材、魔术贴、钢丝、螺丝等。

（二）压力衣的制作和应用步骤

压力衣的制作及应用过程包括评估、设计、测量、计算、画图、裁剪、缝制、试穿、调整、随访等步骤：

1. 评估　全面评估使用者的功能情况及皮肤、瘢痕情况，了解瘢痕的位置、范围、颜色、厚度、血运、硬度，有无水疱、创面等。以便确定压力衣的类型、压力大小、是否需压力垫和支架等。

2. 设计　相当于压力治疗处方。指根据评估结果设计压力衣，包括压力衣的种类、覆盖范围、压力大小的选择、材料选择、应用时间、是否需要压力垫及支架等。

3. 测量　压力衣需要量身定做才能保证最合适的压力，因此测量十分重要。用皮尺准确测量瘢痕部位的肢体周径和压力衣覆盖部位的长、宽等。测量长度时两手握住皮尺两端将皮尺拉直即可，测量周径时皮尺不能太松或者太紧，用记号笔在测量部位做出相应的标记。一般标志性或特殊部位如关节处、肌肉丰满处均需测量和记录，无特殊部位（如前臂）则需每 5 cm 距离测量一组资料以确保压力衣的适合度。

4. 计算及画图　根据所需压力衣的样式和压力大小，计算出压力材料所需的尺寸，并画出纸样（图纸）。临床上压力衣的尺寸通常通过控制缩率来实现，缩率为实测尺寸与所需尺寸之差与所需尺寸的比值，以 L 代表实际测得的长度，以 L_1 代表裁剪时所采用的长度，以 AL 代表要缩减去的部分（即 $AL = L_1 - L$），以 n% 代表缩率，三者之间的关系式为：$n\% = AL/L$ 或 $L = L_1 / (1 + n\%)$。如前臂套中某一点测得前臂周径为 22.0 cm，拟采用缩率为 10% 的压力，则压力布的尺寸为 $L = L_1 / (1 + n\%)$ ＝22.0／（1 + 10%）＝20 cm，因前臂套分两片组成，则每片尺寸为 10 cm。常用缩率的选择见表 3 - 4。在计算需要的布料尺寸时，应考虑边距的尺寸，初学者因缝制技术欠佳应多留些余地，边距大概需 3 ~ 5 mm，而熟手治疗师则可控制在 2 ~ 3 mm 左右。

表 3 - 4　缩率的选择与临床应用

采用的缩率	产生的实际压力	适用范围
0 ~ 5%	非常低的压力	适用于婴儿
5% ~ 10%	低压力	适用于儿童
15% ~ 20%	中等压力	适用于成人
15%（双层）	高压力	适用于活跃、增生的瘢痕

5. 裁剪　将画好的纸样裁剪后固定于压力布上，按纸样尺寸裁出布料。此过程应注意在往压力布上作标记及裁剪布料时避免牵拉布料以免影响尺寸的准确性；另外应注意布料弹力的方向应与所加压部位长轴垂直。

6. 缝制　材料取舍适当后，紧接着是缝制及锁边，根据技术熟练程度和单位条件可选择使用家用缝纫机、电动缝纫机或工业用电动缝纫机、锁边机等。缝制时注意针距、边距均匀合理，尤其是转角处和转弯处。

7. 试穿、测压及调整　压力衣做好后，应让患者试穿，检查是否合身及压力是否足够，达不到理想压力需进行调整。如需精确压力（如科研）则要用专门仪器进行测量，再根据测量结果进行调整，如加用压力垫、收紧或放松。试穿时应询问受试者有无受压感，观察压力衣是否影响关节活动及局部皮肤组织的血运情况。应教会患者正确穿戴方法。

8. 交付使用　患者学会自行穿戴后可将压力衣交付患者使用，并教会患者使用及保养方法和注意事项。最好有小册子给患者，以便真正了解正确的应用方法。为了保持良好压力，避免布料疲劳，应每日清洗，所以以同一规格压力衣应至少做两套，供交替使用。

9. 随访 压力衣交给患者后应定期随访，时间应根据患者情况确定，如开始使用应至少每两个星期随访一次，瘢痕稳定后可一个月随访一次。

（三）压力垫及支架应用

1. 压力垫的应用原理 按 Laplace 原理（图 3-3），压力与曲率有关。在张力一定情况下（不同弹力纤维其张力是恒定的），曲率越大，压力越高。人体大致划分为球体（头部、臀部、乳房）与柱状体（四肢、躯干）两种，但人体表面并非标准的几何体，因此需使用压力垫来改变局部的曲率，以增加或减小局部的压力。

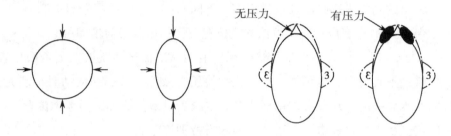

图 3-3 Laplace 原理

2. 压力垫的种类及材料

（1）海绵压力垫：优点是柔软，产生的剪切力小，价格便宜；缺点是瘢痕在压力下变扁平，不能提供足够的局部压力。

（2）塑料海绵压力垫：目前临床上较广泛使用。其优点是富有弹性，易塑形，能增加局部压力、耐用、对肢体活动影响小。缺点是透气性差，且价格偏贵，偶尔会产生过敏。

（3）硅凝胶压力垫：可在肢体上直接制作使用，其特点是合适性好、易塑形、兼有硅凝胶和压力垫的治疗作用。缺点是价格偏贵，调试制作操作难度稍大。国外应用较多，国内相应工作开展较少。购买经过修剪使用，多用于指蹼及面部，兼有瘢痕贴的作用（主要是硅凝胶）及部分压力垫作用，操作简单。缺点由于较软且薄，提供压力往往不足。

（4）智能压力垫：近年由香港理工大学李曾慧平教授等研制，分三层，内层为硅凝胶（瘢痕贴）材料，中层为硅胶（较硬，提供支撑），外层为棘状突起（保证了敷贴而不影响肢体的活动），智能压力垫结合了硅胶及硅凝胶的优点，内层兼有瘢痕贴的作用，中层提供支撑，可提供较大压力，外层小圆柱状设计很好地解决了肢体活动问题，操作简单。缺点为价格偏贵，偶有过敏情况发生。

3. 压力垫的制作步骤

（1）塑料海绵压力垫的制作

1）设计：根据需加压的部位、形状和需施加压力大小，确定所需压力垫的类型、材料、形状等。

2）画图：用透明塑料覆盖于瘢痕之上，画出瘢痕的形状并确定压力垫的大小和形状。画纸样时注意压力垫应超出瘢痕边缘 3~5 mm，以确保压力施加于整个瘢痕区域。

3）取材：将确定好的形状画于压力垫材料上。

4）成形：通过加热塑形或打磨出所需形状。

5）调整：如用于关节部位，则需在表面用刀割出缺口以保证关节的正常活动。

6）试用：做好后放于压力衣下试穿 10 ～ 15 分钟，看压力是否符合需要。

7）交付使用：如无不适，教会患者使用方法和注意事项后即可交付使用。

（2）硅凝胶压力垫的制作

1）设计：根据瘢痕位置、部位、范围，设计要制作的形状、厚度、大小。

2）调配：将凝胶液、催化剂、固化剂按恰当比例混合，调配成糊状。

3）成形：直接在肢体上成形，待固化后取下。

4）修边及试用：修剪边缘后放入压力衣下试用，然后进行必要的调整。

5）交付使用：教会患者使用方法及注意事项后可交付使用。

（3）海绵压力垫制作：根据瘢痕形状、位置、范围，裁剪出合适的形状厚度海绵（为准确及合适，可参考塑料海绵压力垫的制作进行画图及取材步骤，下同），外包棉布，缝合即可。

（4）瘢痕贴、智能压力垫制作：直接根据瘢痕位置、形状用剪刀剪出即可。

4. 压力垫应用要点　压力垫的大小与形状要视瘢痕的情况而定，既要能覆盖瘢痕表面，同时要考虑活动等因素的影响，不宜太大，也不能太小，太大使压力减低，太小在活动时不能完全覆盖住瘢痕。海绵类、塑料海绵类压力垫的外部最好加用棉质套，以减少过敏。此外，需考虑位置固定的问题，压力垫需要有良好的固定。在制作过程中，下述几个问题需特别注意。

（1）压力垫的尺寸：压力垫必须完整地覆盖整个瘢痕，对于较大面积瘢痕区，使用整块压力垫（但对于过大面积，不建议使用大块压力垫，因过大压力垫改变曲率作用不大，达不到局部加压效果），对于相隔较远的散在瘢痕，可使用碎片；对于增生性瘢痕，要盖住边缘外 3 ～ 4 mm，对于瘢痕疙瘩，为了避免向外生长应盖住边缘 5 ～ 6 mm。

（2）身体凸、凹面问题：曲率半径很小的骨性突起应避免太多的压力，如尺、桡骨茎突。对于凹面应将其充填并确保压力垫完全与瘢痕接触。按常规在其顶部建起垫子，使瘢痕真正受压。

（3）适合度与韧度：压力垫与体表维持完整接触的能力称为适合度，而韧度是指维持形状与抵抗疲劳的能力，后者是压力垫的重要特点，并被认为是能否对瘢痕产生足够压力的标志。两者是对立统一体，不同材料在此方面各有所长，应综合应用，柔软的材料有较好的适合度，多用于快速反应、位于关节附近、活动较多部位的增生性瘢痕。质韧材料对于远离运动区的瘢痕疙瘩效果较好。

（4）动力因素：跨过活动关节的压力垫不应妨碍关节活动，例如，在肘关节屈侧放置压力垫，应剪一个 V 字形切口，以便屈曲时不受阻，在伸侧应垂直剪开，以便牵拉伸肘时活动不受限。

（5）边缘斜度：采用斜度不同的边缘对瘢痕压迫的效果不同。斜度小的边缘处压力最大适用于放置压力衣开口处，因为在该处压力衣产生的压力较弱，衣、垫有互补作用。边缘斜度大的垫下压力是均匀的，由于边缘处压力衣接触不到皮肤，避免了正常皮肤组织受压。

（6）固定：用何种固定方法主要由压力垫放置位置决定，如背部用尼龙搭扣，而在需要活动的关节周围，则需要扣带或弹性绷带，其次根据患者的喜好及接受水平决定。常用的固定方法有尼龙搭扣、扣带、外用弹力带等。

5. 支架　支架常用于保护面部、耳朵、鼻部、手、颈部等部位，避免因压力作用而使上述部位发生畸形或影响正常功能。支架常用较硬的热塑材料制成，制作方法和过程同矫形器一致。

（四）压力治疗的不良反应及处理

1. 皮肤损伤　压力衣可对瘢痕造成摩擦，导致皮肤损伤，还可能会出现水疱和局部溃烂，尤其是新鲜瘢痕。

（1）预防：制作时应尽可能使压力衣大小合适，穿戴敷贴，活动时不易脱落；对于容易破损及起水疱的瘢痕，可在压力衣下加柔软的纱布，以减少压力衣和皮肤之间的摩擦；不穿戴压力衣进行剧烈活动；穿戴时应穿戴到位，并随时观察局部反应。

（2）处理：出现破损时可在压力衣下垫纱布，以保护创面，并预防渗出物影响压力衣的弹性；出现水疱后，用小号无菌注射器抽出其中液体，涂以甲紫。只有破损严重或创面感染时才解除压力。

2. 过敏　一小部分人可能对织物过敏，发生皮疹或接触性皮炎。

预防及处理：尽可能选择不易引起过敏的材料；可于压力衣下加一层棉纱布进行预防；过敏严重者可考虑其他方法加压。

3. 瘙痒加重　尤在最初使用压力衣的 1~2 周，容易出现瘙痒加重的情况。可能与织物的透气不良、皮肤出汗、潮湿、化学纤维的刺激有关。

（1）预防：及时清理汗渍及渗出物，保持创面及皮肤清洁；不做剧烈活动；注意环境温度不能过高。

（2）处理：一般不需要特殊处理，瘙痒可在压力作用下减轻；严重情况（如影响休息、睡眠）咨询医师处理，如用些止痒药物等。

4. 肢端水肿　主要因近端使用压力而导致肢体远程血液回流障碍，造成远程肢体水肿，如压力臂套可导致手部肿胀。

（1）预防：压力大小适中，不应压力过大而影响血运，如近端压力较大，远端也需加压，如穿戴压力手套或压力袜可预防手、足部因近端加压而引起的肿胀。使用绷带加压时注意不做环形缠绕而用 8 字缠绕法。

（2）处理：检查压力衣应用情况，如因压力过大需调低压力，必要时远端加压。

5. 发育障碍　见于儿童，国外及中国香港均有压力治疗影响儿童发育的报告，如颌颈套引起下颌骨发育不良而后缩。此外，如压力使用不当（如未使用支架保护）可引起手部掌弓的破坏、鼻部塌陷、胸廓横径受损出现桶状胸等。

（1）预防：使用压力垫和支架保护易损坏部位，如鼻部、耳部、手部等。局部需要较大压力时，尽可能通过局部使用压力垫实现，而不是增加整个肢体的压力。儿童头部压力不应过大（特别是使用下颌套时），以免下颌骨发育不良而造成"鸟面"。

（2）处理：使用支架或矫形器保护或矫正。

七、不同部位烧伤压力治疗

（一）头面部烧伤

头面部瘢痕增生是影响烧伤者容貌和心理的重要因素，因此瘢痕的控制和压力治疗的有效实施是头面部烧伤康复治疗的重要部分。因头面部是人体最不规则的部位，应用弹力绷带难以有效的实施压力治疗，而量身定做的压力头套可提供有效的压力，是目前最为常用的头部加压方法，此外，由于压力头套测量、画图较复杂，为节省制作时间，也可在成品压力头套的基础上进行修改。

1. 头部压力套

（1）压力头套：适于头面部及下颌部较大面积烧伤所致瘢痕。压力头套由左右两片缝合而成。可对头面部提供有效的压力。测量及画纸样比较复杂但缝制容易。

（2）颌颈套：适于面部外侧、颈部、下颌部烧伤瘢痕加压治疗。特点为无头面部分，舒适性较好。

（3）下颌套：适于面部外侧、下颌部烧伤、小范围烧伤。特点为简单，易做、易穿戴。

2. 透明压力面罩　透明压力面罩加压属于特殊的加压方法。使用压力衣时，由于眼、鼻、口、耳附近，需留出该部位的开口，造成开口附近压力的降低甚至丧失，因此压力衣对眼、鼻、口、耳附近瘢痕抑制效果不太理想。于是，在1979年，Rivers等人报道了利用透明塑料面罩来治疗头面部瘢痕，这种透明面罩利用患者的面部石膏模来成形，它提供面部全接触的压力，使得患者或医务人员可以清楚地看到压力的效果，并易检测面罩的服贴性。透明压力面罩制作过程类似高温热塑材料矫形器的制作过程，包括在头面部石膏取型、灌模、修型、塑形、修剪及制作配件等步骤。透明压力面罩在中国台湾地区应用较多，在中国台湾张瑞昆等专家的推动下，已在广州、昆明、重庆等地举办培训班并在当地应用。

3. Watusi项圈（压力项圈）　由圆形塑料管逐层围绕颈部而成，主要用于提供一定的压力，防止瘢痕增生，并可维持颈部于伸展的位置，防止侧偏。其特点为：容易使用和调整，可根据需要加减项圈的层数；可置于薄的衣服之外。缺点为层与层之间压力不足而易形成褶皱，部分材料可能会引起皮肤过敏，由于是闭合的，和硬性颈托一样，可能导致皮肤的破损和创面恶化。

4. 压力垫　头面部由于形状不规则，要对需要的部位提供良好的压力，并减少对鼻子、耳朵的压力，压力垫应用十分普遍。

（1）面部压力垫：用于增加面部瘢痕的压力、减轻鼻部、眼部的压力。

（2）鼻部压力垫：主要用于鼻翼两侧，增加局部压力。

（3）下颌部压力垫：用于增加局部的压力。

（4）耳部压力垫：用于防止耳廓部位瘢痕的增生。

（5）颈部压力垫：用于增加颈部瘢痕的压力。

5. 支架　主要用于保护鼻部、下颌部及耳部及防治小口畸形。

（1）鼻部支架：用于保护鼻部避免因局部过大压力而塌陷。

（2）耳部支架：用于防止耳部变形和避免耳廓粘连于头部。

（3）下颌部支架：用于保护下颌部，避免因局部过大压力而变形。

（4）口部支架：用于预防和治疗小口畸形。

（二）躯干上部（腰部以上）烧伤

躯干烧伤虽不如肢体烧伤和面部烧伤常见，但往往面积较大，需进行加压治疗。躯干大体呈椭圆形，加之软组织丰富，压力治疗效果不如肢体治疗效果好。根据烧伤部位可使用长袖、中袖、短袖、无袖（背心）压力上衣。

1. 压力上衣

（1）长袖压力上衣：用于躯干及上肢大面积烧伤瘢痕。压力上衣由前后两片和袖子组成。测量及画纸样相对复杂但缝制容易。使用时需注意，因肩关节活动时影响腋部压力的大小，所以为了控制腋部瘢痕通常应同时使用8字带。

（2）中袖压力上衣：用于躯干及上臂大面积烧伤瘢痕。只是较长袖压力上衣少了前臂部分。

（3）短袖压力上衣：用于躯干及腋部烧伤或上躯干有烧伤而腋部、上肢无烧伤者。

（4）无袖压力上衣：即压力背心，用于躯干中下部烧伤，不适合于躯干上部烧伤（因无袖上衣会影响对上躯干施加有效压力）。

2. 压力垫

（1）心窝部及乳房间压力垫：由于为凹陷部位，存在瘢痕时应首先填平凹陷部位，再稍高出周围皮肤，以增加局部压力。

（2）胸、背、腹部压力垫：无特殊，适合局部增生性瘢痕，用于增加局部压力。

3. 8字带　用于腋部烧伤，应用海绵及弹力带制作，置于压力衣外，以确保在上肢活动时腋部能够施加有效的压力。

4. 支架　多不需使用。

（三）上肢烧伤

上肢是较易遭受烧烫伤和其他外伤的常见部位，上臂和前臂因形状较规则，呈圆柱形，是最易加压的部位，也是压力容易控制且治疗效果较好的部位。压力臂套包括上臂套、前臂套和全臂套。也可使用弹性绷带加压法，但由于每日缠绕不方便，压力难以控制，建议最好使用压力衣加压。

1. 压力臂套　适于臂部烧伤，使用时如需较大压力，则应与压力手套同时应用以预防手部肿胀。

（1）全臂套：适于上臂中远段及前臂烧伤，不合并腋部、上臂近端或上躯干烧伤者（如合并则应用压力上衣）。由两片组成，制作容易，穿戴方便，压力易于控制。

（2）上臂套：适于上臂中远段烧伤，不合并前臂及肘部烧伤者（合并肘部烧伤者使用全臂套）。

（3）前臂套：适于前臂烧伤，不合并上臂及肘部烧伤者。

2. 压力垫　除下述压力垫外，局部烧伤可使用硅凝胶压力垫。

（1）肘部压力垫：用于肘部烧伤，需特别注意压力垫应尽量不影响肘部活动，故需特别注意动力因素。

（2）上肢压力垫：无特殊用于增加局部压力，形状及大小根据瘢痕情况设计。

3. 支架　多不需使用。

（四）手部烧伤

手部烧伤是发生率最高、畸形率最高、对功能影响最大最直接的烧伤，早期处理不当会遗留严重功能障碍，手部烧伤治疗最重要的是防止和治疗水肿、瘢痕增生、挛缩、脱位等并发症的发生。压力治疗是预防治疗手部肿胀、抑制瘢痕增生、预防关节挛缩和脱位最有效的方法，应尽早实施、并持续足够长时间。

1. 压力手（指）套

（1）有指手套：适于手部（含手指）烧伤瘢痕，手部肿胀。压力手套由手背、手掌、拇指以及手指侧面的贴组成，常需加拉链。易于测量及画纸样但缝制困难。使用时需注意应露出指尖部以便观察血运情况，下同。

（2）无指手套：用于手掌和（或）手背烧伤而手指无烧伤者。由手背、手掌、拇指三部分组成。

（3）压力指套：用于单纯手指烧伤（不含近指根部及指蹼部烧伤，如含则需使用压力手套）。由前后两片组成，一般不需要如压力手套手指部的"贴"。

2. 压力垫

（1）单纯手背部压力垫：需考虑手不影响弓的活动，可使用硅凝胶压力垫，余无特殊。

（2）单纯手掌部压力垫：较少见手掌部瘢痕增生，需考虑填平凹陷部位，可使用硅凝胶压力垫。

（3）腕部压力垫：以不影响腕部活动为原则。

（4）指蹼部压力垫：常用"八爪鱼"垫，可使用瘢痕贴。

（5）虎口部压力垫：需先填平凹陷部位。

3. 橡筋带　用于指蹼部瘢痕增生，施加外部向指蹼方向的压力，注意避免引起手指肿胀。

4. 手部支架　主要用于保护掌弓。

（五）下部躯干烧伤

会阴部烧伤亦较常见，多见于全身大面积烧伤及跌坐于热液体中，会阴部烧伤容易发生瘢痕增生且对日常生活影响较大，压力治疗应尽早开始。

1. 压力裤

（1）压力长裤：用于躯干下部、臀部、会阴部合并下肢瘢痕加压，由两个前片和两个后片缝合而成，制作相对简单。臀部应根据体形进行恰当调整，尤其是女性，避免压力导致臀部下垂。

（2）压力短裤：用于躯干下部、臀部、会阴部及大腿根部烧伤。

（3）单腿长（短）裤：用于一侧躯干下部、一侧下肢烧伤。

2. 压力垫

（1）会阴部压力垫：多用于腹股沟等凹陷处，需先填平凹陷处。

（2）下肢压力垫（见下文下肢烧伤部分）。

3. 橡筋带　用于会阴部，保证活动时维持有效压力。

4. 支架　多不需使用。

（六）下肢烧伤

下肢烧伤多见于爆炸等大面积烧伤、掉入热的液体或热液洒到下肢等原因所致烧伤。与上肢一样，腿部也是易于进行压力治疗的部位。常用压力腿套进行加压，压力腿套包括大腿套、小腿套和全腿套。也可使用绷带加压法。

1. 压力腿套

（1）全腿套：适于大腿中远段及膝部、小腿烧伤，为避免足部肿胀，有时需要配合压力袜使用。大腿套包括前后两片，制作容易，使用方便，压力易于控制，加压效果好。

（2）大腿套：适于大腿中远段烧伤，不适于合并大腿根部或膝部烧伤。

（3）小腿套：适于小腿烧伤，不适于合并膝部及以上烧伤。常需配合压力袜使用。

2. 压力垫　与上肢压力垫类似，除以下外也可使用硅凝胶压力垫。

（1）膝部压力垫：类似于肘部，主要需考虑膝关节活动问题。

（2）其他部位压力垫：无特殊，如出现凹陷部位瘢痕应先填平。

3. 橡筋带　用于膝关节处，以保证活动时的压力。

4. 支架　多不需使用。

（七）足部烧伤

足部是烧伤好发部位之一，也是下肢烧伤后肿胀最易发生部位，因此常需进行压力治疗。

1. 压力袜

（1）分趾袜：适于足部及足趾烧伤，分趾袜由足底部、上部和后部及趾部的贴组成。测量容易，但画纸样及缝制较为复杂。

（2）不分趾袜：适于足部（不含足趾或仅有足趾近端背侧烧伤）烧伤，由左右两片或足底部、前部和后部三片组成。测量及缝制容易，但画纸样较为复杂。

2. 压力垫　类似手部，也可使用硅凝胶压力垫。

（1）足背压力垫：用于足背烧伤，需考虑不影响足部活动及服贴性。

（2）足跟压力垫：需先填平凹陷部位，打磨成形者较佳。

（3）趾蹼及足趾压力垫：类似手部指蹼压力垫。

3. 支架　多不需使用保护性支架，但有时需配合矫形器应用以预防脚趾上翘。

八、压力治疗注意事项

（一）应用前解释说明

应用前解释说明对患者能否坚持应用压力治疗和是否正确应用压力治疗相当重要。临床实践证明，使用压力治疗的最初两周关系到患者能否坚持正确应用压力治疗，因此使用前的解释说明非常重要。治疗师应深入向患者讲解瘢痕的发生和发展过程、压力治疗的作用、效果、长期使用的原因和不使用压力治疗的可能后果。因压力治疗早期可能会引起部分不适，如发生水疱、皮肤破损、瘙痒等，但两周后以上情况会好转，除控制瘢痕外，压力治疗还有一定的止痒作用，如果患者前两周能坚持压力治疗，一般都能坚持整个治疗过程。

（二）定期检查和调整

应定期检查和调整压力衣、压力垫和支架以确保安全和保证压力在有效范围，出现过松或过紧情况应及时找治疗师调整。

（三）压力治疗应配合其他治疗共同应用

压力治疗应配合其他治疗共同应用，如矫形器、功能性活动、牵伸、手术等。主动活动对维持关节活动是十分必要的，穿戴压力衣可进行一般性活动但不宜进行剧烈运动。

（四）压力衣应用注意事项

1. 设计制作注意事项

（1）所有瘢痕都应被压力衣覆盖，至少在上下5 cm范围。

（2）若瘢痕位于关节附近或跨关节，压力衣应延伸过关节达到足够长度，这样既不妨碍关节的运动，又不致压力衣滑脱。

（3）在缝制过程中，应避免太多的接缝；另外，在特定区域加双层及使用尼龙搭扣固定等方法可减少压力衣的牵拉能力。

（4）若皮肤对纯合成的弹力纤维材料过敏而不能穿戴时，应考虑换用其他方法。

2. 穿戴注意事项

（1）未愈合的伤口，皮肤破损有渗出者，在穿压力衣之前，应用敷料覆盖，避免弄脏压力衣。

（2）为了避免瘢痕瘙痒和搔抓后引起皮肤破损等问题，穿压力衣之前可用油膏和止痒霜剂、洗剂擦洗。对于多数人而言，适当的压力可明显减轻瘢痕处瘙痒。

（3）穿戴压力衣期间极个别的可能有水疱发生，特别是新愈合的伤口或跨关节区域，可通过放置衬垫材料进行预防。如果发生了水疱，应保持干净并用非黏性无菌垫盖住。只有在破损后的伤口过大或感染时才停止使用，否则应持续穿戴压力衣。

（4）在洗澡和涂润肤油时，可除去压力衣，但应在半小时内穿回。

（5）每个患者配给 2～3 套压力衣，每日替换、清洗。

（6）穿脱时避免过度拉紧压力衣。先在手或脚上套一塑料袋，再穿戴上肢部分或下肢部分会比较容易。

3. 保养注意事项

（1）压力衣应每日清洗以保证足够的压力。

（2）清洗前最好浸泡 1 小时，然后清洗。

（3）压力衣应采用中性肥皂液于温水中洗涤、漂净，轻轻挤去水分，忌过分拧绞或洗衣机洗涤。

（4）压力衣应于室温下自然风干，切勿用熨斗熨干或直接曝晒于日光下。

（5）晾干时压力衣应平放而不要挂起。

（6）定期复诊，检查压力衣的压力与治疗效果，当压力衣变松时，应及时进行压力衣收紧处理或更换新的压力衣。

（五）绷带加压注意事项

1. 绷带缠绕应松紧适宜，压力大小均匀，近端压力不应高于远端。

2. 及时更换及清洗绷带以保证需要的压力。一般绷带使用 4 小时内应重新缠绕或更换。

3. 注意观察肢体血运情况，避免压力过大影响肢体血液循环。

（六）压力垫和支架应用注意事项

1. 压力垫应覆盖所要加压的整个瘢痕组织，包括瘢痕组织外 3～5 mm。

2. 压力垫不宜过大，过大则不能建立需要的曲度。瘢痕面积较大时可进行分区处理，优先处理影响关节活动的区域和增生明显的瘢痕。

3. 靠近关节的压力垫应结合动力因素进行处理（如表面割出 V 形），以保证不影响关节活动和在关节活动时仍保证足够的压力。

4. 压力垫应定期清洁，保持局部卫生。一般同样的压力垫需要有两套。

5. 确保穿戴位置正确。因压力垫通常不易穿戴，在穿戴过程中易错位，穿戴位置不合适而容易引起局部不适。

6. 支架应光滑服贴，不应产生局部压迫，必要时可加用衬垫。

（赵传奇）

第四节　低温材料矫形器的应用

一、矫形器的概念

矫形器是在人体生物力学的基础上，作用于人体四肢或躯干，以保护、稳定肢体，预防、矫正肢体畸形，治疗骨关节、神经与肌肉疾病及功能代偿的体外装置。用于上肢的矫形器常称为夹板。通常作业治疗常用的矫形器为低温热塑材料矫形器。

低温热塑性塑料是指在 100 ℃以内的温度就能软化的一种特殊的热塑性材料（主要成分为聚丙烯

或聚乙烯化合物），软化后可以在肢体上直接塑形，不需要石膏造模，但强度较高温热塑性塑料低，多用于上肢矫形器的制作。低温热塑性塑料的特性包括可塑性、记忆性、牵拉性、抗指压性、黏附性等。具有制作和使用方便、重量轻、透气性好、穿着舒适、美观、不影响 X 线穿透、环保等优点。

矫形器在烧伤康复过程中发挥着重要的作用，贯穿烧伤康复的全过程。早期主要用于保护或及协助肢体摆放，以促进组织愈合、预防挛缩和畸形；中期主要用于对抗挛缩、改善关节活动度，最大限度地恢复肢体功能；后期多用于矫正畸形。

二、低温材料矫形器的种类

低温材料矫形器种类很多，根据不同的分类方式有不同的分类方法。

1. 按作用性质分类

（1）静态矫形器：矫形器穿戴后不能活动，常用来固定或保护肢体，又分为静态矫形器、序列性静态矫形器、渐进性静态矫形器。

1）静态矫形器：一般制作合适后不需要再调整，起固定或保护作用。

2）序列性静态矫形器：制作后根据病情或功能恢复情况需进行调整，如为纠正屈侧烧伤时腕关节屈曲情况，开始时将腕关节固定于最大伸展位，等伸展活动度扩大后对矫形器进行调整，重新固定于新的最大伸展位。

3）渐进性静态矫形器：矫形器制作时预留不同的位置，便于不同情况下使用，如为增加掌指关节屈曲角度，在牵拉手指的弹力带上预留不同档位，日间牵伸时用最紧的档位，夜间用较松的档位。

（2）动态矫形器：带有关节或弹力部件，矫形器穿戴后可以活动。常用于限制关节活动、代偿肌肉功能等作用。

2. 按治疗部位分类 按治疗部位不同，分为上肢矫形器、下肢矫形器及脊柱矫形器，每一分类再按部位细分为更多种类。此分类方法是目前国家标准及国际标准最为常用的分类方法。

3. 按治疗目的分类 包括固定矫形器、保护矫形器、抗痉挛矫形器、预防及纠正畸形矫形器、牵伸矫形器等。

三、矫形器的作用

概括起来，矫形器的主要作用有以下几点。

1. 稳定与支持 通过限制异常运动保持关节的稳定性，以恢复肢体的承重能力。

2. 固定和保护 通过对病变肢体的固定和保护，促进组织愈合。

3. 预防和矫正畸形 矫形器具有预防、矫正肢体畸形或防止畸形加重的作用。

4. 代偿功能 通过某些装置（橡皮筋、弹簧等）来代偿失去的肌肉功能，使麻痹的肢体产生运动。

5. 免负荷作用 应用承重矫形器，能部分或完全免除肢体或躯干的承重，促进组织修复，促使病变愈合。

6. 抑制痉挛 通过控制关节运动、持续牵伸，抑制肌肉痉挛。

四、烧伤后低温热塑矫形器应用原则

1. 基本原则

（1）注重团队合作，充分与医师及其他专业人员沟通，设计制作最为合适的矫形器。

（2）制作矫形器前，必须充分了解病情及功能需要，必要时查阅影像学资料。

（3）制作前详细向患者解释矫形器的作用、种类、穿戴要求、穿戴时间、价格等情况并最好提供样品供患者参考，避免制作后弃用。

（4）交付使用后应定期跟踪随访，并在需要时进行必要的调整。

2. 设计原则

（1）根据患者情况进行个体化设计。

（2）在保证功能和安全性的前提下矫形器尽可能简单。

（3）需注意新鲜瘢痕组织的耐受情况，必要时加衬垫/衬套。

（4）方便穿戴及查看创面情况。

（5）外形尽可能美观。

3. 制作原则

（1）选择适当的工具和制作材料。

（2）制作时注意保护皮肤和创面，如烧伤早期存在创面情况下，需先在创面覆盖无菌敷料，外加衬套然后才进行塑形。

（3）注意清洁及卫生，避免创面感染。

（4）充分考虑矫形器的力学作用，提高机械效率。

（5）若为扩大关节活动度，制作前先进行牵伸以达最大效果。

（6）保护重要部位及易受压部位，如掌弓、骨突部位等。

五、烧伤后低温热塑矫形器的适应证

1. 烧伤早期体位摆放及保护　烧伤早期，特别是大面积烧伤，通常需要将肢体放于对抗可能出现挛缩的位置，常用于协助手部、肩部、下肢的体位摆放。

2. 烧伤后关节挛缩、僵硬　由于瘢痕、肿胀、制动等原因，烧伤后常发生关节挛缩、僵硬等情况，矫形器可用于早期预防和治疗。常用部位为腕手部、肘关节、膝关节、踝足部等。

3. 合并神经损伤　可用于代偿失去神经支配肌肉的功能，促进神经恢复。

4. 关节畸形　烧伤后常易发生关节畸形，如手部爪状畸形等，可通过矫形器进行矫正。

5. 手/指缺失　部分患者由于严重烧伤导致部分手/指缺失，可通过矫形器（如临时性假指）代偿部分功能，协助完成日常活动。

六、烧伤后矫形器应用实施

（一）制作设备与工具

1. 恒温水箱　用于板材的加温，一般可控制水温在 0~100 ℃范围可调，并有恒温控制系统，通常温度控制在 60~70 ℃即可。

2. 热风枪　用于矫形器局部加工和修改时加热，多数有强、中、弱 3 种风速可选择。

3. 缝纫机　用于缝制布类及皮类配件、魔术贴等，手动、电动均可，最好能缝 1~5 层布。

4. 剪刀　包括强力剪（剪板材）、花剪（剪板材）、手术剪（剪软化的板材、纸样等）、缝纫剪（剪布、线）等。

5. 画图工具　尺、记号笔等。

6. 金属配件制作工具　如台钳、大力钳、手钳、螺丝刀、锤、锯、锉等。

（二）材料

1. 低温热塑板材　包括常用的不同性能、厚度（1.6 mm、2 mm、2.4 mm、3.2 mm）、孔眼密度（5%～15%）的板材。

2. 魔术贴　用于矫形器的固定，其中钩面较常用自带粘胶的，另外，可备不同颜色以满足不同用户需求。

3. 衬垫　用于矫形器内侧以减轻局部压力，增加舒适度。

4. 织带　用于固定矫形器，常用于较复杂动态矫形器及高温材料矫形器。

5. 金属部分制作材料　包括铝合金条、钢丝、螺丝、弹簧、铆钉等。

（三）矫形器应用流程

1. 制作前准备

（1）病情检查和评估：检查的内容包括患者的一般情况、病史、体格检查、关节活动度（ROM）、肌力、目前使用矫形器的情况。康复治疗组根据患者各方面的情况拟定康复治疗方案和矫形器处方。

（2）矫形器处方：康复医师应掌握矫形器的基本知识和各种矫形器的结构原理及其适应证，根据患者的情况开具最合适的矫形器处方。处方要求明确，切实可行，要将目的、要求、品种、材料、固定范围、体位、作用力的分布、使用时间等写明。

（3）矫形器装配前的治疗：主要用以增强肌力，改善关节活动范围和协调功能，消除水肿，为使用矫形器创造较好的条件。

2. 矫形器制作

（1）画纸样：在决定了要制作具体的矫形器后，第一步工作是画纸样，需要根据患者肢体形状绘制轮廓图，以轮廓图为依据，绘制出符合要求的矫形器纸样。具体步骤如下。①绘制轮廓图。②标记标志点。③画出所需纸样，测量肢体尺寸，以肢体轮廓线为基础，适当放大轮廓的尺寸，然后按所设计的矫形器画取相应图样。④剪纸样，沿纸样图剪下纸样。

（2）试样：将剪好的纸样放在肢体上查看是否符合所需要的尺寸。

（3）取材：将纸样放于板材上，沿周围将纸样画于板材上并剪下。

（4）加热及塑形：将裁剪好的板材放入60～70 ℃水温的恒温水箱中，待材料充分软化后取出，平整地放于桌面上，用毛巾吸干水分；操作者试温后置于患者治疗部位进行塑形。

（5）修整、边缘处理：观察初步塑形好的矫形器有无偏斜和旋转，关节角度是否达到要求，关节是否保持正常对线和其他治疗需要。如有差异，需在局部加温软化后进行调整，甚至重新塑形。当矫形器的基本形态完成后，应将多余的边缘剪去，并对边缘进行处理以使其光滑，通常可稍加热后用手指鱼际处抹平即可。

（6）加装固定带及附件：将处理好的矫形器在肢体上试戴，无明显问题后加装固定带及需要的附件（如弹簧、金属配件、橡皮筋等）。

（7）试穿：将做好的矫形器佩戴于患者肢体上，约10～15分钟后取下检查，检查有无不适及无压迫点并进行调整。

3. 训练和使用

（1）初检：了解矫形器是否达到处方要求、舒适性及对线是否正确、动力装置是否可靠，必要时进行调整。

（2）矫形器使用训练：包括教会患者穿脱矫形器、穿上矫形器进行一些功能活动，根据不同的品种进行适当的训练，如用屈指铰链矫形器进行抓握各种不同大小和形状的物体练习，熟练掌握外部动力矫形器的操纵。

（3）终检：由康复医师负责。检查矫形器的装配是否符合生物力学原理，是否达到预期的目的和效果，了解患者使用矫形器后的感觉和反应。矫形器合格后方可交付患者使用。

4. 随访 需定期进行随访，通常需在制作后第二日、一周、两周进行随访，对需长期使用矫形器的患者，可 3 个月或半年随访一次，以了解矫形器使用效果及病情变化，需要时应对矫形器做修改调整。

（四）矫形器的穿戴

1. 使用前指导 教会患者及家属掌握正确的穿脱方法，特别要求每次穿戴必须到位，固定带松紧适宜。

2. 明确使用时间 根据治疗需要确定穿戴矫形器的时间，并明确告知患者是白天穿戴，还是夜间穿戴，每次穿戴时间多久，需要穿戴的总时间等。

3. 穿戴稳定 矫形器穿在肢体上要稳定，避免松脱而影响治疗效果甚至造成磨损，矫形器的辅助部件如螺丝、弹簧、弹力筋要牢靠。

4. 紧密观察 矫形器的压力过大会影响肢体血液循环，要随时观察肢体有无肿胀、皮肤颜色有无异常，有无压痕，特别是在初装的前几天需特别注意。另外，每次穿戴前后检查皮肤情况。

5. 随诊 嘱咐患者在出现不适、矫形器松脱、功能变化明显时及时随诊，避免自行调整矫形器。

（五）矫形器的维护与保养

做好矫形器的维护与保养是保证矫形器治疗效果、延长矫形器使用寿命的重要措施，应在交付使用前告知患者，并最好连同使用时间、方法等内容一起提供给患者书面性的材料（如小册子等）。

1. 穿脱正确 按治疗师所教的程序和方法穿脱矫形器。

2. 保持干洁 保持矫形器干燥、清洁，防潮防锈。

3. 正确清洗 使用清水或肥皂水清洗，避免使用高浓度洗涤剂，避免接触化学物品，防止变性及老化。

4. 定期润滑 在金属关节部位经常涂抹润滑油，保持关节良好的润滑性。

5. 回避高温 一般超过 50 ℃的温度即会导致矫形器变形，因此不要把矫形器在高温下曝晒或烘烤，避免将矫形器置于发热的电器周围。

6. 防压防摔 暂不使用矫形器时，应放在安全的地方，防止重物的挤压及掉于地上，另外需避免矫形器接触到锐器。

7. 定期检查 经常检查矫形器有无松脱、固定带是否牢固、配件是否稳定。

8. 及时送修 若发现松动、破损等问题，应及时找治疗师修整。

七、烧伤后不同阶段矫形器的应用

1. **急性期**　烧伤患者早期因伤口疼痛及防止感染，往往将肢体放在屈曲位置，急性期最基本的原则是将肢体置于伸展位，目标是避免关节挛缩，为了保持身体各部位正常体位，如颈中立位，肩关节外展90°，肘伸展，腕手功能位，髋关节外展45°～60°，膝伸展，踝关节中立位，矫形器可起到固定、支持或辅助肢体摆放的作用。如果此期需使用矫形器，一定要确保安全，防止矫形器过紧而影响水肿的消退，同时应定期检查矫形器以避免压力过大。

一般来讲，跨关节的浅Ⅱ度以上的烧伤有发生挛缩的危险，因此通常需要使用矫形器进行预防性干预。矫形器穿戴的时间和次数取决于患者使用患肢活动的能力大小。若患者主动运动的能力减低，其穿戴矫形器的时间则应相应增加以维持功能性姿势及活动能力。若患者能够独立或借助辅助可进行主动的患肢的活动，那么可选择静态式矫形器，只在夜间穿戴。

烧伤术前及术后矫形器的干预时间还取决于患者的年龄、受伤时间和畸形的严重性。植皮后需要使用持续的静态式矫形器，以制动关节，有利于皮片存活。此时矫形器通常配合敷料一起使用，持续5～10天；且每次进行运动治疗时应先去除矫形器。而术后6周，只需夜晚佩戴矫形器就足够，但穿戴时间则因人而异，严重者可能需要持续佩戴1～2年。

2. **伤口愈合期**　在伤口愈合期，矫形器可预防瘢痕挛缩的发生和保护新植皮组织不会由于运动而引起断裂。需特别注意的是，此期一定注意矫形器不要因为放置不当或不合适而妨碍组织的愈合。为保证矫形器的完全适合，应使矫形器与肢体相服贴，同时，需有适当长度以保证其杠杆作用，边缘卷起或外翻以免压迫皮肤。

3. **康复期**　在此阶段，矫形器主要作用为减轻挛缩、预防畸形、保持肢体正常轮廓和辅助压力治疗。此期，关节活动训练的效果往往需要使用矫形器来维持，从而达到恢复功能和重建功能的目的。如果不加以控制，伤口收缩的力会扭曲或缩短新愈合的皮肤组织，引起进展性的运动功能下降；挛缩还可导致肢体外形改变。使用矫形器减轻挛缩或进行功能重建，应该密切观察皮肤有无起疱或破损等情况发生。

八、不同部位烧伤后常用的矫形器

（一）颈部矫形器

1. **颈部烧伤**　颈部烧伤多由热力、电、放射线和化学烧伤所致，据统计，颈部烧伤畸形约占烧伤后全身各部位畸形的9%～15%。颈部活动范围广，皮肤皮下组织及肌肉柔软松动，易遭损毁，并且颈前区为一个柔软的凹陷面，即使轻微的瘢痕也可以发生挛缩。严重烧伤所致的增生性瘢痕坚硬厚实，常与深部组织粘连、挛缩，将周围的正常皮肤牵拉、粘连、挛缩于瘢痕区，严重地影响颈部活动。如果累及下颌部时也可引发下唇外翻；如未能及时妥善处理，则产生明显的瘢痕，挛缩十分严重，常可造成下唇、额部与颈胸粘连，面部器官和胸腋部的皮肤也受到牵拉，产生严重的畸形和功能障碍。烧伤后瘢痕挛缩常常导致颈部的屈、伸、旋转等活动受限，语言和咀嚼功能受影响，严重者影响呼吸。此外，由于是外露部位，颈部挛缩的畸形也可导致心理障碍。

2. **颈部矫形器**　颈部矫形器主要用于烧伤早期维持头部良好位置，预防瘢痕挛缩，在康复期（瘢痕增生期），颈部矫形器可提供一定的压力，有利于抑制瘢痕增生。在制作颈部矫形器时，拉力必须要平均，而且低拉力效果会比高拉力好（不可过度拉伸），可以采用系列拉伸法。制作时还要考虑矫形器是否会影响患者的吞咽，要注意颈部两侧可能没有受到压力，还有要经常检查矫形器是否合身，然后作出适当的调整。

（1）软性颈托：由围绕颈部的泡沫塑料外包弹力织物制成，通常用于组织较为脆弱但又需要维持颈部于良好的位置时使用。可用于伤后任何阶段，尤其适合创面初愈时。其特点为：容易使用和调整，较舒适，可维持颈部后伸和防止侧偏，但矫形器易在颈部发生旋转。由于材料软，提供的压力小，对瘢痕的控制效果不明显。

（2）硬性颈托：由高温或低温材料制成的全接触式颈部矫形器，可提供硬性支持，可维持颈部于需要的位置，防止侧偏及旋转，此外，还可提供明确的压力，可用于控制瘢痕增生。其缺点为：较硬且不舒适，可能会引起水疱或皮肤发白、破损和创面恶化，因而使用时需注意经常检查皮肤。

（二）上肢矫形器

1. 肩部及腋下烧伤矫形器　腋部烧伤多见于深度烧伤，此部位是最容易发生烧伤后瘢痕挛缩的部位之一，严重烧伤时，瘢痕组织甚至可覆盖正常组织，互相连通，造成严重的功能障碍。瘢痕挛缩可造成肩关节不同程度的功能障碍，最为常见的是肩关节外展障碍和前屈障碍。因此，伤后早期将上肢置于合适的位置是预防腋部瘢痕挛缩的最有效的方法。通常需使用臂外展矫形器将肩关节固定于外展90°并水平内收10°位置。对于已发生挛缩的肩关节，应将矫形器固定于最大外展并稍前屈（10°）位。

（1）肩外展矫形器（airplane splint）：由低温或高温热塑材料制作的用于固定或支撑肩关节的矫形器，固定于躯干侧方，从髂前上棘向上延伸至肘部或腕关节（至少达肘部）。可应用于烧伤后治疗的任何阶段以保持肩关节外展并轻度水平内收，防止因瘢痕挛缩而致肩关节功能障碍。通常需要在患者身上直接塑形或取型，其优点为较合适，可分散压力到整个矫形器，不易产生局部压迫；缺点为不易调整。

（2）肩外展支架：主要由金属支条连接而成的预制的矫形器，用于支撑包括肩、肘、腕关节在内的整个上肢，肩、肘关节固定的角度可调。市面已有此类成品矫形器销售。其优点为使用、调整方便，易清洁和重复使用。缺点为因型号所限，合身性可能不足，因而较容易导致局部受压情况发生。

2. 肘部烧伤矫形器　肘部烧伤是比较常见的烧伤，临床上以屈侧烧伤为多见。同时，上臂或前臂的烧伤也可能影响到肘关节的活动和功能。由于烧伤位置的不同，上肢和肘部烧伤既可导致肘关节屈曲挛缩，也可导致伸展挛缩。

肘部烧伤早期需使肘关节固定于对抗可能发生挛缩的位置，如为上肢屈侧烧伤，则肘部应固定于伸展位，伸侧烧伤肘部应固定于屈曲位，若整个上肢烧伤通常将肘关节固定于功能位。对于已发生的瘢痕挛缩或关节挛缩，通常需要使用持续静态或动态矫形器予以纠正。

（1）屈肘矫形器：用于肘部伸侧烧伤早期摆位（通常固定于功能位，肘关节屈曲90°）和矫正肘关节伸直挛缩。

（2）伸肘矫形器：用于肘前部（屈侧）烧伤早期维持肘部伸直位，预防可能出现的屈曲挛缩；当出现屈曲挛缩时用于矫正。维持体位多使用静态矫形器，矫正畸形多白天使用动态矫形器，夜间使用静态矫形器。

3. 腕手部矫形器　手部为最易发生烧伤的部位之一，且手部烧伤易发生挛缩和畸形。手背烧伤可使手背横向挛缩，引起手横径缩窄，拇指内收，虎口狭小并向背侧移位，使手掌横弓由凹变平甚至反弓，而瘢痕的纵向挛缩又可引起掌指关节背伸。若有伸指肌腱中央束断裂，可出现近指关节屈曲，远指关节过度背伸，手部正常纵弓消失，腕关节掌屈形成严重的"爪形手"。表现为：掌横弓平坦或消失、纵弓消失，近指关节屈曲畸形，远指关节过伸畸形，拇指内收畸形，指蹼粘连和瘢痕性并指畸形，指甲畸形。

手掌烧伤较手背少见，主要表现为一指或数指屈曲粘连于掌部，或仅有蹼条状的瘢痕挛缩，妨碍手指伸展。

手部烧伤较易发生挛缩和畸形，严重影响手的功能和工作生活能力。早期使用矫形器预防是十分重要的措施，当已发生挛缩或畸形时，亦可应用矫形器纠正。手部烧伤常用的矫形器有：手保护位矫形器、拇指外展矫形器、对掌矫形器、屈指矫形器、分指矫形器等。

（1）手保护位/安全位矫形器：用于手部尤其是手背烧伤的早期，预防因瘢痕挛缩而引起的侧副韧带挛缩所出现的掌指关节过伸、指间关节屈曲畸形。此矫形器要求腕关节背伸30°，掌指关节屈曲45°~70°，指间关节伸直，拇指对掌位。

（2）屈指矫形器：主要用于手背瘢痕挛缩而致掌指关节屈曲受限时，多使用渐进性静态矫形器。

（3）拇指对掌矫形器：通过矫形器将拇指固定于对掌位以保证手功能，多使用渐进性静态矫形器。

（4）拇指外展矫形器：主要用于虎口挛缩而导致拇指不能外展者，此矫形器要求拇指尽量外展，制作时注意外展的力加于拇指近节指骨及腕掌关节，而不是加于远节指骨（拇指外展效果不明显且易导致指间关节过伸），同时矫形器的长应超过示指近指关节以保证对虎口施加足够的压力。

（5）分指矫形器：可用于早期预防指蹼增生或粘连，出现指蹼瘢痕增生或挛缩时可用于纠正。

（三）下肢矫形器

1. 髋部矫形器　髋部烧伤较少，但如发生会阴部烧伤，容易出现瘢痕增生，且易导致髋关节内收位挛缩。给步行、护理、个人卫生和日常生活带来诸多不便。

髋部或会阴部烧伤后，早期应将髋关节置于外展45°~60°位，以防止会阴部瘢痕挛缩。最为常用的是髋关节外展矫形器。该矫形器置于膝部，由两个C形托和中间支架组成，通过阻挡膝部内收而使髋关节保持在外展位。

2. 膝部矫形器　下肢大面积烧伤早期通常需要将膝关节置于伸直位，以利于日后步行功能的恢复。但如果仅为腿前部（伸侧）烧伤，则需将膝关节固定于屈曲90°位。

膝部烧伤常用膝伸直位矫形器，下肢大面积烧伤时，常将下肢置于较长的C形槽内，外加固定带固定，以保持膝关节于伸直位，通常需同时加支条将髋关节置于外展位。

3. 足踝部矫形器　足背瘢痕挛缩可引起踝关节和跖趾关节的过度背伸畸形；踝关节后部烧伤常伴跟腱挛缩，引起跖屈畸形；足踝部烧伤常常导致踝关节跖屈挛缩，从而影响步行功能。

足踝部矫形器最为常用的为踝足矫形器，将踝关节固定于中立位（90°）。用于站立及行走的足踝部矫形器常用高温材料制作，也可用较厚且强度较大的低温材料。

九、烧伤后矫形器应用注意事项

矫形器在烧伤康复中发挥着重要的作用，但如果使用不当，会影响创面的愈合、造成皮肤的破损，严重的会导致肢体畸形的发生。因此在使用时应注意以下问题。

1. 使用前应充分进行评定，开具矫形器处方，明确使用目的、方法、方式、材料、使用时间、注意事项等内容。

2. 设计矫形器时，应慎重考虑生物力学之要求，避免过大压力导致皮肤及肌肉组织受损。

3. 设计抗挛缩矫形器时，应考虑长时间低拉力的矫形器，而不是高拉力之矫形器。

4. 制作时应特别注意，避免伤及创面或新愈合的组织。

5. 尽量选用透气性好的材料，以避免皮肤"发白"或破溃等情况的发生。

6. 矫形器边缘一定要进行处理，如加软垫或边缘卷起以防止压迫局部皮肤。

7. 矫形器交付患者使用前应先教会穿戴、使用及保养方法，并制定使用时间表。

8. 因患者愈合情形不一，有时会出现水肿问题，故定期检查和调整十分重要。

9. 矫形器需配合功能锻炼使用。

10. 儿童使用时应注意避免影响发育或导致畸形的发生，如颈部矫形器不应限制下颌以免造成下颌后缩畸形。

11. 应根据创面和瘢痕增生情况定期对矫形器进行调整。

12. 经常清洗，以保卫生及防止感染。

（赵传奇）

第五节　日常生活活动训练

日常生活活动（ADL）是指人类为了达到独立生活而每天必须反复进行的最基本的、具有共同性的动作群，即进行衣、食、住、行及个人卫生等基本动作和技巧。广义的 ADL 还包括与他人的交往，以及在社区内乃至更高层次上的社会活动。

烧伤患者由于烧伤直接或间接导致肢体不完整，或关节功能障碍，或瘢痕增生，或创面水疱干扰，或感觉过敏等，使得烧伤患者参与 ADL 活动时有不同程度受限，给患者或照顾者带来了不同程度的压力和负担。

为了促进烧伤患者的独立生活能力，减轻照顾者的负担及家庭经济压力，应针对烧伤患者不同时期的功能情况给予个体化的 ADL 训练，帮助患者生活自理，提高患者的家庭及社会参与能力。本节就烧伤患者住院期间的 ADL 训练从体位摆放（Positioning）、自我照顾活动训练、家务活动训练、社区适应训练、康复宣教、训练注意事项方面进行详细介绍。

一、体位摆放

烧伤后 24～48 小时胶原合成和挛缩开始发生。早期的 ADL 训练以体位摆放为主。正确的体位摆放的目的是减轻水肿和保持患侧肢体在对抗挛缩的位置。由于患者最舒服的体位是屈曲体位，而这种体位极易导致和加重挛缩的发生。故正确的体位摆放应该在考虑烧伤皮肤表面伤口的前提下进行各关节对抗挛缩的摆位，并应配合经常性的主动活动和定时的体位变换。各部位的功能体位如下述。

颈部：颈前烧伤，颈肩部放一小长枕使颈部处于轻微伸展状态，但应保证患者保持口部闭合。颈后或双侧烧伤，保持颈部中立位。

肩部：腋下烧伤时肩关节外展 90°～100°和外旋位。

胸腹部：躯干伸展，脊柱下垫毛巾卷。

肘部：屈侧烧伤保持肘完全伸展位，但白天要做肘部关节活动。肘伸侧烧伤应保持肘屈 70°～90°。

腕与手：手背烧伤时使腕掌屈，掌指关节屈曲，诸指间关节伸直，拇指外展。掌侧烧伤时腕、掌指、指间关节均伸直。全手烧伤时腕关节背伸 25°~30°，掌指关节屈曲 45°~70°，指间关节伸直，拇指外展对掌位。

髋部：保持伸展位。

膝部：保持伸直位，膝前部烧伤保持轻微屈膝位。

踝部：保持在中立位。

如果患者不能自觉地维持正确的功能体位时，必要时可用矫形器辅助固定。

以上体位摆放需要持续到下床以后的一段时间。为了让患者更好地主动配合此期的体位摆放，应对患者及照顾者进行解释并取得其理解和支持。

如遇植皮手术，患者通常要制动植皮区域及其远端与近端的关节。制动期的长短取决于医师的习惯与手术部位。制动期一般为 5~7 天。植皮术前与医师讨论植皮术后体位摆放需求，并提前准备好体位摆放所需要的用具，以供手术结束后马上使用。需要考虑的是术前或术后的矫形器都应该使移植处的表面积得到最大的拉长。如手背的植皮，应使腕关节处于中立位，掌指关节屈曲，拇指外展位。

一旦确定好要摆放的体位，可以在床边粘贴体位摆放要求表，并应该跟护士沟通以帮助监督患者更好地执行正确的体位。

二、自我照顾活动训练

（一）自我照顾活动训练

当患者可以部分或完全离床时鼓励患者独立完成进食、修饰、洗澡、穿衣、如厕等自理性活动。烧伤后四肢及躯干运动功能保存良好的患者不需要特意训练，只需要在日常生活中按照自己的生活作息习惯来完成即可。

（二）自我照顾技巧学习

当肢体功能不能满足按照往常的生活习惯来进行一些自我照顾活动时，自我照顾技巧的学习可以帮助这类患者。

1. 穿衣技巧　先穿活动受限的一侧，再穿健侧；在手部穿上一塑料袋或一次性手套后再穿压力衣比较容易穿进；穿胸衣时如关节活动度不允许在背后系扣子就先在胸前把扣子系好再调整胸衣的前后位置。

2. 对于颜面部损伤的患者可学习化妆技巧。

（三）辅助具使用和训练

当应用一些技巧仍不能够较好地完成自我照顾活动时，作业治疗师可以向患者提供适应性辅助用具，如加粗或加长手柄的勺子辅助进食、长柄沐浴刷辅助患者刷洗后背和下肢、拾物器帮助屈膝功能不好的患者穿裤子等，以提高患者自我照顾能力。常用的辅助具总结如下。

1. 进食辅助具　如加长/加粗手柄勺子、带弹簧片的筷子、万能袖套、C 型夹。

2. 洗澡辅助具　长柄沐浴刷、带圈的长条沐浴球、洗澡椅。

3. 穿衣辅助具　拾物夹、扣扣子辅助具、拉链圈。

4. 沟通辅助具　电脑敲击棒，书写辅助具等的使用训练。

三、家务活动训练

家务活动训练对于患者出院后回归家庭十分重要。在家务活动训练中患者被期待更多地主动参与角色，虽然有些患者仍然对家务活动有余悸，如煤气爆炸伤的患者不敢接近煤气炉。我们作业治疗师可以从以下三方面帮助患者。

1. 具体家务活动训练　具体家务活动如备餐、清洁、整理衣物、整理房间、家电使用等训练。在训练中应注意帮助烫伤或火烧伤的患者克服对热水、热炉子、火、电熨斗等热源的恐惧。

2. 辅助器具使用训练　隔热手套、特制砧板等辅助器具的使用训练。

3. 预防损伤技巧的学习　如何避免烧伤皮肤感觉障碍区的烫伤、切割伤、磨损伤等二次伤害。

四、社区适应训练

出院前的社区适应训练对于患者出院后重返社区尤为重要。烧伤患者特别是颜面部烧伤的患者害怕重返社区。在治疗师的指导和陪同下使用公共交通工具、购物、处理银行业务等社区活动训练可帮助患者重拾信心。此期需要强大的心理辅导和支持。相近程度的烧伤患者可以组织起来一起进行社区适应训练。

五、康复宣教

在患者住院期间需对患者和照顾者进行烧伤护理教育，而对患者及照顾者进行康复教育在帮助患者从医院到家庭的过渡尤为重要。宣教内容包括创面愈合、瘢痕挛缩的后果，保持 BADL 和 IADL 独立的重要性，坚持功能锻炼，瘢痕管理技巧和原则及出院前综合家庭护理教育。这些宣教的内容不仅仅停留在口头宣教，而更多的可以结合书面、影像的方式进行。同时也应该在治疗师的指导下针对创面护理、压力衣和矫形器的应用等问题提供给患者和照顾者实践的机会。

家庭宣教指南如表 3 - 5。

表 3 - 5　家庭宣教指南

项目	需要的信息
创面护理、体位摆放	穿衣变换技巧，肢体抬高
皮肤和瘢痕护理	避免晒太阳，预防二次损伤
日常生活活动（ADL）	技巧和辅助具
矫形器和支具	穿戴时间、注意事项
压力衣	目的，换洗、调整、穿脱技巧
锻炼	频率，特殊部位的技巧

六、注意事项

作业治疗师应根据患者的功能情况给予不同的 ADL 训练。进行训练时我们应该注意避免患者被动接受训练，鼓励患者以正常的运动模式在正常的时间框架内实现日常生活活动的全面独立。同时训练不应产生损伤。而且应加强与患者和家属的沟通，因为患者和照顾者对训练的理解和支持直接影响训练的效果。

七、烧伤不同阶段的 ADL 训练

烧伤后急性期，患者的日常生活自理能力常因医疗辅助装置而受到限制，例如使用呼吸机、导尿管、引流管等，患者的 ADL 需要依赖他人护理。当患者不再需要医疗辅助装置，且能够通过口部饮水和进食时，作业治疗师应和言语治疗师一起，共同评估患者的进食能力。水肿与加压包扎亦会影响患者进食与洗漱，作业治疗师可以加粗餐具、梳子、牙刷、剃须刀和钢笔的手柄，或使用带有吸管的杯子，亦可以选择自助具辅助执行日常活动，例如可调角度的书架、翻书器、纸牌夹子等，辅助患者独立进食和梳洗等基本的 ADL。烧伤急性期，暂时的环境改造、辅助装置的使用，以及患者自身的代偿技术，可以促使患者独立完成 ADL。一旦患者能够自行完成 ADL，则应尽早去除相关的辅助装置，向患者展示其功能的进步。作业治疗师向患者传达其康复治疗的目标应该是，在正常时间内、正常运动模式下独立完成所有日常生活活动。

植皮术后早期（第一周），由于手术部位需要制动，患者很难完成基本的 ADL，因此，此阶段患者通常需要借助改良的活动、自助具或辅助装置，进行基本的日常生活活动，临时的、简单的 ADL 适应性技术包括，仰卧在床的患者使用三棱镜眼镜、能够穿戴支具的普通袖口、延长餐具与梳洗用具的手柄。鼓励患者手术早期进行 ADL 训练的目的是，维持患者现有 ADL 自理能力，培养患者的自我实现和自信心。持续的情感支持和烧伤护理的教育亦非常重要。

烧伤康复期，患者被期望能够主动参与制定康复目标，独立完成基本的 ADL，并能够积极参与康复治疗，重建伤前的生活、工作、娱乐的角色，重返正常的生活模式，回归社会。治疗师应鼓励患者独立完成其力所能及的全部日常生活活动，此观点无论是对患者的生理方面，还是心理方面都很重要，其不仅有利于维持和锻炼患者减退的肌耐力，扩大其僵硬且疼痛的关节的活动范围，而且能够使患者形成自我照顾的意识，预防伤后的抑郁情绪与依赖性。

患者出院前，治疗师应对其进行家访，并安排患者在作业治疗部的家居模拟训练室，模拟练习 ADL 和家务劳动能力，确保患者回家后能够生活自理。大部分烧伤患者由于烧伤后的毁容和瘢痕的形成，对出院产生恐惧和焦虑，甚至拒绝出院和回归社会，此时，烧伤小组的成员应理解患者的一些反常行为，并鼓励和支持患者走出医院或康复中心。作业治疗师在患者出院前，应组织一群烧伤患者一起进行社区内的小组活动，例如去超市购物、进行户外的体育活动、外出餐馆喝茶等，帮助患者克服心理障碍，提前适应社区生活，顺利回归社区。此外，治疗师应与患者及其家属和朋友认真沟通，鼓励患者出院后尽量独立完成全部的 ADL，减少患者的依赖性，除非部分活动较为复杂致使患者不能完成，家属可以辅助其完成。

（赵传奇）

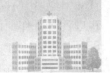

第四章　烧伤常见症状的康复

第一节　疼痛

一、烧伤疼痛的分类及机制

疼痛是一种令人不快的感觉和情绪上的感受，伴有实质上的或潜在的组织损伤。烧伤疼痛是指患者的皮肤、黏膜或深部组织被热、冷、光、电等致伤因素损伤后，以及在后续的治疗过程中，患者主观上产生的不愉快的感觉与体验。

按烧伤患者疼痛发生原因、时间和强度的不同，可将烧伤疼痛分为烧伤急性疼痛（Acute pain after burns）、烧伤背景性疼痛（Background pain in burns，静息痛）、烧伤操作性疼痛（Procedural pain in burns）、烧伤手术后疼痛（Postoperation pain in burns）、暴发性疼痛（Breakthrough pain in burns）及其他六类。

（一）烧伤急性疼痛

是指自烧伤即刻到伤后 2~3 天内出现的急性剧烈性疼痛。它与以下几个方面的因素有关：①由于皮肤组织被破坏、皮肤完整性受损，使皮肤神经末梢受损或暴露，受损或暴露的神经末梢本身有异位电流产生导致疼痛；或因空气和周围环境中各种因素的刺激而产生疼痛。②皮肤烧伤后诱发局部或全身性炎症反应，产生如 5-羟色胺、组胺、血清素、激肽及缓激肽、前列腺素、乙酰胆碱、P 物质等多种致痛炎性介质，作用于神经末梢，引起烧伤创面局部或周围急性、剧烈疼痛。③因烧伤后继发创面肿胀、皮肤张力增高等刺激或压迫皮肤神经引起持续疼痛。④烧伤后烧伤创面局部或创周因血管收缩、血液淤滞、微血栓形成，引起缺血缺氧、酸中毒等造成创面及创周疼痛。⑤烧伤后因创面或创周竖毛肌受理化及生物因素刺激引发痉挛，从而产生疼痛。

此类疼痛剧烈强度和持续时间与个体因素、烧伤原因、受伤部位、烧伤面积、烧伤深度等相关，持续 2 小时到数天不等。因烧伤受累范围往往较其他一般创伤大，烧伤急性疼痛极为剧烈，WHO 烧伤疼痛分级将其归类于重度疼痛。

（二）烧伤背景性疼痛

指在烧伤急性疼痛后，在烧伤创面愈合进程中，或在创面愈合后瘢痕增生、挛缩过程中，烧伤患者在静息状态下出现的不愉快感觉或主观感受。烧伤背景性疼痛往往在休息及夜间更为突出，可影响患者的睡眠。按背景性疼痛的性质与发生时期不同，可将其分为创面修复期背景性疼痛与创面愈合后瘢痕增生挛缩期背景性疼痛。二者并无严格的时段区分，如在创面修复过程中尤其是在创面愈合后期，患者往

— 80 —

往往存在因瘢痕增生甚至挛缩引起的背景性疼痛。同样，在瘢痕增生挛缩期也存在残余创面、新生创面引起的愈合性背景性疼痛。

1. 创面修复期背景性疼痛 指创面修复过程中，因创面局部干燥、皮肤神经末梢暴露等物理因素而致创面疼痛；也可因烧伤创面局部的炎症反应、受压、感染、肿胀等而引起疼痛；同时，创面本身在自然愈合或手术后愈合过程中也易引起不愉快的感觉与主观感受。创面背景性疼痛往往会因应用暴露、半暴露等而诱发或加重。疼痛强度多为中度，有时也较为剧烈。许多患者由于创面愈合过程中肉芽组织生长、上皮细胞移行等，除描述为疼痛外，还常伴有蚁行、痒痛等不快的感觉与主观感受。研究发现，在换药后一段时间内，背景性疼痛明显加剧；而手术去除坏死组织、皮肤移植后，可明显减轻同一部位的创面愈合期背景性疼痛。

2. 瘢痕增生及挛缩期背景性疼痛 指创面愈合后，因瘢痕组织充血、增生、挛缩而在创面局部或周围引起疼痛等不愉快的感觉。也可因创面愈合后，新生上皮疼痛过敏，或因温度、湿度调节能力不全引发神经末梢受刺激，或因成纤维细胞、肌纤维母细胞生长增殖活跃、聚积的胶原挛缩等而引发疼痛。除疼痛外，许多患者还伴有瘙痒、发热、痒痛等不适。这类疼痛强度多为轻到中度疼痛，可通过综合管理达到疼痛控制的目的。

（三）烧伤操作性疼痛

指在烧伤病程中的各种诊疗操作所引发的不愉快感觉或主观感受。最多见的烧伤操作性疼痛是换药痛，指在医护人员在进行创面换药治疗操作中引起的疼痛。这类疼痛往往极为剧烈，其强度与患者耐受情况、创面情况、操作方式、医护人员的熟练强度等有关。研究发现，换药过程中以去除创面内层敷料时疼痛最为剧烈，其次是创面清创与创面局部的其他操作。除换药痛外，烧伤操作性疼痛还包括在烧伤病程中的其他各种诊疗操作，如动静脉置管或更换气管导管、尿管与胃管等引起的疼痛。医师与患者往往能预见并估计烧伤操作性疼痛的发生及强度，如能进行有效管理，可使这种疼痛降低到最低限度。

（四）烧伤术后疼痛

指手术区及供皮区较大范围的疼痛。疼痛强度与持续时间与患者情况、手术情况、术后管理等密切相关。烧伤术后疼痛强度一般为中、重度，与其他学科术后疼痛有相似之处，但有烧伤专科的特殊性，如供皮区疼痛较明显，持续时间较长等。供皮区的疼痛程度和持续时间与包扎的敷料种类、包扎技巧、有无淤血等相关。

（五）烧伤暴发性疼痛

指在各种烧伤疼痛有效管理与治疗过程中，出现的疼痛性状突发性改变、疼痛强度突发性加重等。这种情况首先应排除可能的新刺激因素的影响，再通过调整疼痛控制方案，以期达到最好的治疗效果。

（六）其他

在其他学科的疼痛分类中常将瘙痒、忧郁、焦郁等这类不快感觉或主观感受也归入疼痛范畴，而几乎所有的烧伤患者均伴有不同强度的上述不适。所以在烧伤疼痛管理中同样应包括对这类不适的管理治疗。

二、烧伤疼痛的现状与危害

烧伤无论在和平时期和战争时期都是常见创伤，一般以热力烧伤为主。随着现代工农业生产技术的发展，化学和电烧伤呈增多的趋势。

几乎所有的烧伤均可导致严重的疼痛。烧伤疼痛不仅给患者带来痛苦，影响患者日常生活、社会交往、情绪与睡眠，并可带来一系列心理及社会问题。Patterson 和 Chapman 的研究表明，烧伤疼痛控制不当可导致不良精神预后，大约有 25% ~75% 严重烧伤患者罹患抑郁、性格异常及存在药物滥用等情况，严重的甚至有自杀企图和暴力倾向。同时，疼痛还影响烧伤患者的预后与转归，并可直接影响烧伤创面的愈合速度与愈合质量。

随着对疼痛研究的深入，新型镇痛药物的研发，疼痛管理策略与措施的发展，不同学科渐提出了建立无痛病房甚至无痛医院，部分医院已开始实施。遗憾的是，目前国内仅仅少数几家医院开展烧伤镇痛，大多数单位并未对烧伤疼痛管理给予足够的重视。其实，烧伤疼痛管理是一个普遍问题，随着社会的进步，人们对医疗服务能力提出了更高的要求。单纯的治愈创面已不能满足患者的需要，医务人员需要尽快接受并实施无痛诊疗，最大限度缓解患者烧伤后及治疗过程中的疼痛。

三、烧伤疼痛管理

（一）成人烧伤疼痛管理

1. 成人烧伤疼痛的评估　目前有多种疼痛强度评估方法，常用的有数字评分法（numerical rating scale，NRS）、面部表情分级评分法（face rating scale，FRS）、视觉模拟评分法（visual analogue scale，VAS）和主诉疼痛强度分级法（verbal rating scales，VRS）等。其中数字评分法使用 10 cm 长的疼痛量尺，告诉患者"0"代表无痛，"10"代表最痛，让患者自己在数值 0 ~10 之间选用最合适的数字代表其此时的疼痛强度。分值为 1 ~4 分定义为轻度疼痛，5 ~6 分定义为中度疼痛，7 ~9 分定义为重度疼痛，分值为 10 时定义为极度疼痛（图 4 – 1）。

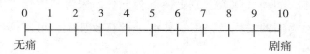

图 4 – 1　疼痛量尺

2. 成人烧伤疼痛管理人员组成　美国、欧洲、澳大利亚等国家均根据自己国家或地区的实际情况，结合烧伤疼痛的特点，制定了烧伤疼痛管理指南。为规范烧伤疼痛管理，应成立专门的烧伤疼痛管理小组，由经管医师、当班护士、值班医师、疼痛专科医师、心理治疗师、患者与患者家属六个方面的人员组成。

（1）经管医师：主要负责烧伤背景痛及操作性疼痛的管理。经管医师最清楚患者在治疗过程中的各种背景痛，从而可针对性地进行治疗与管理。同时，经管医师可准确预见烧伤患者的操作性疼痛，尤其是最常见的换药痛的发生。在进行可能引起疼痛的医疗操作前、中、后均应根据操作痛的原因、性状、强度等进行预防性及针对性处理与治疗；并根据疼痛专科医师的建议，对烧伤患者各种疼痛管理方案进行个体化治疗。经管医师还应对患者及患者家属进行疼痛方面的知识介绍与心理疏导，以更有利于烧伤疼痛的管理与治疗。

（2）当班护士：负责定时或不定时病房巡视，及时发现烧伤患者疼痛强度及性状等的变化，包括背景性疼痛的改变、操作性疼痛与术后疼痛管理效果、新出现疼痛、暴发性疼痛等，并记录在案，且应立即报告值班医师或经治医师，以便及时根据医嘱进行针对性的治疗与处理。当班护士同时还负有对患者及患者家属进行疼痛方面的知识介绍与心理疏导的职责。

（3）值班医师：负责烧伤急性疼痛，尤其是新入院烧伤患者伤后急性疼痛的管理，必要时应请疼痛专科医师会诊协助处理。同时，根据当班护士的报告，对控制效果不佳的各种疼痛、新出现的疼痛等进行处理。值班医师还应加强间断性有重点的查房，明确个别重点烧伤患者疼痛相关情况，并及时进行相应处理，如调整镇痛方案、请疼痛专科医师会诊等。

（4）疼痛专科医师：负责协助烧伤科各种类型疼痛管理方案的制订，并定期与烧伤科医护人员、患者及患者家属进行交流沟通，调整并完善烧伤后各种类型疼痛管理方案。同时，疼痛专科医师还负责复杂性疼痛及控制效果不佳的各种烧伤疼痛、暴发性疼痛等的会诊与管理，协助烧伤疼痛个体化管理方案的制订等。

（5）心理治疗师：心理治疗在各种疼痛管理中越来越受到重视，所以心理治疗师是烧伤疼痛管理小组中不可或缺的组成部分，并在烧伤治疗中尤为重要。他们不仅应负责烧伤疼痛的心理疏导与治疗，还应负责烧伤患者的其他心理障碍的治疗与处理。

（6）患者与患者家属：负责及时发现各种烧伤疼痛的变化、新出现疼痛、疼痛治疗效果等，并立即向经管医师、当班护士、值班医师等报告及描述疼痛的性状与强度；患者与患者家属还应接受烧伤疼痛相关知识的培训，共同参与各种烧伤疼痛的管理，尤其应积极参与烧伤疼痛的心理治疗。

3. 成人烧伤疼痛的管理与治疗　一旦患者有镇痛需求，或疼痛评分大于 3 ~ 5 分以上时，均应积极实施有效的疼痛控制方案，以减轻、控制患者的疼痛。并在疼痛管理过程中监测疼痛控制效果，必要时增加用药剂量，或联合用药；或改用或联合其他疼痛控制措施，以达到最佳的疼痛控制效果。与其他专科疼痛治疗相似，烧伤疼痛同样包括药物性治疗与非药物性治疗。非药物性治疗主要包括冷疗、选择合适治疗方案、湿性换药、音乐及视频治疗、心理疏导、疼痛知识的宣传讲解六个方面。

（1）非药物治疗

1）冷疗：对烧伤急性疼痛有较好的镇痛效果。通过冷水、自来水等直接冲洗刚受伤创面，持续时间最好在 20 分钟以上。冷疗可直接终止热力对皮肤组织的进一步损伤、减少 5 - 羟色胺等的生成、降低暴露神经末梢痛觉灵敏度、减少创面血流及肿胀程度等，因而对烧伤急性疼痛具有较好的镇痛效果。需要注意的是，冷疗的温度控制在 10 ~ 20 ℃之间即可（夏天可以适当降低），不要刻意追求低温，温度过低则可能加重损伤。

2）选择合适的治疗方案：烧伤治疗方案的选择对预后具有很大影响，有时甚至直接决定了病情的转归。对于中小面积烧伤，如果为浅Ⅱ度，则可以通过选择合适的外敷料减轻换药次数；如果为深Ⅱ度或Ⅲ度烧伤，可以选择尽早实施手术植皮。对于大面积烧伤，则需要通过建立层流烧伤病房、严格病房管理、加强手卫生、推行标准预防理念等措施控制烧伤感染，减少换药次数，减轻患者操作性疼痛。

3）湿性换药：通过在换药过程中，尽量使全层敷料浸湿，尤其是与创面直接接触的内层敷料完全浸湿。并通过在换药过程中操作轻柔，减少由于更换敷料等原因引发的疼痛。

4）现代敷料的应用：包括不粘敷料、湿性敷料、水胶体敷料、抗感染敷料等的应用，达到减轻烧伤创面背景性疼痛或换药痛等目的。

5）音乐疗法：音乐疗法在疼痛管理中的作用是肯定的。音乐可使患者感到轻松、愉悦，一般以柔和的背景音乐为主，也可播放患者喜欢、轻松的乐曲，能显著影响人体大脑右半球功能，使脑垂体分泌具有止痛作用的内啡呔，从而减少疼痛，降低儿茶酚胺水平。音乐的声响控制在患者易接受的范围内，一般为 50 ~ 60 dB。

6）模拟视频：国外有多家单位进行了这方面的研究与应用，即通过一些模拟视频、优美的画面或扣人心弦的场景减少患者对疼痛的关注度，从而达到疼痛控制的目的。多通过头盔及眼镜式装置进行。在没有专业条件情形下，可通过放映患者喜欢的电影、电视剧等达到类似的目的与效果。

7）疼痛知识的宣讲与心理治疗：心理治疗在各种疼痛管理中越来越受到重视，所以心理治疗师是烧伤疼痛管理小组中不可或缺的组成部分，并在烧伤治疗中尤为重要。他们不仅应负责烧伤疼痛的心理疏导与治疗，还应负责烧伤患者的其他心理障碍的治疗与处理。对患者及患者进行烧伤及疼痛知识的宣讲有利于舒缓患者的焦虑及疼痛程度，有利于烧伤疼痛的管理。

（2）药物治疗：镇痛药物按其作用部位可分为作用于中枢神经与外周神经的镇痛药物。按药理学特点分为阿片类镇痛药、非甾体类抗炎镇痛药（non‐steroidal anti‐inflammatory drug，NSAIDs）、辅助类镇痛药及其他，共四类。阿片类镇痛药物通过作用于中枢与外周的阿片受体而发挥镇痛作用，其镇痛效果较强，常用于中重度疼痛的治疗。其代表性的药物有吗啡、哌替啶、芬太尼、羟考酮、美沙酮等。NSAIDs 类是临床上应用最为广泛的镇痛药物，主要用于轻、中度疼痛的治疗。它主要通过抑制环氧化酶（cycloxygenase，COX）活性，减少前列腺素等致痛致炎因子的合成而产生镇痛、抗炎等作用。根据对 COX 作用的选择性，可将 NSAIDs 分为非选择性抑制 COX 类镇痛药物及选择性镇痛药物。对选择性与非选择性药物的应用仍然有一些争论，但临床证明它们均是安全有效的。非选择性抑制 COX 类镇痛药物的代表性药物有氟比洛芬酯等。阿司匹林、对乙酰氨基酚、布洛芬、萘普生、双氯芬酸等均属抑制 COX‐1 性药物，COX‐2 抑制药物有塞来昔布、罗非昔布、瑞帕昔布等。辅助类镇痛药通过与阿片类药物或 NSAIDS 类药物合用，达到增强镇痛效果的作用，其种类繁多，常用辅助性镇痛药包括三环抗抑郁药、抗癫痫药物、糖皮质激素、N‐甲基‐D 天门冬氨酸受体拮抗剂等。其他类的镇痛药物主要包括非阿片类中枢镇痛药物如曲马多、苯环利定衍生物氯胺酮、中成药制剂等。

1）烧伤急性疼痛的药物治疗方案：烧伤尤其是大面积烧伤后的烧伤急性疼痛多较剧烈，且具有胃肠道缺血缺氧、体表存在创面、体表微循环差等特点，故对烧伤急性疼痛药物镇痛时宜采用静脉或吸入给药。

a. 静脉镇痛治疗：静脉镇痛治疗有以下几种方案。①负荷剂量，盐酸曲马多注射液 50 mg 或氟比洛芬酯 50 mg 或帕瑞昔布钠 40 mg 或舒芬太尼 3 μg 静脉缓慢推注，若 10 分钟后疼痛评分 >4 分，可重复首次剂量（使用帕瑞昔布者则应合并使用其他药物，不再重复使用帕瑞昔布），两种非甾体抗炎药不建议同时使用。也可静脉（或皮下）注射吗啡 10 mg，如效果欠佳可将 20 mg 剂量再用一次；也可直接静脉缓慢注射杜非合剂（盐酸哌替啶 100 mg 或 50 mg＋氯丙嗪 50 mg 或 25 mg）或杜氟合剂（盐酸哌替啶 100 mg 或 50 mg＋氟哌利多 2 mg 或 4 mg）。在应用吗啡、盐酸哌替啶等时，应监护患者生命体征，尤其是呼吸情况。②维持剂量，每 12 小时氟比洛芬酯注射液 100 mg 或注射用帕瑞昔布钠 40 mg 或曲马多 200 mg 或舒芬太尼 0.75 μg/kg 加入生理盐水 250 mL 中静滴。③若上述方案止痛效果欠佳，可交叉合并其他作用机制不同的药物，如氟比洛芬酯效果不好时可加用曲马多；又如曲马多效果不好时可联合应用帕瑞昔布。

b. 氧化亚氮吸入性镇痛：氧化亚氮是约瑟夫·普利斯特里在 1772 年发现，其麻醉作用于 1799 年由英国化学家汉弗莱·戴维发现。该气体早期被用于牙科手术的麻醉，现用在外科手术和牙科。通常牙医师无专职的麻醉师，而诊疗过程中常需要病患保持清醒，并能依命令做出口腔反应，故此气体给牙医师带来极大的方便。吸入预混氧化亚氮被认为是烧伤急性疼痛、烧伤换药痛等较好疼痛管理方式。近十年来国内多家单位开始使用氧化亚氮来缓解烧伤操作性疼痛，取得了较为理想的镇痛效果。目前使用较为广泛的方案有两种：一种是50%氧化亚氮及50%氧的预混合气体，商品名为"安桃乐"，优点是使用方便，但是浓度固定不可调节。另一种是氧化亚氮－氧气镇静镇痛装置，该设备可手动调节吸入氧化亚氮的浓度（最高浓度≤70%），优点是可调节氧化亚氮浓度以满足不同程度镇静镇痛的需要。氧化亚氮－氧气混合气体通过口面罩或鼻罩吸入患者体内，因面罩具有自动活瓣控制，吸气时活瓣打开，呼气时，活瓣自动关闭，废气从面罩手柄排出，可防止氧化亚氮过量吸入及泄漏。氧化亚氮－氧气镇痛操作过程中，需要监护患者生命体征。氧化亚氮吸入性镇静镇痛技术不需要专职麻醉医师操作，镇痛效果肯定，有望成为烧伤急性疼痛、烧伤换药痛等较好的疼痛管理方式。

c. 应用镇痛泵：应用镇痛泵药物治疗方案有以下几种。①舒芬太尼3 μg/kg＋盐酸托烷司琼5 mg（或其他5－HT$_3$受体拮抗剂，或氟哌啶醇5 mg），可加用或不加用地佐辛10 mg，应用生理盐水稀释至120 mL，设定背景剂量2 mL/h，单次剂量0.5 mL，锁定时间10分钟，连续使用时间约2天，必要时可叠加氟比洛芬酯（200 mg/48h）等。②芬太尼0.8～1.0 mg＋氟哌啶醇5 mg（或任一种5－HT$_3$受体拮抗剂），稀释至120 mL，设定背景剂量2 mL/h，单次剂量0.5 mL，锁定时间10分钟，连续使用时间约2天，必要时可叠加非甾体抗炎药。③曲马多800 mg，或右美托咪定200 μg＋舒芬太尼50 μg，应用生理盐水稀释至120 mL，设定背景剂量2 mL/h，单次剂量0.5 mL，锁定时间10分钟，连续使用时间约2天，必要时可叠加氟比洛芬酯或舒芬太尼。

d. 烧伤背景性疼痛的药物治疗方案：对于烧伤背景性疼痛有以下几种药物治疗方案。①盐酸曲马多缓释片每次100～200 mg，2次/日；塞来昔布（西乐葆）口服200 mg/d。②盐酸曲马多缓释片100～200 mg，口服，2次/日；双氯芬酸50 mg，口服，2次/日。③硫酸吗啡控释片10～20毫克/次，2次/日（或盐酸羟考酮控释片15～20毫克/次，2次/日）。④中重度疼痛可应用氟比洛芬酯注射液1 100 mg静脉滴注（或帕瑞昔布40 mg，或舒芬太尼0.75 μg/kg），1次/12小时。⑤丁丙诺啡透皮贴剂（5～10 mg），可维持7天。

2）烧伤操作性疼痛的治疗

a. 床旁小型换药等短时操作的疼痛治疗有以下几种方案。①口服药物镇痛，操作前1小时口服曲马多50 mg或硫酸吗啡控释片（或盐酸羟考酮控释片）10 mg，或塞来昔布（西乐葆）200 mg。也可将西乐葆与曲马多或硫酸吗啡控释片合用。也可应用双氯芬酸钠栓纳肛。②静脉镇痛，曲马多注射液50 mg静推，100 mg肌内注射；或氟比洛芬酯注射液100 mg或注射用帕瑞昔布钠40 mg加入生理盐水250 mL中静滴。30分钟后开始操作。为防止恶心呕吐，可静推氟哌啶醇2 mg，或使用5－HT$_3$受体拮抗剂。③氟比洛芬酯注射液100 mg、咪达唑仑2 mg静注，观察5分钟呼吸无异常后开始换药。④地佐辛5 mg、咪达唑仑注射2 mg静注，观察5分钟呼吸无异常后开始换药。⑤曲马多50 mg、氟哌啶醇（氟哌定）5 mg静注，观察5分钟呼吸无异常后开始换药；注意患者呕吐及锥体外系反应，出现时及时对症处理。⑥吸入含体积分数50%氧化亚氮、50%氧气的混合气体，可通过自动调节气体流量达到最佳的镇痛效果，气流量可控制在每分钟0～15 mL。

b. 大面积创面换药疼痛的管理方案：烧伤患者大换药建议在手术室内进行；在人员和条件允许的情况下也可在监护室或普通病房内实施。术前准备：①患者准备，排除困难气道、循环不稳定、过敏体质等高危因素。大换药有必要在手术室进行者，术前应禁食禁饮。②仪器准备，麻醉机或呼吸机、监护仪、鼻饲、吸氧面罩、吸引器、口咽通气道、喉罩、喉镜、气管导管、急救药（心血管活性药物：肾上腺素、阿托品、麻黄碱等）。药物镇痛方案：①盐酸右美托咪定0.5～1 μg/kg，输注时间大于10分钟；帕瑞昔布钠40 mg；必要时增加舒芬太尼0.3 μg/kg。②盐酸右美托咪定0.5～1 μg/kg，输注时间大于 10 分钟；瑞芬太尼维持 0.05 ~ 0.15 μg/（kg·min）。③帕瑞昔布钠 40 mg（或氟比洛芬酯 100 mg）；瑞芬太尼 75 μg（青年），50 μg（老年），推注时间 1 分钟；维持：0.05 ~ 0.15 μg/（kg·min）。④换药前 5 分钟静脉注射舒芬太尼 0.25 μg/kg；3 分钟后丙泊酚靶控输注（TCI），最初效应室浓度为 1.5 μg/kg，根据患者反应进行调整。⑤瑞芬太尼 75 μg（青年），50 μg（老年），推注时间 1 分钟；维持：0.05 ~ 0.15 μg/（kg·min）；丙泊酚靶控输注（TCI），最初效应室浓度为 1.5 μg/kg，根据患者反应进行调整。

3）烧伤暴发性疼痛的治疗：排除可能引起疼痛性状及强度改变的原因后，疼痛仍剧烈时，可静脉或肌内注射前述负荷剂量止痛药物，或请疼痛科医师会诊协助处理。

a. 烧伤术后疼痛的药物治疗

静脉注射镇痛治疗方案：曲马多 50 mg 或氟比洛芬酯 50 mg 或帕瑞昔布 40 mg 或舒芬太尼 3 μg 静脉缓慢推注；氟比洛芬酯 200 mg 或帕瑞昔布 40 mg 或曲马多 400 mg 或舒芬太尼 1.5 μg/kg 加入生理盐水 250 mL 中 24 小时静滴。

b. 镇痛泵治疗方案：①舒芬太尼 3 μg/kg + 盐酸托烷司琼 5 mg（或其他 5 - HT$_3$ 受体拮抗药或氟哌啶醇 5 mg），同时可加用或不加用地佐辛 10 mg，应用生理盐水稀释至 120 mL，设定背景剂量 2 mL/h，单次剂量 0.5 mL，锁定时间 10 分钟，连续使用时间约 2 天，必要时可合并氟比洛芬酯等，并可重复应用一次。②曲马多 800 mg 或芬太尼 0.5 mg + 氟哌啶醇 5 mg（或其他 5 - HT$_3$ 受体拮抗药），稀释至 120 mL，设定背景剂量 2 mL/h，单次剂量 0.5 mL，锁定时间 10 分钟，连续使用时间约 2 天，必要时可合并非甾体抗炎药或少量舒芬太尼。

4）其他烧伤疼痛相关不适的药物治疗：主要包括瘙痒、焦虑等的治疗与管理。对烧伤后瘙痒的处理：除应用局部清洁、降温、压力治疗外，可适当使用中药制剂治疗，同时还可应用抗组胺制剂进行处理。对烧伤后焦虑的治疗：除心理疏导与治疗外，可适当应用药物如普瑞巴林、米氮平、奥氮平等治疗。

（二）儿童烧伤疼痛管理

1. 烧伤疼痛的评估　儿童，尤其是 4 岁以下儿童无法清楚地表达疼痛的部位和程度，因此，医务人员很难准确地进行疼痛评估。另外，有些儿童即便能够清晰表达，也往往会夸大疼痛的严重程度，误导医务人员的判断。因此，反复多次的评估是非常必要的。研究表明，绝大部分 4 岁以上儿童具备基本的沟通交流能力，因此，成人烧伤疼痛评估的方法，如数字评分法（numerical rating scale，NRS），面部表情分级评分法（Face rating scale，FRS）等也适用于 4 岁以上儿童。我们推荐使用 FRS 来评估 4 岁以上儿童烧伤的疼痛程度。因为这种方法简单，容易理解，可操作性强。

但对于 4 岁以下儿童，只能通过观察患儿疼痛时的表现来估计其严重程度。Merkel 等 1997 年提出采用 FLACC Scale 法评估儿童疼痛严重程度，该方法通过观察患儿烧伤后的各种表现，可以较为准确地评估患儿的烧伤疼痛程度。

2. 烧伤疼痛管理人员组成　儿童烧伤疼痛管理人员同样包括医师、护士、疼痛管理专家、心理咨询师以及患儿父母，其中患儿父母在疼痛管理中发挥了重要作用。

3. 儿童烧伤疼痛的管理与治疗　几乎所有的儿童烧伤后都会产生严重的疼痛，如果处理不当，将会给患儿带来疼痛不适以及焦虑、恐惧情绪，甚至抵触治疗，最终影响创面的愈合。儿童烧伤疼痛管理较成人烧伤管理难度更大，除了正确评估烧伤疼痛严重程度，根据其疼痛程度选择合适的疼痛管理方案外，儿童烧伤疼痛管理更加强调环境的舒适及父母的积极参与。

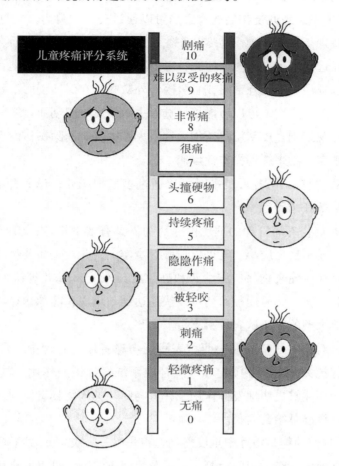

图 4 - 3　儿童疼痛评估：FACE ladder（适用于 4 岁以上儿童）

表 4 - 1　FLACC 儿童烧伤疼痛评估表

	0	1	2
面部表情（face）	表情正常或微笑	偶尔皱眉、表情淡漠	频繁皱眉、紧绷下巴、或下颌颤抖
腿部动作（leg）	自然，放松	肌肉紧张	不停踢动或蜷缩
活动程度（activity）	动作自然、协调	紧张，躲避，轻微扭动身体	大力扭动身体，动作幅度大
哭闹程度（cry）	无哭闹	啜泣，小声哭闹	持续哭闹
可安抚程度（content）	放松，不需要安抚	可以通过抚摸、拥抱、语言等进行安抚	无法安抚

注：FLACC 表适用于 4 岁以内儿童的烧伤疼痛评估，也适用于使用面部表情分级法评估失败的 4 岁以上儿童。

儿童烧伤疼痛同样分为背景痛和操作痛。背景痛，仅仅给予常用的镇静镇痛药物就可以，但如果是操作痛，则往往需要给予较为强效的镇痛药物。总体说来，儿童烧伤疼痛管理也为非药物管理与药物管理两部分。

（1）非药物治疗

1）给患儿提供一个安静、舒适、温馨、童趣的环境，具体来说就是病房要安静，温度、湿度适中，病房可以通过设计卡通图案，摆设积木，播放动画片等来转移儿童的注意力，缓解患儿疼痛、焦虑及恐惧的感觉。

2）父母陪伴：烧伤患儿疼痛管理中，父母的积极参与尤为重要，一方面可以给患儿一种安全感，另一方面可以及时、准确地向医护人员反映患儿疼痛的程度及其转归。

3）选择合适的治疗方案：患儿烧伤后的背景痛可以通过转移注意力、父母的陪伴及使用镇静镇痛药物等缓解，但操作痛特别是频繁的操作性疼痛往往给患儿留下阴影，对创面愈合及其以后的性格塑造不利。因此，医务人员在选择治疗方案时，应充分考虑减少操作性疼痛的原则。具体来说如下。①对于小面积浅Ⅱ度烧伤，可以选用不黏性外敷料或者吸附性外敷料，在保证创面不感染的前提下，尽量减少换药次数。②对于小面积深度烧伤，可以考虑尽早选择手术植皮封闭创面。③对于较大面积的浅Ⅱ度烧伤，也可以考虑早期选用脱细胞真皮基质覆盖创面，大大减少甚至消除操作性疼痛。④对于大面积深度烧伤，则可以通过应用镇痛药物来缓解操作性疼痛。

4）加强与患儿的感情交流：医务人员平时可以通过多抱抱患儿，逗其开心等方式加强感情交流，避免患儿一看见医务人员就开始哭闹。

（2）药物治疗：小儿烧伤疼痛管理的理想镇痛药物需具有如下特点：①使用方便。②良好的耐受性。③起效快，代谢快。④不良反应小。⑤可以口服。事实上，儿童镇痛药物与成人镇痛药物类似，只是使用剂量需要注意。小儿镇痛药物除口服给药和静脉给药外，Borland 等认为可以通过滴鼻的途径给药。虽然小型的临床试验证实，滴鼻途径给药可以快速达到与口服和静脉途径给药相当的效果，但其使用的安全性和有效性缺乏大型的临床试验资料支持。

1）NSAIDs 类药物：对乙酰氨基酚在小面积表浅烧伤患者疼痛管理中，是一线用药。该药具有解热、镇痛的作用，却没有抗炎作用，在中枢和外周神经系统发挥镇痛作用。与口服和直肠给药途径相比，该药通过静脉途径给药能够更快地发挥作用，并且与阿片类药物具有协同作用，因此，在需要尽快止痛的情况下可以考虑选择静脉给药途径。

2）阿片类药物：阿片类药物是治疗中重度疼痛，也是唯一一类对重度疼痛有效的最常用的镇痛药物，其镇痛作用没有封顶效应，在适当的检测、剂量及给药方法下，可以安全用于小儿。①吗啡，在所有的阿片类药物中，吗啡的脂溶性最低。该药物起效缓慢，静脉使用后大约需要 10～20 分钟才能达到最佳治疗效果。吗啡可以引起体内组胺释放，所有哮喘患儿应慎用。吗啡具有呼吸抑制作用，因此给药时应监护患儿的生命征，另外，新生儿对吗啡的呼吸抑制作用很敏感，停止用药后 24 小时内仍应监测。使用方法：口服 0.3 mg/kg，1 次/3～4 小时；静脉注射 0.1～0.15 mg/kg，1 次/3～4 小时；持续静脉泵注：6 个月以上患儿起始剂量 0.1 mg/kg，维持剂量 10～30 μg/（kg·h）；6 个月以内患儿，起始剂量 0.05～0.1 mg/kg，维持剂量 1～10 μg/（kg·h），具体速度和浓度需要根据患儿的疼痛程度进行动态调整。对于大于 5 岁的儿童，可以考虑使用患者自控给药（patient control administor，PCA）方式给药。而对于无法按启动按钮的患儿，可以采用护士控制给药（nursing control administor，NCA）的方式给药。需要注意的是，吗啡使用过程中必须监护生命征。②芬太尼，一种合成的阿片类药物，脂溶性高，起效快（1～2 分钟），其镇痛作用是吗啡的 100 倍，镇痛持续时间大约为 60 分钟。主要的副作用有：低血压，心动过缓，呼吸暂停，胸壁痉挛，肌肉僵硬，呼吸抑制等。用法用量：静脉注射，6 个月以上患儿起始剂量 0.5～1 μg/kg，维持剂量 0.5～2.0 μg/（kg·h）；6 个月以内患儿，起始剂量 1～2 μg/kg，维持剂量 1 μg/（kg·h）。③羟考酮，一种半合成的阿片类药物，生物利用度比吗啡高。研究表明，羟考酮的口服效果与静脉使用效果相当。类似的镇痛药物还有阿芬太尼、瑞芬太尼、美沙酮等。

3）氯胺酮：氯胺酮作为 NMDA 受体拮抗剂在预防术后疼痛中的作用受到人们的关注。一般认为，单次剂量的氯胺酮不足以提供较长时间的术后镇痛作用，可采取持续输注的给药方式。用法用量：0.5～0.6 mg/kg，静脉注射或肌内注射。使用氯胺酮时需要监护患者的生命体征。

4）α₂肾上腺素能受体拮抗剂：该类药物可以减轻阿片类药物依赖性，但不良反应较多，目前很少使用。

5）抗抑郁药和抗惊厥药：该类药物可以改善患者睡眠，并与阿片类药物具有协同作用。

四、烧伤疼痛管理过程中并发症的预防与处理

与其他种类疼痛管理相似，在烧伤疼痛治疗中由于病情发展、镇痛药物本身或药物剂量等原因，镇痛过程中常出现消化、呼吸、循环、心血管、神经系统等方面的并发症，尤其是威胁生命的并发症，应及时发现、及时处理，以达到最佳镇痛效果的同时，防止各种不良后果的发生。

（一）做到烧伤患者个体化疼痛管理

针对患者的需求及精神状态选用符合其自身特点的疼痛管理方案与措施，加强监测，药物配方、药物剂量均应根据患者反应进行调整，尽可能减少、减轻因烧伤疼痛管理带来的各种并发症。

（二）及时发现、及时处理各种并发症

定期巡视患者，监测和记录疼痛强度和生命体征变化，任何治疗措施后均应监测治疗反应，及时发现并及时处理各种并发症。

（三）消化系统并发症的预防与治疗

消化系统并发症是镇痛治疗中最常见的并发症，其中以恶心呕吐和便秘最为常见。在疼痛管理过程中应避免患者长时间禁食、容量不足、消化道缺血缺氧等。恶心呕吐的预防应根据患者危险因素或已发生症状强弱，选择应用 5 - HT₃ 受体拮抗药、氟哌啶醇、肾上腺皮质激素等对症治疗。联合使用不同种类药物的效果好于单一用药。对顽固性呕吐患者可使用 P 物质拮抗剂阿瑞匹坦。便秘的防治包括使用缓泻剂如番泻叶或硫酸镁或乳果糖或大黄等，并可同时使用粪便软化剂。

（四）呼吸系统并发症的预防与治疗

呼吸系统并发症是阿片药物镇痛最严重的并发症，常表现为呼吸减慢和呼吸停止，血氧饱和度下降至 90% 以下并合并深度镇静。所以在烧伤镇痛中应加强监护与巡视，以及时发现及时处理，对有吸入性损伤、肺部感染与炎症的患者更应加强监护与巡视。一旦明确严重呼吸抑制与镇痛措施有关，应立即停用 PCA 泵；提高给氧流量，必要时面罩给氧；同时静脉注射纳洛酮 0.1 mg，每 2~3 分钟可重复一次，直到 0.4 mg 或自主呼吸恢复到 8 次/分以上，纳洛酮作用时间短，起效后需持续静滴 5~10 μg/（kg·h）；必要时应用呼吸机辅助甚至控制呼吸。氧化亚氮镇痛治疗结束后，应吸入纯氧 10 分钟，以防术后低氧血症。

（五）神经系统并发症的预防与治疗

镇痛药物氯胺酮、氟哌利多、右美托嘧啶、咪达唑仑、阿片类药物等均可引起认知障碍、烦躁、谵妄或过度镇静等神经系统并发症。烧伤疼痛管理期间，若明确神经系统兴奋症状为镇痛药物应用引起，应及时停药并进行对症处理。可肌注或静注小剂量咪达唑仑镇静，中枢抗胆碱药物如苯海索对抗锥体外系反应等。同时应加强监护，防止误吸反流。

（六）心血管系统并发症的预防与治疗

在烧伤患者疼痛管理中，一旦出现低血压，应及时查明并排除其他如血容量不足等引起低血压的原因后，对症予升压血管活性药物，如多巴胺、多巴酚丁胺等，必要时应暂停镇痛泵的使用。

（七）泌尿系统并发症的预防与治疗

疼痛管理过程中的泌尿系统并发症主要表现为尿潴留，尤其是在应用阿片类药物后，因平滑肌张力减弱而出现尿潴留。留置导尿可起到极好的预防作用。严重尿潴留，可静脉注射纳洛酮 0.1~0.2 mg，并可及时导尿并留置尿管，但要注意使用纳洛酮后镇痛作用将减弱。

（八）镇痛过程中瘙痒的防治

因烧伤患者本身较常出现瘙痒等不适，故在烧伤疼痛管理过程中出现瘙痒，或瘙痒明显加重。在排除烧伤本身原因、其他药物和（或）血制品过敏等后，明确为镇痛过程中出现的瘙痒，可给予抗组胺药物；必要时给予小剂量纳洛酮，1~3 μg/（kg·h）静注或静滴。

（陆　静）

第二节　水肿

烧伤后液体在细胞、组织及空腔中的异常积聚可形成组织水肿。烧伤后脏器组织严重水肿可能是死亡的原因之一。水肿液不仅增加感染的风险，还可阻碍皮肤残存有活力细胞的营养和氧气的摄取导致创面加深，由Ⅱ度烧伤演变为Ⅲ度烧伤。烧伤后期水肿持续存在则可延迟创面愈合、导致局部疼痛、加重瘢痕硬度。烧伤后水肿通常是组织间质水肿。

一、烧伤后组织水肿形成的原因

组织水肿是组织液中水分增多所造成的。正常情况下，血浆蛋白等成分则不能透过毛细血管屏障进入组织间隙，而水和电解质则根据血管内外渗透压、静水压的变化，可通过毛细血管内皮细胞自由进出组织间隙，维持动态平衡的状态。

血管内外体液的移动遵循 Starling 定律，即 $Q = Kf（Pcap - Pi）+ σ（πp - πi）$，其中 Q 为液体渗出率，表示水肿形成的速度；Kf 为液体渗透系数，表示毛细血管通透性；σ 为反射系数，反映毛细血管对血浆蛋白等大分子物质的通透性；Pcap 为毛细血管静水压，Pi 为组织间隙静水压；πp 为毛细血管胶体渗透压，πi 为组织间隙胶体渗透压。烧伤后毛细血管 Kf 可增加到正常的 2~3 倍，反射系数则明显下降。

（一）全身因素

烧伤休克期补液过量是造成烧伤早期水肿的重要因素，此外烧伤休克、脓毒症等因素导致肾功能不全，从而引起体内水、钠排出减少也是造成全身性水肿的原因。烧伤后营养不良，血浆蛋白合成量减少，造成低蛋白血症，引起血浆渗透压降低，使水分进入组织液，也会引起组织水肿。

（二）局部微血管和毛细血管通透性增加

血管内皮细胞通透性增加、引起血管内体液渗透到组织间隙进而引起组织水肿是烧伤早期水肿形成的主要原因。

烧伤热力作用、烧伤后炎症介质释放、创面感染、局部组织缺氧等因素可造成毛细血管和小静脉内皮细胞损伤、收缩，细胞间连接蛋白破坏分离、出现裂隙，血管通透性增高，形成毛细血管渗漏，血管内水分、电解质和蛋白等成分通过内皮细胞间隙而丢失。大量血浆蛋白通过毛细血管渗透到组织间隙使血浆胶体渗透压迅速下降，同时造成组织间隙胶体渗透压上升，加剧组织水肿过程。

烧伤创面的存在，可诱导组胺、缓激肽以及氧自由基等许多化学介质释放，也是引起烧伤后水肿的直接或间接原因。组胺由肥大细胞释放，具有扩血管作用；而组胺受体拮抗剂可阻断烧伤水肿的发生。研究表明，组胺是通过释放介质—氧化氮而发挥扩血管的功能。烧伤程度越深，局部组胺浓度越高，这可能是不同程度烧伤导致不同程度水肿的原因。烧伤后体液中各种前列腺素也可能参与了水肿的发生，在前列腺素产物抑制剂（如吲哚美辛、布洛芬、烟碱酸）对水肿影响的研究中发现这些物质可减轻水肿，但淋巴液中蛋白含量无明显改变，提示烧伤后水肿发生过程中前列腺素类物质主要通过扩张血管增加毛细血管压。氧自由基通过损伤血管内皮增加血管通透性，通过对细胞膜的过氧化改变其功能，启动局部和全身炎症反应，造成组织损伤，促进水肿形成和发展。伤后早期应用抗氧化剂能显著减轻水肿形成，提示氧自由基对烧伤后水肿有明确的促进作用。

（三）局部淋巴回流障碍

局部淋巴液滞留是烧伤水肿的另一个原因。组织液除了大部分从毛细血管静脉端回流外，少部分还从淋巴管回流入血。当淋巴管阻塞，淋巴回流受阻时，就可使含蛋白质的淋巴液在组织间隙中积聚而引起水肿，称为淋巴水肿。烧伤后早期血管通透性增加造成血浆渗出量超过淋巴回流量，并且由于组织间隙中蛋白含量增加，淋巴液中蛋白含量也相应增加，常常引起淋巴管堵塞，淋巴回流不畅导致局部组织水肿。随着创面组织的修复，中纤维蛋白的沉积，组织粘连增加，水肿液中蛋白含量升高而黏滞度明显增加，往往超过淋巴系统的回吸收能力。深度烧伤创面切痂之后，可能广泛切除摘除淋巴结和淋巴管，其局部及远端区域发生淋巴回流不畅而造成水肿。在重塑期，组织间隙水肿若持续存在，蛋白含量逐渐增高导致局部纤维化，淋巴回流的障碍又影响局部代谢产物的蓄积，导致组织间隙渗透压增高，更不利于水肿的消退。随着淋巴循环恢复，水肿有望部分改善。Ⅱ度烧伤创面真皮层淋巴循环重建大约需要 10～14 天，全层皮肤烧伤则需更长时间。烧伤后期瘢痕组织增生，使局部淋巴管挤压、扭曲，也可造成淋巴性水肿。

（四）其他

烧伤水肿形成还可能与间质组织改变有关。严重烧伤后早期间质组织静水压明显下降，可能由于胶原纤维损伤导致纤维相互分离，间质空间体积增加，产生真空效果所致。

二、烧伤水肿的测量

提高热伤水肿病理生理认识的障碍之一是缺乏准确评价水肿的方法。目前大多数有关烧伤水肿的研究是以实验动物为对象，因为临床缺乏非侵入性的定量检测技术。现在检测的技术有以下几种。

（一）淋巴流检测

淋巴流速和淋巴蛋白含量常用来监测微血管血流滤过率和蛋白通透性。淋巴流速反映液体流动或透过毛细血管的转运程度，因为淋巴管开口就在毛细血管间隙旁。组织淋巴流速直接与穿透毛细血管进入组织间隙的液体量有关。淋巴液中大分子的浓度，换句话说，蛋白或不同大小的右旋糖酐类，也被用来反映微循环的通透性。因为淋巴液源于组织间质，烧伤后血管活性物质在局部淋巴系统中浓度增高，可以作为水肿的病原学来进行研究。淋巴流能较准确地监测Ⅱ度烧伤或非烧伤组织（毛细血管和淋巴管仍保持开放）。

深度烧伤后毛细血管和微血管阻塞，局部组织灌注下降。很少液体进入组织间隙和局部淋巴系统。淋巴系统也受到损伤，降低了局部淋巴网络的效率。在深度烧伤时测得的淋巴流速有可能低估实际的损伤深度以及更深烧伤时的实际水肿程度。无论如何，淋巴中的大分子还是能反应微血管的通透性的。

（二）组织活检

皮肤和软组织活检，测定干湿重比是定量检测烧伤水肿的较普遍的技术。在动物模型中，需要包含浅表肌肉、肉膜，因为很多实验证明水肿发生在这层和真皮之间。由于是创伤性检测，在临床中应用不大。

（三）核素技术

应用放射性大分子如^{131}碘，定量检测渗透入组织间质的量来反映毛细血管的通透性。

（四）光子扫描

光子扫描即双光子吸收法（DPA）是研究水肿变化的有用技术。采用能发射两种不同能量光子的核素作放射源，利用高能和低能射线通过被测部位的不同衰减分布来测定组织构成，如骨骼矿物质、脂肪、蛋白和水分。Demling 等应用双色吸收比色法技术定量测定烧伤肢体的水肿。优点在于无创性，便于研究临床液体平衡和水肿。但是只能测量水分的相对变化而不是绝对含量，所以必须先建立基线。事实上烧伤患者到达医院时已经发生了水肿或接受了液体复苏，所以准确建立基线比较困难。

（五）体积描记法

测定身体体积或身体某个部位体积的变化。虽然这个方法能准确反映总体积的变化，但不能区分血容量改变情况。

三、烧伤水肿的治疗

烧伤早期水肿的治疗可以用冷疗。创面冷疗很早就被证明能减轻局部水肿、加速创面愈合，并已作为烧伤后标准急救措施。冷疗能使毛细血管反应性收缩从而降低血流灌注，并且能改善毛细血管通透性，减少组胺产生从而减轻水肿。减少创面感染、尽快修复创面的方法均有助于促进血管通透性恢复，减少组织水肿。以下主要讨论烧伤后期康复阶段水肿的治疗。

（一）抬高肢体

抬高患肢体可以加强静脉和淋巴回流，减少血管的流体静水压，从而降低动脉末端的毛细血管滤过压。因此，患肢高于心脏水平有助于减轻水肿，特别是早期水肿。但是研究发现单纯抬高肢体对预防水肿的作用比有限，需结合其他治疗。当动脉有阻塞性疾病时不采用抬高位。

（二）按摩及淋巴引流术

从《黄帝内经》起中国传统医学就逐渐形成了具有比较完整指导理论的中国推拿疗法，比如治疗四肢水肿时要求抬高患肢、从远端向近心端推捋以利于引水归经。泄阳经、补阴经的推拿手法对于整体增强下肢淋巴回流、消除组织肿胀有重要作用。1932 年，法国物理治疗师通过研究淋巴系统生理特性而发明了一套加速淋巴液回流的手法，并提出"人工淋巴引流术"的概念。淋巴引流技术是使用比较轻柔的压力，作用于水肿组织，增加淋巴管与淋巴结的重吸收。淋巴引流的机制有：①通过对浅表淋巴系统的刺激，加速淋巴回流，减轻非心源性水肿。②通过清除淋巴液降低局部纤维化，减轻瘢痕形成。③降低局部炎性物质水平，减少化学物质对痛觉感受器的刺激，有效缓解疼痛。④加速自身代谢产物和毒素的清除，提高机体免疫力。⑤通过降低 TNF－α 的表达加速水肿的消退。淋巴引流术在创伤愈合各阶段都有作用。在炎症期，应从创伤近端开始按摩，可促进液体回流而不导致炎症加重；在纤维形成期和成熟期，能促进间质液中蛋白成分的引流，减少水肿的复发。局部有肿瘤病灶、深静脉栓塞、肺栓塞、局部感染创面、慢性心衰或肾衰患者，禁忌做淋巴引流治疗。

烧伤后康复期按摩作为被动运动的重要组成部分，是促进功能康复的重要疗法之一。有研究认为采用特定手法按摩，可有效减少瘢痕局部毛细血管形成，阻断瘢痕的营养供应，同时增加淋巴回流而减轻局部水肿。

（三）主动运动

主动运动能加强淋巴回流和液体吸收。肌肉局部收缩运动对远端水肿有主动抽泵作用，而且适宜的运动也通过增加膈肌活动而刺激淋巴系统回流。研究证明，运动时淋巴回流速度较休息时提高 2~3 倍。

主动活动应从出现紧缩的愈合皮肤开始，活动在不同的部位进行，活动由小到大循序渐进，活动范围逐渐扩展到疼痛部位。烧伤早期以创面保护为主，肌肉的静力锻炼为辅，同时抬高患者并置于功能位能。静力性肌肉收缩锻炼特别适用于大面积烧伤、肢体重度肿胀、活动不便的患者，作用是保持肌肉张力，防治肌肉萎缩，改善伤肢血液循环，减轻水肿。烧伤 7~10 天后关节功能部位即可开始幅度由小到大的主动活动，下肢可在弹力绷带保护下逐渐开始由坐到站立而后行走的功能锻炼。烧伤后期及瘢痕形成后以在弹力绷带保护下做主动功能锻炼为主。对于卧床时间长、体质虚弱的患者，及早进行康复功能锻炼尤为重要。功能锻炼应在不累不痛的前提下尽力练习。

（四）压力治疗

压力治疗也称为加压疗法，是指通过对人体体表施加适当的压力以预防或抑制皮肤瘢痕增生、防治肢体肿胀的治疗方法。压力能增加组织静水压，有利静脉和淋巴回流。在创伤愈合早期可以限制组织肿胀空间；纤维增生期，压力能降低血流并造成局部缺氧，减少成纤维细胞合成胶原，从而减少瘢痕形成；在愈合后期，压力治疗仍能通过减少毛细血管净滤过而减轻水肿。详见第三章第三节。

（五）七叶皂苷钠

七叶皂苷钠是从七叶科植物七叶树或天师栗的干燥成熟种子中提取而来。主要作用机制有：刺激动静脉血管壁产生 PGE_2 并拮抗 PGE_1；刺激肾上腺皮质激素释放；作用于巨噬细胞，使溶酶体大量释放，提高酸性蛋白酶活性，并通过抑制中性蛋白酶释放降低其水平，使蓄积蛋白快速水解后离开损伤组织；增加淋巴流量。

（陆　静）

第三节　残余创面

烧伤/创伤的后续治疗中，经常会遇到一些残留的小创面，临床上习惯用"残余创面"表述。然而，这一术语至今没有明确的定义。一般认为，所谓"残余创面"是指通过初步治疗后存留的散在分布，直径不超过 5 cm，总面积小于 5%~10%；或者创面愈合后因活动不当、瘢痕皮肤破溃、微生物感染等因素而重新出现的创面。该概念需区别于大面积深Ⅱ度和Ⅲ度烧伤后结痂以及溶痂成片的剩余创面。

值得注意的是，临床上经常有残余创面、溃疡及难愈性创面的表述，他们之间既有联系又有区别。溃疡为继发损害，为黏膜或真皮甚至皮肤深层织的破坏所致的缺损、溃烂，缺乏愈合倾向的创面。其表面常覆盖有脓液、坏死组织或痂皮，愈后遗有瘢痕，其大小、形态、深浅、发展过程等也不一致。常合并慢性感染，可能经久不愈。溃疡一般是由外伤、微生物感染、肿瘤、循环障碍和神经功能障碍、免疫功能异常或先天皮肤缺损等引起的局限性皮肤组织缺损。残余创面和溃疡的区别更多体现在发病原因上，残余创面一般多指烧创伤后剩余的创面，而溃疡原因比较复杂。在创面处理上二者区别不大，都需要换药，控制感染，通畅引流，皮片移植或皮瓣转移消灭创面。其区别更多体现在对病因的处理，对于溃疡疾病可能在处理创面的同时要针对病因进行处理，比如压迫性溃疡就需要采取解除长期压迫的措施，糖尿病患者要控制血糖等。而难愈性创面是对创面的性质而言，残余创面得不到及时治疗，久治不愈，超过 6~7 周仍未封闭，进而成复杂性难治性创面。

一、残余创面的形成原因

烧创伤后残余创面的形成原因复杂，是多方面诱因、各种致伤因素交织在一起所致，具体包括：

1. 大面积深度烧伤　由于自体皮源有限，所植皮片越薄、间距越大，或部分移植皮片未能成活，导致残余创面形成。

2. 勉强自愈的创面　如深Ⅱ度、Ⅲ度创面和取皮较深的供皮区。上述创面愈合后的表皮层薄，且弹性差、不耐磨，尤其在负重部位易出现水疱并破溃。

3. 局部感染　植皮后皮脂腺、汗腺的分泌受阻，易形成潴留小囊疱并发生感染，形成恶性循环，导致残余创面；或者由于长时间使用抗生素，使后期创面感染多由耐药细菌导致。细菌及其各种代谢产物阻碍了上皮生长，对新生上皮有破坏作用，而且细菌繁殖产生氨，使创面呈碱性，不利于上皮生长，形成残余创面。

4. 全身和局部条件差　经过烧伤、多次手术、麻醉打击后，机体抗感染能力下降、营养差，创面难愈合。后期创面肉芽水肿老化，创面易出现反复不愈。患者基础条件差，如年龄大，或合并其他疾病，如糖尿病，肢体血管病变等。此外，创面发生于瘢痕部位，局部循环差，创面也难于愈合。

二、残余创面的临床特征

残余创面反复破溃、感染，经久不愈，治疗较为困难。其创面特点包括：

1. 伴不同程度感染　肉芽面上可见斑点状虫蚀样小溃疡；创缘上皮生长停滞，出现过度角化上皮，其下潜藏小脓点而形成虫蚀状或斑片小溃疡，并逐步扩大，创面此起彼伏。

2. 不少是已愈合创面破溃发展而来　在新生表皮上先形成小水疱，破溃后形成糜烂面，继而成为溃疡；创面的肉芽水肿、苍老。严重时溃疡、糜烂面可融合成片状，并继续向周围侵蚀。

3. 患者病史较长或有自行用药史　患者通常有明显营养不良、贫血、低蛋白血症、电解质紊乱等表现。有的患者自行涂抹药剂等使创面进一步加深、长期不愈。

三、残余创面的治疗原则和康复措施

烧伤后残余创面的处理是治疗大面积烧伤患者过程中的一个难题，它直接影响患者的病程和预后。

（一）治疗原则

早期预防，正确处理，控制感染，提高机体免疫力，去除病理性组织和促进细胞再生修复，具体包括：

1. 早期积极正确地处理创面是预防残余创面的要点　临床实践证明，对深Ⅱ度及Ⅲ度创面应强调早期的切痂植皮，可提高植皮存活率，避免后期残余创面的形成及瘢痕的增生，减少畸形的发生。

2. 局部和全身浸浴水疗是综合处理残余创面的首选方法 烧伤创面愈合的基础是炎性细胞、成纤维细胞、内皮细胞等组织修复细胞的一系列活动，通过浸浴可有效清洁皮肤、改善局部血液循环、有效控制感染、减少抗生素的应用、降低细菌耐药性、促进创面愈合。

3. 勤换药是治疗残余创面的主要手段，保持创面干洁和肉芽组织健康是创面愈合的重要前提。

4. 应用细胞生长因子 外源性应用生长因子使创面中"失活"的巨噬细胞得到激活并释放 TGF、TNF 及 FGF 等生长因子，与内源性释放的生长因子相互促进，直接作用于组织修复细胞，启动修复过程。

5. 支持疗法 加强患者的肠内、肠外营养支持，保持合理的能量比例，维持正氮平衡。

6. 真皮基质的应用 脱细胞真皮基质覆盖包扎疗法，可诱导肉芽在骨面及肌腱上生长，促进上皮生长。组织工程皮肤作为缺损皮肤替代物，含有可促进皮肤细胞增殖的细胞因子，可有效促进创面愈合。

7. 高压氧治疗 高压氧能提高血氧分压，改善组织缺氧，降低毛细血管的通透性，减少创面渗出。高压氧对多数细菌的生长繁殖有抑制作用。应用高压氧治疗残余残面能促进组织生长和毛细血管的新生，缩短了残余创面的愈合时间。

（二）康复措施

1. 体位摆放 由于烧伤后的患者为缓解疼痛，不愿对抗即将挛缩的组织，在这样的情况下很快会出现瘢痕的挛缩而影响功能。因此，正确的体位摆放是很重要的。摆放的方法应遵循一个原则：烧伤处的部位处于即将挛缩组织的相反平面和方向上。如膝关节后部的烧伤应置膝关节于伸直位。

2. 运动疗法 运动疗法是床边功能康复的重要手段，主要对患者起到防瘢痕挛缩、改善关节活动度、增强肌力以及改善心肺功能的作用。运动训练的强度要视患者的创面部位及忍耐疼痛的程度而定，如对有创面的关节部位，要运动适度，以免运动过量致创面加重，愈合后瘢痕增生而严重影响关节的活动范围。可适当的对卧床的患者进行床边坐位的双下肢下垂训练，逐渐过渡到床边的站立训练等，为独立步行作好充分的准备。

3. 压迫疗法 压迫疗法是目前公认的防止烧伤后瘢痕增生的主要手段，同时亦是早期患者下地后防止下肢起水疱的主要方法。一旦深度烧伤的创面愈合后即可行压迫疗法。对初愈的创面，因表皮较嫩，内层应敷 1～2 层纱布再戴弹力套或缠弹力绷带。原则上要进行持续的 24 小时压迫。

4. 矫形器的应用 矫形器的应用是烧伤患者康复的关键。可持续的防止和对抗瘢痕的挛缩，起到预防关节畸形和保护创伤部位的作用。

5. 物理因子疗法 物理疗法是应用电、光、声、磁等物理因素治疗疾病的方法。如果能正确使用，对控制烧伤创面感染、促进创面愈合、消除肿胀、松解粘连、软化瘢痕组织以及缓解瘢痕疼痛、瘙痒等有明显的作用。

6. 日常生活能力的训练 开展此项训练对卧床的患者有一定的难度，特别是对伴有双上肢烧伤的患者，可从最基本的日常活动开始，比如：摸头、摸鼻子、吃饭等。

（陆 静）

第四节 瘢痕

创面愈合是一个复杂的生物学过程，包括一系列生理、生化变化，是细胞、细胞因子、细胞外基质共同参与并相互调节的过程。按照创面愈合的基本病理生理过程，一般将其划分为炎症反应、肉芽组织增生和瘢痕形成等三个相互联系的阶段。临床研究证实，除了伤及真皮浅层的表浅损伤和小于 6 个月、处于子宫内的胎儿皮肤创伤可以无瘢痕愈合外，凡涉及真皮深层的创面均以瘢痕形成而告终。所以，从广义上讲，瘢痕形成是创面愈合的最终结局。

烧伤创面不同于创伤创面，是一种伴有坏死组织的组织缺损性损伤，从三维立体角度，烧伤创面自表层至深层以及自中央至外周，在组织学上存在凝固带、淤滞带和充血带等三个区带，可见烧伤创面愈合过程有其独特的规律性。Ⅰ度烧伤仅伤及表皮，并不损害基底细胞，而基底细胞具有比较强大的再生能力，在烧伤后可立即启动细胞增殖很快就会替代受损表皮，完成创面无瘢痕愈合，而受损表皮则以脱屑形式脱落。浅Ⅱ度烧伤累及表皮全层与真皮浅层，导致表皮层细胞变性坏死，真皮浅层胶原变性水肿，毛细血管通透性增加导致表皮与真皮分离，血浆样渗出液积累形成水疱。烧伤后浅Ⅱ度创面的自愈主要依赖真皮深层未被累及的皮肤附属器。深Ⅱ度烧伤时表皮与真皮浅层组织细胞坏死，形成痂皮；真皮深层肿胀变性，仅残存少量的皮肤附属器，成为创面愈合的基础。深Ⅱ度烧伤创面愈合要经历痂皮溶解、脱落，痂皮下方肉芽屏障逐渐同步形成，与此同时，肉芽组织中残存皮肤附属器的细胞不断增殖，形成皮岛，相邻的皮岛逐渐扩展，相互融合，最终实现创面的再上皮化。由于该愈合过程比较漫长，只要创面上皮化未完成，肉芽组织就会不断产生，这无疑会导致瘢痕形成。Ⅲ度烧伤累及皮肤全层至深层组织，因受累组织凝固性坏死形成焦痂。小面积Ⅲ度烧伤创面可以勉强自愈，但会带来灾难性后果，所以，超过一定范围的Ⅲ度烧伤创面必须借助手术修复，而且创面覆盖方式决定创面修复后瘢痕形成的程度。

所以，任何因素导致的皮肤损伤，只要其范围和深度达到一定程度，组织修复的自然结局便是瘢痕形成。适度的瘢痕形成是一种生理性的表现，而过度形成则属于病理性改变。一旦瘢痕过度形成，将可能再次引发对人体的伤害，不但会出现不同程度的不适症状，更重要的是有碍观瞻，影响功能。本节将就瘢痕的防治与康复进行系统论述。

一、瘢痕的概念及分类

（一）瘢痕的概念

瘢痕是创面愈合的必然产物，病理学上分为生理性瘢痕和病理性瘢痕两类。创面的自然愈合过程包括：创面回缩；创面在渗出物、多种细胞成分及其包含的各种生物活性物作用的下，产生肉芽组织填充缺损；表皮细胞增殖覆盖创面等机制。若创面损伤轻，组织缺损少，创缘整齐，例如手术切口，缝合后伤口内缝隙小，需要肉芽组织填充的量比较少，如无异常，伤口愈合后局部瘢痕平坦，这种瘢痕就属于"正常瘢痕"（normal scar），即生理性瘢痕。如果该类伤口愈合过程中出现异常，肉芽组织中的成纤维细胞数量不断增加，增殖活跃，并持续合成、分泌胶原与其他细胞外基质，机体又无法对这些过剩的细胞外基质进行吸收或重塑，形成的瘢痕红且硬，高处皮面，出现瘙痒、刺痛、易受激惹等症状，甚至造成外形与功能障碍，那么这种瘢痕就属于"异常瘢痕"（abnormal scar），即病理性瘢痕。此外，若创面损伤较重，组织缺损多，创缘不够整齐，需要由微小血管和成纤维细胞等成分构成的肉芽组织填充的量较大，也会导致病理性瘢痕形成。

（二）瘢痕的分类

从临床上讲，病理性瘢痕一般被表述为增生性瘢痕、瘢痕疙瘩、表浅性瘢痕、萎缩性瘢痕、扁平瘢痕、脱色素瘢痕、凹陷性瘢痕、挛缩性瘢痕、线状瘢痕、蹼状瘢痕、桥状瘢痕等，如此表述的目的在于便于治疗方法的选择。

增生性瘢痕与瘢痕疙瘩临床表现相似，均明显突出皮肤表面，质硬，根据病程不同可呈现出红、棕、褐等不同颜色，同时伴有主观不适。两者的不同之处在于增生性瘢痕局限于病损区域之内，而瘢痕疙瘩超出病损区域，此外，两者发生部位、转归、治疗方式、组织学特点等也存在不同。

表浅性瘢痕的实质是增生性瘢痕的一种外在表现，或为创面愈合后瘢痕增生比较轻微，逐渐成熟而来，或为原现形成的增生性瘢痕经过治疗或长时间自然恢复，瘢痕消退、成熟，并与周围皮面相平而来。表浅性瘢痕对外观影响比较轻，不影响功能。

萎缩性瘢痕外观比较平坦，与周围皮肤相平或稍低，所以称之为扁平瘢痕。萎缩性瘢痕表面平滑光亮，伴有色素减退时呈现斑、片状不规则苍白色区域，此种情况被称为脱色素瘢痕；若伴色素沉着，则呈暗褐色；也可见脱色素与色素沉着区域同处一处者，使得萎缩性瘢痕呈现为花斑样外观。萎缩性瘢痕稳定，质地较韧且柔软，其基底部比较松动，可被提、捏起。萎缩性瘢痕主要影响外观，一般不引起功能障碍。

凹陷性瘢痕其表面明显低于四周正常皮肤表面，主要是由于同时存在皮肤、皮下组织乃至深部组织损伤或感染创面愈合后导致。面积较小，凹陷较浅者，瘢痕比较稳定，只影响外观，一般对局部功能不造成影响；凹陷较深，波及肌肉、肌腱、骨等深部组织者，由于瘢痕常与基底组织发生粘连，一般会不同程度地妨碍局部功能，而且此种情况下，瘢痕多不稳定。

挛缩性瘢痕是以所引起的功能障碍特征来命名的瘢痕，是由皮肤缺损面积较大的开放性创面自行愈合而形成的瘢痕，或不恰当的手术切口或特殊部位的、特定走向的皮肤裂伤直接缝合后形成的瘢痕。前者发生瘢痕挛缩始于创缘的向心性收缩以及肉芽组织中大量肌纤维母细胞收缩，使得创面日益缩小；创面愈合后，大量胶原沉积的瘢痕组织及其活跃的肌纤维母细胞的继续收缩导致瘢痕挛缩。后者则完全是由于瘢痕组织中的胶原沉积和肌纤维母细胞的不断收缩。挛缩性瘢痕不仅严重影响外观，更重要的是导致功能障碍。

线状瘢痕、蹼状瘢痕、桥状瘢痕均是依据增生性瘢痕呈现出的外观特点所命名的。线状瘢痕多出现在创伤或外科手术切口缝合后，除可见中间部位一条增生性瘢痕外，在其两侧多见缝线拆除后遗留的点状瘢痕。线状瘢痕主要影响外观，但在某些部位也会因直线瘢痕而引起挛缩影响局部功能。蹼状瘢痕呈皱襞状，形似鸭蹼，一般是在关节屈侧存在的索条状瘢痕挛缩，经历较长时间后使得挛缩瘢痕两侧皮肤与皮下组织逐渐被拉长，形成蹼状。蹼状瘢痕多见于颈前、颈侧、腋窝、肘窝、腘窝等部位，也可见于内外眦角、口角、指蹼、手指掌侧、鼻唇沟等处，既影响外观，也影响功能。桥状瘢痕，顾名思义，两端以蒂与皮肤相连，下有通道与基底部分离，其状似桥而得名。桥状瘢痕多见于眼睑、颞部、下颌、颈前等部位，多由于创面愈合过程中发生感染，形成皮下潜行扩展的腔隙，该腔隙顶部的皮下创面与腔隙的基底创面在不同时间先后愈合所致。桥状瘢痕影响外观，部分会同时影响功能。

从病理学上讲，病理性瘢痕主要有增生性瘢痕和瘢痕疙瘩两类病变。不应将临床上表述的前述各种瘢痕的名称与病理学上瘢痕的分类并列描述，以免造成概念的混淆。病理性瘢痕是防治的重点。

二、病理性瘢痕的发生机制

在创面正常愈合过程中是什么因素导致其转变为异常瘢痕增生的病理状态？这是人们在探索病理性瘢痕形成的生物学机制一个多世纪后仍无法简单回答的问题。胶原的合成与降解在正常的创面愈合过程中保持着平衡，若这种平衡被打破，使得胶原合成明显超出胶原降解水平，导致胶原大量堆积，就会发生异常瘢痕增生。随着对病理性瘢痕特点和规律的阐释，发现许多因素与胶原代谢的异常改变有关。

（一）体外因素

1. 种族与肤色　一般情况下，绝大多数伤口均以正常瘢痕形式愈合，病理性瘢痕的发生率约为5%～15%。手术切口病理性瘢痕的发生率为39%～68%，而烧伤创面愈合后病理性瘢痕的发生率高达33%～91%。黑色人种病理性瘢痕的发生率为白色人种的5～10倍，其中瘢痕疙瘩的发生率尤为高。肤色比较浅的黄色人种（亚洲人）其病理性瘢痕的发生率介于黑色人种与白色人种之间。

2. 遗传因素　瘢痕疙瘩具有明显的家族遗传倾向，包括常染色体隐性遗传和显性遗传。在 Mc - Catthy 主编的整形外科学经典专著中，报道了一对孪生姐妹及其母亲、外祖母祖孙三代，在身体多个部位发生非常相似的瘢痕疙瘩。国内专家对4例瘢痕疙瘩患者的家族进行了跟踪调查，结果发现，在总共99名家族成员中，28名发生瘢痕疙瘩，占28.2%。有研究表明，基因型 HLA - B14 与 HLA - B16 的东方人形成病理性瘢痕的可能性较大。但是，也有研究认为病理性瘢痕与遗传没有明显联系，因为大多数患者，特别是增生性瘢痕患者并没有明显的家族史。

3. 年龄与个体素质　一般来讲，病理性瘢痕可发生在任何年龄，但多见于年轻人，尤其是年龄在10～30岁之间，处于青春发育期的青少年与青年。主要原因为：该年龄段皮肤张力大，真皮内的成纤维细胞增殖活跃，合成分泌胶原纤维等细胞外基质的功能旺盛，而且该年龄段活动多，遭受外伤的几率较其他年龄段高。此外，女性妊娠期病理性瘢痕的发生率也有所增加，而老年人和儿童病理性瘢痕的发生率则比较低。还有一类人特别容易发生病理性瘢痕，无论何种损伤，处于何处，都会发生明显的病理性瘢痕，此种状况与患者体质有关，被称为有瘢痕增生倾向者，更有甚者则被称为瘢痕体质。

4. 部位与皮肤张力　人体各个部位发生病理性瘢痕的几率与程度不完全相同，一般来讲，皮肤厚的部位和张力大的部位较皮肤薄、张力小的部位更容易发生病理性瘢痕。眼睑、前额、外生殖器、乳晕区与黏膜等处外伤后发生增生性瘢痕的可能性比较小，手掌和足跖部尽管比较厚，但因该处肌纤维母细胞数量比较少，而且成纤维细胞凋亡速度比较快，所以，外伤后也不易发生增生性瘢痕。瘢痕疙瘩可见于体表任何部位，但好发于耳垂、颏部、胸骨前上区、上肢三角肌区和肩背部等部位。

5. 外伤与处理方法　正如前述，瘢痕形成的程度与受伤程度有关，更与伤口或创面处理方式有密切关系。以烧伤为例，浅Ⅱ度烧伤创面不需要特殊处理，只要预防感染，保持创面清洁，创面按期愈合后不会出现瘢痕形成，更不会发生病理性瘢痕。深Ⅱ度烧伤创面愈合后病理性瘢痕的发生率很高，且增生程度较Ⅲ度烧伤创面更甚，主要是由于Ⅲ度烧伤创面多经过切痂与皮肤移植修复，此举有助于减少瘢痕增生。此外，手术切口是否与皮纹、自然皱褶线一致，手术操作是否微创，创面或伤口内是否有坏死组织或异物残留，切口缝合材料选择及缝合是否严密，拆线是否及时，伤口是否清洁抑或发生感染等均与病理性瘢痕的发生密切相关。Deitch 研究发现，创面在10天内愈合者，病理性瘢痕发生率为0～6%；10～14天愈合者的发生率为4%～19%；15～21天愈合者的发生率增加到30%～35%；若创面愈合时间超过21天，病理性瘢痕的发生率将高达50%～83%。

（二）体内因素

1. 生物活性因子的作用　创伤后伤口或创面局部会立即启动创面愈合过程，通过一系列复杂的病理生理变化，包括多种细胞和生物活性物质聚集并产生各种各样的生物效应，影响伤口或创面愈合以及病理性瘢痕的产生。TGF - β、bFGF、PDGF、IGF - 1 等生长因子与瘢痕增生关系密切。

2. 免疫与内分泌　病理性瘢痕与机体免疫反应和内分泌系统紊乱有关。研究发现，增生性瘢痕患者血液中 IgE 升高，而瘢痕疙瘩患者血液中 IgM 和 IgG 升高，IgA 却下降，表现出较增生性瘢痕更为显著的变态性反应。瘢痕疙瘩易发于青春期，检测显示，瘢痕疙瘩组织中雄激素水平较高，而雌激素和孕激素水平较低。在女性妊娠期间，其原有的瘢痕病变的症状就会变得更加明显，分娩后症状将逐渐缓解，且绝经后的女性一般不再发生病理性瘢痕。

3. 分子与基因调控　Cohen 的研究发现，胶原合成的关键酶脯氨酸羟化酶和胶原降解的关键酶胶原酶的活性在病理性瘢痕中显著升高，且明显高于正常皮肤。提示胶原合成与降解的失平衡，不是因为降解减少，而是因为合成代谢不成比例的增加，这种失衡及其调控有待深入研究。已有研究显示，某些基因在瘢痕增生中发挥着一定作用。

三、增生性瘢痕与瘢痕疙瘩的区别

增生性瘢痕和瘢痕疙瘩是病理性瘢痕的两种基本病理形式，有诸多相似之处，也有显著差别，比如瘢痕疙瘩具有特殊的好发部位，良性肿瘤样生长趋势，切除后复发的倾向，鉴于这些特点，也将瘢痕疙瘩归入良性肿瘤范畴，并称之为"瘢痕瘤"。Mancini 于 1962 年明确提出瘢痕增生病变局限于病损区域之内者为增生性瘢痕，超出病损区域的增生状态称之为瘢痕疙瘩。这个区分增生性瘢痕和瘢痕疙瘩两者的简单方法得到业界公认并沿用至今。此外，临床上两者的区别还包括：发生部位的差别，增生性瘢痕发生部位不定，可见于全身绝大多数部位，瘢痕疙瘩则好发于耳垂、胸骨前上区、三角肌区与肩背区等；增生性瘢痕病程短，具有逐渐成熟、自然消退的倾向，但是瘢痕疙瘩病程长，有的可长达数十年，一般不会自行消退；压迫疗法对增生性瘢痕有效，但不宜用于瘢痕疙瘩。组织病理学上，瘢痕疙瘩具有与增生性瘢痕类似的组织学特征，但是它具有独特的生长特性，瘢痕疙瘩组织中含有较多增殖活跃的成纤维细胞，胶原纤维排列方向不规则，可见较多旋涡状结构；增生性瘢痕的胶原纤维排列方向与瘢痕长轴基本平行，比较整齐。细胞学研究显示：瘢痕疙瘩与增生性瘢痕的成纤维细胞在形态上并没有太大区别，但是核仁形成区嗜银染色（AgNORs）检测与三磷腺苷（ATP）含量检测显示：瘢痕疙瘩成纤维细胞的染色强度与 ATP 含量明显高于增生性瘢痕，说明前者的增殖能力和生长状态强于后者，并有持续增殖而无自行消退的倾向。增殖细胞核抗原（PCNA）检测显示，瘢痕疙瘩成纤维细胞的密度与增殖活性大于增生性瘢痕，由此揭示了瘢痕疙瘩较增生性瘢痕难以控制的原因。此外，研究表明：瘢痕疙瘩成纤维细胞合成、分泌胶原的能力也远高于增生性瘢痕，其受损后的修复能力与抗凋亡能力也远强于增生性瘢痕。

四、病理性瘢痕的临床评估

建立病理性瘢痕的临床评估体系，有助于对病理性瘢痕做出比较客观、准确的评价，尤其重要的是有助于对病理性瘢痕的各种治疗方法和康复措施的疗效做出比较客观、准确的评价。

（一）温哥华瘢痕量表

以瘢痕的色泽（melanin，M）、厚度（height，H）、血管分布（vascularity，V）和柔软度（pliability，P）等四个指标，对瘢痕进行描述性评价。

1. 色泽（M）

0 分，瘢痕颜色接近正常肤色。

1 分，色泽较浅。

2 分，混合色泽。

3 分，色泽较深。

2. 厚度（H）

0 分，正常。

1 分，<1 mm。

2 分，1~2 mm。

3 分，2~4 mm。

4 分，>4 mm。

3. 血管分布（V）

0 分，瘢痕肤色接近正常肤色。

1 分，瘢痕肤色偏粉红。

2 分，瘢痕肤色偏红。

3 分，瘢痕肤色呈紫色。

4. 柔软度（P）

0 分，正常。

1 分，柔软的（在最少阻力下皮肤能变形）。

2 分，柔顺的（在压力下能变形的）。

3 分，硬的（不能变形，呈块状移动，对压力有阻力）。

4 分，弯曲（组织如绳状，瘢痕伸展时会退缩）。

5 分，挛缩（瘢痕永久性缩短导致残疾与扭曲）。

该量表总分 15 分，评分越高则瘢痕越严重。

（二）改良的温哥华瘢痕量表

1. 色素沉着（pigmentation，M），应用皮肤分光计检测。

0 分，正常。

1 分，色素减退。

2 分，混合型。

3 分，色素沉着。

2. 柔软度（pliability，P），应用硬度计检测。

0 分，正常。

1 分，柔软容易弯曲（没有或仅有很小的抵抗力）。

2 分，需要一定外力可弯曲。

3 分，坚硬、不易弯曲、不易推动、抵抗外力。

4 分，条索状、使瘢痕延伸部分绷紧苍白。

5 分，瘢痕持久性挛缩造成周围变形或畸形。

3. 厚度（height，H），应用组织活检进行 HE 染色，在显微镜下测定。

0 分，平坦。

1 分，<2 mm。

2 分，2~5 mm。

3 分，>4 mm。

4. 血管分布（vascularity，V），应用比色计和皮肤分光计检测。

0 分，正常肤色。

1 分，粉红色。

2 分，红色。

3 分，紫色。

5. 疼痛（pain，P），通过与患者交谈获得。

0 分，正常。

1 分，偶尔出现。

2 分，需要药物控制。

6. 瘙痒（pruritus，P），通过与患者交谈获得。

0 分，正常；

1 分，偶尔出现；

2 分，需要药物控制。

改良后的温哥华瘢痕量表总分为 18 分，评分越高说明瘢痕越严重。一般情况下，增生性瘢痕 > 7 分。

（三）Sawada 评分方法

1990 年，Sawada 根据病理性瘢痕的色泽、高度、硬度以及瘙痒、疼痛等临床表现提出的评分方法，得分 >10 分为重度，6~9 分为中度，1~5 分为轻度。

1. 色泽

0 分，正常肤色。

1 分，不红，有些灰暗。

2 分，淡红，按压后消失。

3 分，赤红或鲜红，伴毛细血管扩张。

2. 高度

0 分，平坦或凹陷性瘢痕。

1 分，1~4 mm。

2 分，4~8 mm。

3 分，>8 mm。

3. 硬度

0 分，接近正常皮肤。

1 分，部分柔软。

2 分，橡皮样硬度。

3 分，硬如软骨。

4. 瘙痒

0 分，不痒。

1 分，有时痒。

2 分，偶尔中等程度痒，能忍受。

3 分，剧烈或持续瘙痒，伴抓痕。

5. 敏感或疼痛

0 分，不痛。

1 分，有时痛。

2 分，中度的激发性疼痛。

3 分，剧烈的激发性疼痛。

五、瘢痕疙瘩的康复治疗

（一）瘢痕疙瘩的病因与临床表现

1. 病因　瘢痕疙瘩的发生具有明显的个体差异。多数患者一年内在发生瘢痕疙瘩的部位均有局部损伤的病史，而且因发生部位而异。耳垂部的瘢痕疙瘩一般多有扎耳孔的经历，胸骨前上区多由粉刺、蚊虫叮咬的病史，三角肌区和肩背区或为预防接种、或为手术等原因；也有部分患者无法说明确切原因。

2. 临床表现　瘢痕疙瘩的形态表现各异，多数为单个病灶，少数呈现多部位、多发病灶；病灶或呈表面光滑的结节状，或为类似增生性瘢痕样，均明显高出皮面，且病灶超出原损伤范围。病灶范围大小不一，自数毫米大小的小结节到直径数厘米至十多厘米大小、表面凹凸不平的哑铃状、球状或片状病灶。病灶质地较硬，弹性差，早期呈红色或紫红色，后期多呈苍白色，或有色素沉着。瘢痕疙瘩在损伤后早期可迅速发展，持续生长数年甚至数十年，也可在长时间内处于相对稳定的状态，一旦遭到再刺激，如局部残存的毛囊、汗腺、皮脂腺等皮肤附件发生炎症、感染等，即迅速生长。即使一些病史比较长，呈苍白色，相对稳定的病灶，在其边缘或可见一处或多处鲜红色病灶，仍向周围正常组织浸润性扩展，说明瘢痕疙瘩一般不会自行消退。伴随着病灶的生长，瘢痕疙瘩还表现出瘙痒、刺痛等不适症状。瘢痕疙瘩一般不发生挛缩，所以不会引起功能障碍，但发生在关节部位者，有可能会影响关节功能。

（二）瘢痕疙瘩的诊断与临床评价

1. 诊断　根据病史和临床表现，一般即可诊断瘢痕疙瘩。

2. 临床评价　主要按照前述病理性瘢痕常用的三种方法，对瘢痕疙瘩进行临床评价，确定其严重程度，并对康复治疗效果进行评价。

（三）瘢痕疙瘩的康复治疗

瘢痕疙瘩的康复治疗应当涵盖患者的精神康复治疗、功能康复治疗和容貌康复治疗。前者主要是针对瘢痕疙瘩的临床表现带给患者精神、心理的影响采取的治疗；后两者则是针对瘢痕疙瘩本身所采取的手术治疗与非手术治疗。

1. 精神康复治疗　耳垂、胸前、肩背及三角肌区是瘢痕疙瘩的好发部位，这些部位恰恰是颈 -胸 -乳美学单元、肩部美学单元、耳部美学单元所在，尤其对女性而言，会影响其着装、佩戴饰品等，从而给其心理和精神造成一定损害。瘢痕疙瘩所具有的瘙痒、刺痛等症状以及病灶与衣物间接触时的不适症状会进一步给患者造成心理和精神负担。我国缺乏精神心理卫生临床工作者，临床医师与护士就担当了对此类患者进行精神抚慰、心理疏导的职责。针对患者精神、心理的异常改变，耐心予以劝导、解释，正确认识瘢痕疙瘩的本质以及相关症状和暂时的功能或容貌的改变，努力说服患者增强信心配合治疗。当然，有的放矢地制订合理、妥当的治疗方案，取得良好的治疗效果，才是彻底消除患者的疑虑，实现精神康复的关键。

2. 功能和容貌康复治疗　就瘢痕疙瘩而言，由于其本身的特点，很少造成功能障碍，所以其功能康复治疗和容貌康复治疗是同步进行的。到目前为止，无论是手术治疗还是非手术治疗，没有一种治疗方法单独应用能使瘢痕疙瘩的康复治疗取得满意疗效，尤其是瘢痕疙瘩被单纯手术切除后极易复发，且将比治疗前生长更为迅速、更为严重。所以说瘢痕疙瘩的功能和容貌康复治疗重在联合，即手术治疗与诸多非手术治疗方法的联合治疗。目前公认的、经临床证实有效地联合治疗瘢痕疙瘩的方法有：手术联合高剂量放射治疗和手术联合局部糖皮质激素注射治疗。

（1）手术治疗：瘢痕疙瘩的手术治疗方法包括：直接切除缝合术、削除术、部分切除缝合术、切除植皮术、切除术+细胞膜片修复术、切除术+瘢痕表皮回植术、切除术+（扩张）皮瓣转移修复术和瘢痕剔除瘢痕皮瓣修复术等。手术方法的选择主要依据病灶的部位、数量、大小或面积等决定。不论采用何种手术方法与技巧，在切除病灶时，都必须严格遵守整形外科学原则，尽量减少组织损伤，严密止血，防止出现无效腔、感染、组织坏死等情况发生，尤其重要的是要最大限度地预防或减少手术部位的张力。

单纯手术切除对治疗瘢痕疙瘩毫无意义，必须联合其他治疗方法综合治疗。

（2）放射治疗：实验与临床研究表明，放射线能够损伤成纤维细胞，影响细胞外基质基因的表达，减少胶原等的合成与分泌，并使结缔组织干细胞遭受损害。目前，临床上常用的放射治疗包括：浅层 X 射线治疗、β 射线治疗、电子线照射治疗等。DeDeurman 和 Gorgerot 首先将放射治疗应用于瘢痕疙瘩。采用浅层 X 射线治疗瘢痕疙瘩的反应率平均为 56%，手术加浅层 X 射线治疗，其反应率则增至 76%。放射治疗效果与照射剂量有关，经验证实，低于 900Gy 的照射量其有效率较低。所以，一般多主张手术后 1 天即开始放射治疗，而且总的照射量必须大于 1 500Gy。

^{32}P、^{90}Sr 和 ^{90}Y 均释放 β 射线，β 射线的最大能量为 1.71MeV，在组织中的平均射程为 4 mm，最大射程可达 8 mm。^{32}P 可以贴敷或局部注射，以 ^{32}P 贴敷瘢痕疙瘩病灶，通过释放的 β 射线抑制成纤维细胞分裂。一组 579 例瘢痕疙瘩病例结果显示，采用 ^{32}P 以 0.6~0.7MBQ/cm^2 的剂量贴敷治疗 70~80 小时，3 个月后重复治疗一次，总有效率可达 100%。若以 3.7~7.4MBQ/cm^2 瘤体的剂量，将 ^{32}P 胶体注射液注射到瘢痕疙瘩内，1~2 个月后重复治疗一次，注射一次为一个疗程，其五个疗程的累计治愈率可达到 100%。^{90}Sr 可释放高能 β 射线，射程能深达组织 11 mm，以每次剂量 3Gy，总剂量 12~15Gy，追踪观察 96 例瘢痕疙瘩手术切除后接受治疗的患者，无复发者占 79.1%。另据文献报道，对 102 例经手术治疗的瘢痕疙瘩患者采用 ^{90}Sr－^{90}Y 贴敷器进行治疗，每日一次，每次剂量 3Gy，共计 10 次，有效率为 92.1%，而未接受手术治疗，单纯行 ^{90}Sr－^{90}Y 贴敷器治疗者的有效率仅为 69.1%。

电子线照射治疗的特点是在近距离局部放射治疗中，电子线的放射剂量分布均匀，在产生生物学效应的同时，对深部组织的损伤较小。文献显示，对瘢痕疙瘩切除术后局部以每次剂量 5Gy，每日一次，连续治疗 5 天，未发现任何急、慢性放射性皮肤损伤，其总的复发率为 26%。

研究表明，不同部位瘢痕疙瘩放射治疗的疗效不同，位于面颈部者治疗后的复发率最低，仅为 2%，而位于胸部者则高达 49%。不同原因导致的瘢痕疙瘩对放射治疗的反应性也有差异，烧伤所引起的瘢痕疙瘩其疗效较创伤引起者更差，而由痤疮、毛囊炎、术后感染等因素导致的瘢痕疙瘩其治疗后的复发率远高于非感染因素所致者。

放射治疗的副作用一般有局部色素沉着、瘙痒、感觉障碍或疼痛感，但对因放射治疗而导致局部发生癌变的可能性也不容忽视。

近年来，有学者尝试采用重离子加速器释放的 C^{12} 离子束治疗瘢痕疙瘩也取得了满意的治疗效果。

（3）药物治疗：药物治疗瘢痕疙瘩已有数十年历史，使用的药物种类繁多，包括糖皮质激素类、化学制剂类、生物制品类、中药类以及复合制剂类等。药物剂型众多，有针剂、粉剂、膏剂、霜剂、凝胶剂、贴剂、糊剂、水剂和喷剂等。应用的方法主要为瘢痕内注射，局部外用和口服等。目前，常用的药物治疗方法为瘢痕内注射和局部外用。

1）瘢痕内注射：瘢痕内注射包括单一药物注射、复合药物注射、与手术切除等其他治疗方法联合的局部注射等。用于注射治疗的药物五花八门，但是，目前临床使用最多，且疗效比较肯定的药物仍为以曲安奈德（曲安西龙 A）与倍他米松为代表的皮质激素类药物。该类药物注射到瘢痕组织内，通过下调成纤维细胞 mRNA，抑制其增殖并阻止胶原与其他细胞外基质的合成，可以减轻局部炎症反应与瘢痕增生。此外，还能加强糖异生，减少胶原酶抑制剂 α 巨球蛋白，从而使蛋白酶增多，胶原降解加速，起到抑制和消除瘢痕的作用。局部注射可使用无针头高压注射器，也可使用普通注射器。注射方法为多点注射，以注射点瘢痕表面呈苍白色为度。注射剂量：曲安奈德，1 mL 普通注射器配制成 40 mg/mL，每点注射 0.1 mL，每 2 周注射一次，8 周为一个疗程。对病灶面积比较大者，Ketchum 提出的治疗方案为：成人最大剂量为 120 mg，儿童 1~5 岁最大剂量 40 mg、6~10 岁最大剂量 80 mg；每月重复注射一次，4~6 个月为一个疗程。倍他米松，目前使用其长效制剂，每毫升含二丙酸倍他米松 5 mg 和倍他米松磷酸钠 2 mg，注射方法同前，每 4 周重复注射一次，一般 3~4 次即可见效；曾使用的最大剂量为 3 mL。现多与手术治疗联合应用，效果甚佳。

其他药物的注射治疗在临床实践中均有应用，但并未得到广泛普及。人们仍在不断探索新的、可用于治疗瘢痕疙瘩的药物，如应用肉毒素注射治疗瘢痕疙瘩就是近年来该领域的探索之一。

此外，为缓解瘢痕内药物注射时的疼痛，可以将治疗药物与盐酸利多卡因等局部麻醉药物以适当的比例配用。

2）局部外用：用于治疗病理性瘢痕的外用药包括硅酮类、复方制剂类、中药类等，剂型也各不相同，但是主要都用于治疗增生性瘢痕，单纯用于治疗瘢痕疙瘩效果欠佳，临床上一般都与其他治疗方法联合使用，外用药最常使用的为硅酮制剂，比如：瘢痕疙瘩手术切除 + 放射治疗 + 硅酮制剂，瘢痕疙瘩手术切除 + 注射治疗 + 硅酮制剂，注射治疗 + 硅酮制剂，压迫治疗 + 硅酮制剂等。

（4）压迫治疗：压迫治疗是通过对瘢痕疙瘩施加压力，促使局部血流量减少，形成局部低氧，使得成纤维细胞发生退行性改变，胶原间内聚力降低，使得螺旋状胶原重新排列，成纤维细胞和内皮细胞发生降解与凋亡，血管数量减少，水肿减轻。此外，压迫治疗造成的局部缺血、低氧环境还能使胶原酶抑制剂 α 巨球蛋白减少，胶原酶活性因而增强，造成胶原合成减少，分解增强，从而达到治疗的目的。临床上实施压迫治疗必须遵循"早、长、足"原则，即尽早使用，长期坚持，足够压力。用于预防瘢痕疙瘩时，在伤口愈合后即开始应用；用于治疗时，则在瘢痕疙瘩形成 6 个月内应用；病程超过 6 个月，压迫治疗将难以奏效。目前公认的治疗压力为 20~30 mmHg，疗程 3~6 个月，甚至更长时间。

就治疗瘢痕疙瘩而言，压迫治疗与手术治疗或药物治疗配合应用效果会更好。

（5）其他：激光治疗和冷冻治疗临床上目前已很少用于治疗瘢痕疙瘩。

六、增生性瘢痕的康复治疗

（一）增生性瘢痕的病因与临床表现

1. 病因　如前所述，无论何种损伤因素，只要伤及真皮深层就能导致增生性瘢痕的发生，如：深Ⅱ度烧、烫伤，中厚皮片供区等。

2. 临床表现　根据增生性瘢痕的临床发展与演变，一般将其分为增生期、消退期和成熟期。增生期为瘢痕形成早期 1～6 个月，突出表现为瘢痕增生活跃，显著高于周围正常皮面，厚而硬，且不断在增厚，局部充血，使得瘢痕呈现鲜红色，下垂位呈紫色，瘢痕表皮可见毛细血管扩张；患者均述有程度不同的瘙痒、疼痛症状，并有随环境温度变化而出现的特点。消退期为瘢痕形成后 6 个月～12 个月甚至更长时间，瘢痕增生明显减退，瘢痕厚度和硬度逐渐降低，随着瘢痕充血的减轻，颜色逐渐转变为淡红、红褐或紫色，并开始出现局部色素沉着，表面毛细血管扩张消退；痒、痛症状较前减轻。成熟期为瘢痕形成 12 个月以后，此期突出特点是瘢痕增生完全停止，其厚度和硬度又有新的降低，但仍高出皮面，硬于正常皮肤，且持续时间很长时间，甚至数十年；瘢痕颜色不一，呈褐色、暗褐色或浅褐色，总体趋势是向接近正常肤色转变；痒、痛症状消失或随环境温度变化偶发。

（二）增生性瘢痕的诊断与临床评价

1. 诊断　根据病史和临床表现，做出增生性瘢痕的诊断与临床分期一般不难。

2. 临床评价　仍然按照前述病理性瘢痕常用的三种方法，对增生性瘢痕进行临床评价，确定其严重程度，为制定恰当的康复治疗方案提供依据；其次，可以对康复治疗效果进行评价。

（三）增生性瘢痕的康复治疗

增生性瘢痕的康复治疗同样涵盖患者的精神康复治疗、功能康复治疗和容貌康复治疗，通过系统康复治疗，使患者最终达到身心康复，以健全的心智，健康的体魄回归家庭和社会。与瘢痕疙瘩不同的是：增生性瘢痕的波及范围更加广泛，对功能和容貌的影响程度更加严重，甚至影响到患者的学习、就业、工作、婚恋、生活等诸多方面，因而对患者造成的心理和精神创伤相应也更大。所以，增生性瘢痕的康复治疗不同于瘢痕疙瘩，其难度和任务更加艰巨、更加复杂。

1. 精神康复治疗　首先根据患者增生性瘢痕发生的部位、范围、严重程度及其对功能、容貌的影响．评估患者心理与精神异常的严重程度。尤其对于大面积深度烧、烫伤所致的大范围增生性瘢痕的患者，从意外致伤遭受的精神创伤，到漫长的治疗过程中，多次手术、频繁换药、各种检查和操作等所造成的身体痛苦对心理与精神的影响；以至创面完全修复后，瘢痕增生逐渐导致功能障碍与容貌缺失对心理与精神的影响；再则不同年龄段的患者对未来工作、学习、婚恋、就业、生活、家庭等方面的考虑对心理与精神的影响等，都需要医务人员以高度的责任心和极大的耐心、爱心和同情心，针对患者精神与心理的异常情况，细致入微地制订全面、合理、可行的精神康复计划，分步骤逐步实施，切忌操之过急。

精神康复治疗应当把握的要点：①教育引导，耐心劝解，使患者正确认识增生性瘢痕的特性及其发展、演变规律，增强战胜疾病的勇气和信心，使其逐渐从悲观、失望，甚至绝望的心态中转变过来。②心理疏导，关心体贴，使患者振作精神消除疑虑，充分发挥患者的主观能动性，积极主动地配合各种手术和非手术治疗。③医务人员应避免急功近利，为求尽快解决患者的心理与精神异常问题，过分夸大各种康复治疗的效果，使患者对治疗的期望值显著超出实际情况，这样反而会起到适得其反的结果。

2. 功能康复治疗

（1）手术治疗：手术治疗是康复治疗的基础。由于增生性瘢痕的特性，它的增生与挛缩导致所在部位组织、器官的移位、变形，乃至容貌缺失与功能障碍。手术的目的就是切除瘢痕，松解挛缩，恢复受累部位的正常组织学结构与解剖关系。

增生性瘢痕手术治疗的方法很多，主要包括：切除缝合术、分次切除术、切除＋皮片移植术、切除＋瘢痕皮肤回植术、切除＋皮瓣转移术等。具体选择哪一种术式主要取决于增生性瘢痕的部位、面积、病程、对功能与容貌的影响、病灶周围情况、患者对治疗结果的期望等。

切除缝合术适宜于形状规则的线性、椭圆形、梭形或小片状病灶，切除宽度取决于病灶部位，切除原则为病灶切除缝合后不会引起周围组织移位或牵拉。近来提倡美容缝合技术，即在缝合皮下组织时，为确保表皮与真皮浅层处于外翻状态，采用真皮深层－皮下脂肪组织－深筋膜间埋植式垂直褥式缝合，缝合的结果不仅达到了确保伤口外翻的目的，同时得到使伤口处于最小张力的效果，其最终结果是伤口局部瘢痕轻微。由于有诸多可供选择的新型伤口缝合材料，应彻底改变片面强调缝合边距、间距的陈旧观念与认识，在缝合表皮与真皮浅层时，应打破传统对针距和边距的要求，根据伤口所处的部位，采用 6－0 或 7－0 美容缝线，以针距和边距 0.2～0.3 cm 闭合伤口，这样就可以达到彻底消灭细微无效腔甚至缝隙的目的，实现美容缝合。分次切除类似于切除缝合术，只不过病灶较大，一次难以完全切除。两次切除手术间隔一般要求在 3 个月以上。

瘢痕切除＋皮片移植术适用于任何瘢痕切除后不能直接缝合创面的修复。至于选用何种厚度的皮片或以何种皮片移植方法修复创面，主要取决于病灶所在部位、范围、供皮条件等。选择的原则一般为功能部位、暴露部位、面积较小的创面尽量选择大张全厚或厚中厚皮片移植，以确保远期效果与容貌的恢复。

瘢痕切除＋瘢痕皮肤回植术适宜于非暴露部位、非功能部位或供皮区缺乏患者瘢痕切除后创面的修复。

瘢痕切除＋皮瓣转移术适宜于暴露部位与功能部位瘢痕切除或瘢痕松解后创面的修复或毁损器官的再造，以最大限度恢复功能与容貌。皮瓣类型涵盖各种随意皮瓣、轴型（肌）皮瓣以及特殊类型皮瓣，如皮管、扩张皮瓣、游离皮瓣、瘢痕瓣等。

（2）放射治疗：增生性瘢痕的放射治疗类似于瘢痕疙瘩，临床上常用的方法有浅层 X 射线治疗、β 射线治疗和电子线照射治疗等。放射治疗在增生性瘢痕形成的早期阶段——增生期实施效果比较好，但是，由于增生性瘢痕病灶面积一般都比较大，为避免放射治疗对全身造成损害，放射治疗仅适宜于小面积增生性瘢痕的治疗，并不适宜于儿童或大面积病灶的治疗。

（3）药物治疗：增生性瘢痕药物治疗使用的药物种类和剂型与瘢痕疙瘩相同，应用方法也主要为瘢痕内注射，局部外用和口服等。所不同的是瘢痕疙瘩以瘢痕内注射为主，局部外用与口服治疗比较少用，但增生性瘢痕则以局部外用为主，其他两种方法为辅。

1）局部外用：常用的外用药有硅酮类、复方制剂类和中药类等，剂型有贴剂、凝胶剂、喷剂、粉剂、膏剂、霜剂、糊剂和水剂。临床上目前常与压迫治疗联合应用，效果较单一应用更好。

①硅酮类，聚硅酮是一种高分子聚合物，由于具有稳定的理化性质，对人体无刺激性、无抗原性、无致癌性与致畸性，其制品硅油、硅酮凝胶、硅橡胶等在医学领域得到广泛应用。1983 年，Perkins 报道了采用硅酮凝胶治疗瘢痕，由此该方法在世界范围内得到推广。目前该方法已成为病理性瘢痕康复治疗的最常用方法，常用制剂包括凝胶剂、贴剂和喷剂等。使用方法：用于预防瘢痕疙瘩时，一般在伤口

愈合后 10~15 天开始应用；用于治疗时，则在瘢痕疙瘩形成 6 个月内应用。根据瘢痕疙瘩的部位选择剂型。而且，临床上多与其他治疗方法配合使用，比如，瘢痕疙瘩手术切除 + 放射治疗 + 硅酮制剂，瘢痕疙瘩手术切除 + 注射治疗 + 硅酮制剂，注射治疗 + 硅酮制剂，压迫治疗 + 硅酮制剂等。具体使用时，一般将凝胶或喷剂用于瘢痕疙瘩表面，每日 3~4 次；贴剂则可以在不影响日常生活的情况下 24 小时连续应用；疗程均应至少在 3 个月以上。②复方制剂类，以复方普通肝素尿囊素凝胶为代表，通过抑制成纤维细胞增殖，抑制瘢痕内炎症反应，抑制细胞外基质的合成等达到消除或软化瘢痕疙瘩的作用。③中药类，以复春散Ⅱ号为代表，为粉剂，使用时临时配制呈混悬液，用棉签或专用涂药刷涂于创面。药液干燥成膜后外用压迫治疗。

2）瘢痕内注射：与瘢痕疙瘩的注射治疗方法完全相同。瘢痕内注射主要用于治疗面积较小、主观症状较重、位于暴露部位或功能部位、处于增生期的增生性瘢痕。

（4）压迫治疗：是治疗大面积增生性瘢痕，尤其是波及全身多部位大面积病灶的主要方法。具体方法包括：海绵加压固定法、热塑夹板加压法、硬硅胶模具加压法、弹力绷带压迫法、弹力衣（套）压迫法等。采用固体材料实施压迫治疗时，一般将病灶所在部位固定于一定的体位。如：颈前瘢痕——将头部后仰，固定颈部于头后仰位；颈侧瘢痕——将头部侧向健侧，固定颈部向健侧过屈位；腕、肘、膝部瘢痕——固定关节于伸直位；踝关节瘢痕——固定关节于中立位；手背部瘢痕——固定掌指关节于屈曲 90°位、拇指于对掌位、手指伸直位。

用于治疗增生性瘢痕的压迫治疗也必须遵循"早、长、足"的治疗原则，确保尽早使用，长期坚持，足够压力。

（5）功能锻炼：功能锻炼是功能康复治疗的重要内容，包括主动活动和被动活动，两者必须密切结合。瘢痕形成早期以被动活动为主，主动活动为辅。活动前必须给患者讲清楚功能锻炼的重要性和意义，教会主动活动的正确方法，鼓励患者努力克服功能锻炼时的疼痛，积极进行主动活动，并配合实施被动活动。而后逐渐过渡到主动活动为主，被动活动为辅。活动量与活动幅度要循序渐进，逐步增加，以防锻炼过度造成新的伤害。

各部位主动活动的具体方法。

1）颈部：对于颈前瘢痕，仰卧位时肩背下垫小枕头；使颈部过伸牵拉瘢痕；俯卧位时抬头，使颈前过伸。对于颈侧瘢痕，头向健侧倾斜和转动，也可让患者手提重物使肩关节向下牵拉以增加患侧颈部过伸程度。

2）腋部：①上肢外展 90°或上举过头，仰卧位时双手交叉置头后使腋部伸展。②一侧腋部瘢痕，患侧手放置在肩以上，健侧手放置在腰臀部，双手各握毛巾或布条的一端，做上下擦背动作，牵拉患者瘢痕。③在高过头的位置安装滑轮，在经过滑轮的绳索两端各连接一把手，双手交替上下拉动。④患侧上肢沿门或墙壁上举，手指做向上爬行动作。

3）肘部：①用手拉门把，利用自身体重产生牵拉作用，也可旋转球柄锻炼前臂旋转运动。②患肢提重物对抗挛缩。

4）手部：拇指尖掌面与其余四指指尖掌面做对掌运动；屈伸指、握拳，利用健手帮助患手的掌指、指间关节做屈曲活动。指蹼瘢痕：左右手 2~5 指交叉插入指蹼，按压瘢痕。虎口瘢痕：同样以左右拇指交叉压迫。站立位手掌放置桌面，在桌面上依靠自身体重下压使腕背屈，2~5 指指背置桌面上进行掌指关节屈曲运动。

5）髋部：髋前瘢痕取俯卧位牵拉瘢痕，仰卧位做下肢外展活动或下肢屈曲抱膝动作；站立位做下肢后伸运动。髋后与臀部瘢痕：仰卧位做下肢抬高运动；站立位抬高患肢，做压腿运动；做下蹲位以牵拉瘢痕。

6）膝部：对于腘窝瘢痕，俯卧位膝伸直使腘窝伸展；站立位面壁而立胸贴墙壁，从而牵拉腘窝瘢痕，对于膝前瘢痕，做屈膝活动或单腿站立，用布条、毛巾置患肢小腿下 1/3 用手向上提，使膝屈曲，下地后练习下蹲。

7）足部：仰卧位或坐位行足背屈、跖屈、外翻、内翻活动；站立位穿平底鞋以足跟踩地。

（6）按摩疗法：按摩是被动活动的最主要措施。烧伤后增生性瘢痕硬而韧，缺乏弹性，严重制约关节活动。通过局部按摩，可明显改善瘢痕柔软度，增加血液循环，松解粘连，为增大关节活动度创造外部条件。按摩疗法应在深度创面愈合或修复后尽早开始，但此时由于新愈合的创面表皮与深部组织联系不很紧密，自身也比较娇嫩，按摩时容易碰破及起水疱。所以，刚开始实施按摩时，手法应轻柔，动作不宜过大，局部按摩时间不宜过久，要勤更换按摩部位，循序渐进，逐渐加压，逐步增加治疗时间。

（7）日常生活训练：日常生活训练是实施职业疗法之前的准备阶段。早期可让患者自早晨睁眼开始，尽量独立完成穿衣、起床、下地、洗漱、吃饭、喝水等一系列日常活动，若刚开始自行完成困难，可以协助完成。后期则应在此基础上，由简而繁，由少到多，由轻到重，逐渐增加适当的家务劳动。

（8）职业疗法：在对患者的日常生活训练达到能从事家务劳动的情况下即可开展职业疗法。职业疗法的目的是通过实施某项操作或从事某种劳动或适当的娱乐活动达到功能锻炼。职业疗法有助于提高患者的自信心，从而调动其主观能动性，主动接受或服从为其量体裁衣制定的治疗计划，逐步提高与劳动或专业有关的操作技能，为回归社会，重返工作岗位奠定基础。

（9）器械疗法：所谓器械疗法就是利用各种体疗器械促进功能康复，它是其他各种功能康复治疗方法的有益补充。用于器械疗法的设备或工具种类繁多，选择何种器械进行治疗则取决于瘢痕的部位、大小、临床期别与病程、功能障碍程度等。

3. 容貌康复治疗　容貌康复是增生性瘢痕康复的最终目的，也是更高要求。它是实现精神康复，最终实现增生性瘢痕最高标准——身心康复的有力保证。容貌康复治疗包括伴随功能障碍的容貌康复治疗与不伴功能障碍的容貌康复治疗，前者是以实现功能康复治疗为前提；后者为单纯容貌康复治疗。容貌康复治疗措施包括：手术治疗、冷冻治疗、激光治疗、离子导入治疗、矫正性化妆技术等。

（1）手术治疗：涉及单纯容貌康复治疗的手术方法有磨削术、头皮扩张术、毛发移植术等。磨削术主要适用于暴露部位表浅性瘢痕、轻度凹陷性瘢痕、成熟稳定的较轻的增生性瘢痕。治疗方法与原理为：局部麻醉下，使用细砂纸或磨钻或砂轮磨去病灶处表皮，必要时可达真皮乳头层，依赖与皮肤附件产生新生表皮修复创面达到治疗目的。磨削术可以根据病灶的具体情况反复多次实施，直至满意为止。若与离子导入治疗或矫正性化妆配合实施效果会更好。头皮扩张术主要用于治疗瘢痕性秃发。毛发移植术用于再造睫毛、眉毛以及矫正因瘢痕而致的毛发稀疏。

（2）冷冻治疗：冷冻治疗主要采用的冷冻剂为 -196 ℃液氮，借助低温损害病灶中的细胞和微循环，导致组织缺氧、坏死，主要用于治疗比较小范围的增生期瘢痕。文献报道的有效率可达 76%。目前该方法在临床上已较少使用。

（3）激光治疗：激光治疗原理为通过光波转化的热能使组织产生烧灼、凝固或组织气化效应，从而达到治疗瘢痕的目的。激光治疗主要适用于仅影响美观，伴有痛痒症状的增生性瘢痕，一般多选用 585 nm PDL 实施激光治疗。若联合药物注射治疗及压迫治疗，效果会比较好。此外，对于大面积、无条件实施手术治疗或不愿意接受手术治疗者，可以选用 CO_2 激光、铒激光或点阵激光治疗；对仅累及皮肤的凹陷性瘢痕可单纯采用 CO_2 激光、铒激光或点阵激光磨削，或采用长脉冲 1 450 nm、1 320 nm 激光治疗，效果较好；桥状瘢痕也可选则 CO_2 激光和铒激光将皮桥与皮肤相连的"桥墩"切断，再气化磨削治疗。

（4）离子导入治疗：在烧伤创面愈合后，瘢痕增生尚未开始时即应开始治疗。治疗方法为：洁面，面部放松按摩 5 分钟；以离子导入治疗机将抑制瘢痕增生的药物导入面部 10 分钟；洁面，面部涂抑制瘢痕增生的中药糊剂 30 分钟；洁面，治疗结束。10 次为一个疗程，一般至少行两个疗程治疗。某单位实施该方法治疗近 40 000 例患者，效果良好。

此外，该方法还通过换用祛红、祛色素及治疗色素脱失的药物，治疗瘢痕充血、色素沉着以及脱色素。

（5）矫正性化妆：利用现代化妆技术，对面部增生性瘢痕予以遮盖，以满足患者回归社会与社交的需要。

（练慧斌）

第五节　挛缩与畸形

人们很早就关注到烧伤后会发生挛缩的现象，公元前 1500 年在莫斯比词典（Mosby's dictionary）中就有了烧伤后挛缩采用铜制矫形器进行治疗的记录，挛缩被定义为一个关节不能完成全范围的活动。在 2008 年 Journal of Burn Care and Research 发表的 Burn Rehabilitation and Research：Proceedings of a Consensus Summit 中给出了烧伤瘢痕挛缩的定义：烧伤后挛缩是因缺乏延展性且长度不足的病理性瘢痕取代正常皮肤所导致的相关关节或解剖结构的活动度下降或线性改变，挛缩可以影响皮肤的皱褶、皮肤的连接、边界从而导致继发的邻近正常结构的变形，烧伤瘢痕挛缩一般根据所导致的运动障碍、组织偏移以及功能畸形的情况来描述。

挛缩将严重影响关节活动，导致关节运动功能下降，并有可能造成关节结构与功能的永久性损害。患者的日常生活也因此受到不同程度的影响，如下肢关节的挛缩将影响患者的转移、蹲坐与行走，上肢的挛缩也将影响到吃饭、洗漱、穿衣、洗澡等日常活动，对一些需要精细操作与协调性工作的影响更为显著。

一、烧伤后挛缩与畸形的发生情况

虽然我们早已观察到烧伤后挛缩的发生非常普遍，但对于具体的发生率及严重程度却没有确切的认识。Dobbs 和 Curreri 回顾性的调查了 681 例烧伤患者，发现 28% 的患者出现了关节的挛缩，手、肘、肩是最多被累及的部位，烧伤面积和深度与挛缩的发生密切相关。Kraemer 报道约有 3.7% 的烧伤患者进行了挛缩松解的手术，手和腋窝是最易累及的部位，烧伤面积与挛缩关节的数量密切相关。Kowalske 报道了 1 749 例符合美国烧伤协会严重烧伤诊断标准的（major burn injury）患者，在出院时挛缩的发生比例高达 42%，肩、肘、手是最常累及的部位。Schneider JC 对 1993 年至 2002 年间一个区域性烧伤中心的 985 例烧伤患者［住院时间（21.7 ± 22.9）天，TBSA（25.1 ± 19.7）%，12.5% 患者伴随吸入性损伤，年龄（42.5 ± 17.1）岁］大关节的挛缩情况进行了前瞻性的观察，在患者出院时，38.7% 的患者至少发生一个部位的挛缩，在这些发生挛缩的患者，平均每人发生挛缩的关节数为 3 个，发生率为肩 38%、肘 34%、膝 22%。这些挛缩中 60% 为轻度、32% 为中度。挛缩发生的高危因素包括：住院时间长、烧伤程度重、接受皮肤移植手术。挛缩严重程度与手术面积、截肢、吸入性损伤有较高的相关性。研究呼吁在烧伤患者急性期应更加重视体位摆放及深入的康复治疗介入。

二、烧伤后挛缩与畸形发生的原因

深度创面的愈合必将伴随成纤维细胞的增生与胶原纤维的沉积以填补组织的缺损、增加损伤部位的组织强度，而肌成纤维细收缩牵拉创缘会使创面缩小，这是创面愈合的机制，但同时也导致了挛缩的出现。

一般来说，创面愈合所需时间越长瘢痕增生的几率就越大，超过 3 周愈合的创面往往伴有瘢痕的增生与挛缩。另外，感染在挛缩的发生发展过程中也占有重要地位，感染可以导致创面的延迟愈合以及局部炎症反应的加重，这些问题都可以加重后期的瘢痕增生。

临床治疗中，不恰当的肢体体位摆放，长时间制动，肌肉、软组织及骨性结构的损伤等都可能导致挛缩的发生发展。烧伤面积大、伤势重或者局部疼痛、包扎等原因，患者经常处于全身或者局部的制动状态，加上皮肤损伤的同时也常累及皮肤下的软组织、肌肉、骨骼，烧伤患者成为发生关节挛缩的高危人群。

三、烧伤后常见的挛缩与畸形

烧伤后由于创面及疼痛的存在，患者往往采取个人感觉舒适的体位并保持不动，但舒适的体位往往也是肢体挛缩的体位。表 4-2 中列出了烧伤后各部位常见的挛缩与畸形。

表 4-2　烧伤后各部位常见挛缩与畸形

烧伤部位	常见挛缩与畸形
颈部	屈曲
肩关节	内收
肘部	屈曲或伸展
腕部	屈曲或背伸
掌指关节	过伸
指间关节	屈曲
髋关节	屈曲
膝关节	屈曲
踝关节	跖屈
趾跖关节	背伸
口唇周围	小口畸形
鼻孔	鼻孔狭窄

四、烧伤后瘢痕挛缩的伴发问题

长时间的瘢痕挛缩会导致肌肉、肌腱、血管神经组织的短缩，关节可能出现脱位或半脱位的情况，同时伴有关节囊、韧带在挛缩方向的短缩。骨性结构也可以在挛缩发生的过程中间受到影响，尤其是对发育阶段的儿童，下颌骨发育不良是面颈部瘢痕挛缩时最常发生的骨性结构异常。

五、烧伤后瘢痕挛缩的评估

1. 了解受伤时间、致伤原因、瘢痕出现时间、挛缩出现时间、功能障碍出现时间。伤后时间是一个很重要的参考指标，一般认为伤后6个月内的瘢痕是不成熟的，具有被拉伸的潜力，因此，如果是伤后半年左右的挛缩，可积极介入物理治疗及应用矫形器有望改善，如果挛缩时间较长可能更多考虑手术的干预，一般来说，关节挛缩时间越长，自然回到正常位置的可能性就越小。

2. 了解挛缩发生后接受治疗的情况及其效果。尤为重要的是了解挛缩是否是介入某种治疗后的再次挛缩，如果是再次挛缩，应仔细分析挛缩再次发生的原因：植皮失败？手术后物理治疗、矫形器应用的依从性不佳？分析挛缩再发的原因有助于制定更有针对性的手术或非手术治疗方案。

3. 受累关节活动度、相关肌肉力量的检查、测量与记录。同时关注挛缩是否导致患者日常生活活动的受限，上肢挛缩是否引起了进食、梳洗、用厕的障碍，下肢挛缩是否会影响患者行走、下蹲、坐凳子、上下楼梯等。这些记录有助于治疗效果的评价，更为重要的是，当一个关节的活动度非常小或者完全不能运动时，应该考虑到该关节的软骨面营养障碍，此时单纯的手术可能并不能解决问题。

4. 了解挛缩部位肌肉、肌腱、神经、血管的挛缩情况。肌腱、肌肉、皮肤的挛缩可以通过手术切断或牵伸来松解或改善，但神经血管的挛缩不能通过这种方式解决。在一些挛缩严重的病例中，挛缩松解术有可能会造成血管神经损伤，可以考虑使用骨牵引装置或者截骨术。

5. 对于关节部位的挛缩及明显变形的部位应考虑进行X线检查，以明确相关骨与关节的异常。对于严重挛缩的病例，X线检查更为重要。对于儿童来说，X线检查还有助于明确挛缩是否影响到骨骺的发育。

六、烧伤后挛缩与畸形的预防与非手术康复治疗

1. 良好的体位摆放　持续坚持良好的体位摆放是烧伤患者走向康复的第一步，是预防关节挛缩的第一道防线。提倡"体位摆放从受伤后开始并贯穿治疗始终"，同时体位摆放还应配合肢体运动，否则长时间的固定体位同样会造成关节活动度下降与挛缩。

2. 尽早完成覆盖创面，最好在伤后2～3周内完成创面覆盖　抑制瘢痕挛缩的最重要和最有效的办法就是尽早封闭创面。早期的切削痂植皮有助于减轻愈合后的瘢痕挛缩，在移植皮肤的选择上，整张全厚皮能最大限度地减轻后期的瘢痕挛缩，但由于全厚皮的获取受限，所以对于大多数患者来说常很难做到。只要供皮区足够，整张中厚皮的移植是首选的方法。另外，延迟的皮肤移植在对抗瘢痕挛缩上不如早期手术有效。

3. 使用矫形器预防和纠正挛缩。

4. 预防感染。

5. 应用主动或者被动的拉伸来对抗瘢痕的挛缩过程　瘢痕的胶原组织和弹性纤维在产生的最初阶段交联度较低并具有较大的可塑性，轻柔、被动的持续外力拉伸有助于延长瘢痕组织、增加关节活动度。

七、烧伤后瘢痕挛缩松解手术的注意事项

（一）手术时机的考虑

通常来说，烧伤后瘢痕挛缩的手术介入应避免在瘢痕增生活跃期进行，因为此时手术往往出血较多

且止血相对困难，可能会导致受皮能力下降从而出现继发的挛缩。另外，在新愈合的瘢痕下组织可能仍处于挛缩的活跃期，此时的手术创伤可能加重局部反应从而加重挛缩。早期瘢痕具有可塑性，即便不手术，也可能在物理治疗下有较大进步，对于有些瘢痕来说，随着时间的推移配合康复治疗，一些较轻的挛缩也会逐渐改善，最终效果可能较手术治疗更理想。一般认为伤后 6 个月内的瘢痕是不成熟的，具有较大的可塑性，存在可被拉伸的潜力，此时积极的物理治疗和矫形器的应用可能避免手术或者使手术时间延后。

但对于以下情况应考虑积极的手术治疗。

1. 眼睑的外翻，尤其是上睑的外翻，有较高导致角膜结膜炎、角膜溃疡、瘢痕、角膜穿孔的风险。

2. 颈部挛缩导致患者不能抬头，从而影响向前方的视野。

3. 严重的小口畸形影响进食，从而导致营养问题或者口腔清洁困难。

4. 手部的严重畸形，尤其是背侧的挛缩伴有掌指关节的背伸畸形引起伸指装置的永久性损伤的。

5. 双侧膝关节的挛缩，使患者不能站立的。

6. 挛缩邻近部位有慢性未愈合创面需要手术覆盖的。

7. 挛缩部位瘢痕感染、脓肿形成需要切除或切开引流的。

8. 任何经过康复治疗无改善、导致患者功能下降的严重畸形。

（二）伴发深部组织挛缩与骨关节结构异常时的处理

深部结构的短缩在临床治疗中具有重要意义，如果瘢痕挛缩发生的时间较长，在首次松解手术时往往不能达到完全松解的目的，松解过程中常可看到神经血管、肌肉肌腱组织呈弓弦样短缩，限制了进一步的松解。过度的拉伸会造成血管的痉挛，从而可能发生远端肢体或指趾的循环障碍。即便在麻醉状态下，肌肉肌腱组织也会对外力拉伸产生抵抗。这些结构的松解可能需要一个渐进的过程，此时，借助一些辅助的器具进行持续外力的牵引有助于获得完全的松解。

有时，因为儿童时期烧烫伤造成的年代久远的挛缩可能无法达到完全的松解，此时往往合并骨与关节及周围软组织的变形，应咨询骨科医师的意见。对于因下颌骨发育障碍所造成的牙齿咬合问题还应请正畸正颌医师在挛缩解除后进行后继的治疗。

（三）多发挛缩的松解

对于严重烧伤患者来说，挛缩往往是多部位的，同时患者还会有其他的整复要求，诸如为改善秃发、鼻子、耳廓、面容等的重建要求。但由于健康可用皮片或皮瓣供区的缺乏，为达到通过尽量少的麻醉和手术获得最佳的功能和外观的目的，对患者需手术部位、手术方式的选择必须有一个整体的考虑。

眼睑尤其是上睑的外翻需要优先处理，以免造成角膜不可逆的损伤。一般来说，除眼的化学烧伤外，单纯的烧伤很少造成失明，但由于眼睑挛缩导致眼睑闭合不全、角膜暴露进而导致角膜溃疡、角膜云翳、角膜穿孔、眼球感染甚至眼球摘除的情况时有发生，而这些问题通过及时的眼睑手术都是可以避免的。

在考虑任何需要麻醉的重建手术之前，如果存在影响麻醉插管安全的严重的颈部挛缩和小口畸形也必须先予以纠正。同时，颈部挛缩的彻底松解也将有助于解除对面部结构（口唇、下颌，甚至是下眼睑）的牵拉变形，甚至有助于缓解腋窝及胸部的挛缩情况。

手部瘢痕挛缩的处理中可优先考虑手背侧的畸形，因为当掌指关节出现背伸畸形时，可能对手部肌腱运动的平衡、伸指装置的精细结构产生永久性的损害，处理起来非常困难。除非是非常小的孩子，一般来说两只手应该分开处理，以使患者在接受手术期间仍能够完成个人自理方面的一些任务（诸如进食、梳洗、用厕等）。当一侧的腋窝、肘关节、手同时受累时，需要充分评估每个部位手术能给患者带来的益处与风险，一般来说，最终能给患者生活自理带来最大帮助的部位应给予优先考虑。腘窝的挛缩因为直接影响患者的站立与行走，也应考虑早期的手术介入。

（四）供皮区或供瓣区的考虑

对于每个有重建需求的患者，在考虑松解挛缩的同时也应考虑供皮区/供瓣区的选择，尤其是对于伴有多部位挛缩的患者，制定一个供皮/供瓣区的计划表非常重要，甚至需要具体到"哪个供区对应到哪个受区"，对于对皮肤需求比较大的挛缩部位如颈部、腋窝、面部等要有充分的估计。

（五）术后处理

为获得最佳的治疗效果，对于挛缩部位的手术松解与皮肤移植只是其中的部分工作，术后的良好处置及康复治疗的配合也非常重要，在移植皮肤稳定或者皮瓣缝合部位愈合前应强制性的将术区保持在松解后或纠正后的位置上，由于移植皮片的存活过程不可避免伴有基底和创缘的瘢痕增生，仍然具有挛缩的趋势，因此在术后提倡使用静态或动态支具配合每日的物理治疗来维持关节的全范围活动度，这些治疗必须持续进行直到移植皮肤成熟、不再有挛缩的趋势并达到全范围的关节活动度，移植皮肤成熟的标志可以通过皮肤软化程度来判断。一般来说，移植皮肤可以被捏起并可在受区上滑动是最为理想的状态，要达到这一效果可能需要 1 年甚至更长时间。

（练慧斌）

第六节 瘙痒

德国医师 Samuel Hafenreffer 提出瘙痒（pruritus）是多种皮肤病和系统性疾病的自觉症状，是一种令人感觉不甚舒适，进而引发搔抓意愿和搔抓反射的感觉。对于烧伤后瘙痒目前还没有一个公认的准确定义。一般来讲，指的是对烧伤愈合形成的瘢痕持续存在的一种搔抓意愿。瘙痒，类似于疼痛，是一种复杂的主观感觉，是不可以客观检测量化的。神经系统、免疫系统、炎症反应、药品、神经传导、心理应激等在很多时候均可以激发、改变或加强瘙痒的感觉。

对于烧伤患者来说，瘢痕瘙痒常常引发焦虑、睡眠紊乱、注意力下降，是患者功能康复的最大障碍。1988 年，Demling 即关注到烧伤治愈患者的瘢痕瘙痒问题，并认为该问题需要更多的关注。目前，瘢痕瘙痒问题被认为是烧伤幸存患者所面临的最大的痛苦体验之一。瘙痒已经影响到烧伤幸存患者的生存质量，因为它关系到患者的睡眠、饮食、工作、休闲和治疗等方方面面。

一、烧伤后瘙痒的流行病学及临床表现

（一）流行病学

烧伤后由于瘢痕生成，瘙痒的发生率也非常高。据文献报道，成人烧伤后瘢痕瘙痒的发生率为87%～100%，儿童烧伤后瘢痕瘙痒的发生率则为100%。据估计，每年全球有1.4百万至2百万烧伤患者产生，其中约7万人需要住院治疗。烧伤带来的损害作用和复杂的后遗症，严重影响患者的身体、精神和心理社会的健康。在这些损害之中，一个最主要的并发症就是烧伤后瘙痒。另外，严重的瘙痒还可以带来众多相应并发症。

一项研究发现，烧伤总面积小于 2% 的烧伤患者中约有 35% 的人群遭受中等程度的瘙痒体验，而还有 14% 的患者要遭受严重的瘙痒折磨。另一项研究显示，约有 87% 的中等程度的烧伤住院患者（烧伤面积平均约 19.1%）出院后将产生瘙痒症状。更需要引起人们注意的是接受植皮手术的患者将会在睡眠时由于瘙痒导致抓伤的产生，进而导致损害的加重。因此，瘙痒的诊疗也是烧伤综合救治技术中非常重要的组成部分。

烧伤后瘙痒症不仅发生率很高，而且还具有时间上的持续性。荷兰一项关于烧伤治愈患者的纵向研究显示，虽然瘙痒症状自烧伤后 3 个月开始有所好转，但仍有约 87% 的患者存在不同程度的瘙痒感，直到烧伤后 24 个月仍有 67% 的患者遭受轻度到中度不等的瘙痒痛苦。加拿大科研人员一项关于烧伤治愈患者的横向研究也显示，几乎所有患者烧伤后 12 个月内均有瘙痒发生，平均约有 44.5% 的患者直到烧伤后 4 年仍不得不持续忍受瘙痒的痛苦。

一项在北美和加拿大烧伤中心由护士完成的问卷调查提示烧伤后瘙痒症状高发于夜间，且相比较于大腿和面部，瘙痒更倾向产生于小腿创面。同时，该研究也明确显示瘙痒可使所有类型的烧伤创面包括接受植皮手术后的供皮区和受皮区创面的康复变得更加复杂困难。

另外一项有 58 名烧伤儿童纳入的研究显示，患者在烧伤后 1 个月内会遭受最为显著的瘙痒感，而伤后 6 个月达到高峰，伤后一年瘙痒感开始逐渐减轻。其中还提示，烫伤是最容易导致瘙痒的烧伤，紧随其后的是火焰烧伤和接触烧伤。

最易产生烧伤后瘙痒的解剖学部位为下肢，随后是上肢与面部。另外，预测瘙痒产生的指标还有烧伤面积（45%）和创面愈合时间（3 周以上）。

（二）临床表现

根据瘙痒产生原因的不同，持续的瘙痒可分为急性瘙痒（烧伤后 6 个月内）和慢性瘙痒（烧伤 6 个月后）。典型的烧伤后瘙痒症状：在夜间瘙痒和卧床休息期间症状加剧，下肢症状要比上肢和面部症状更加严重。烧伤后瘙痒将会影响患者的睡眠、日常生活，甚至会由于搔抓加重创面的损伤或损伤新愈合的上皮组织从而影响创面的愈合，导致需再次手术植皮。

二、瘙痒的发病机制

根据其发生机制可分为外周性瘙痒（pruriceptive itch）、神经源性瘙痒（neurogenic itch）、神经病理性瘙痒（neuropathic itch）、精神性瘙痒（psychogenic itch）等。

烧伤后瘙痒的病理生理学曾被广泛地认为是周围源性的，组胺作用于初级神经传入纤维是瘙痒产生的首要因素。但是烧伤愈合后瘙痒产生的具体机制尚不清楚，依然被认为是组胺介导的复杂反应，目前尚未形成确定的结论。也许，内啡肽、缓激肽以及其他一些血浆酶类物质也可以不依赖组胺的途径引起瘙痒。研究发现，组胺、白介素（IL-2，IL-6，IL-31）以及蛋白酶活化受体和神经生长因子等都是瘙痒形成的局部介质。在烧伤创面愈合过程中，引起瘙痒的组胺被释放导致胶原的过度产生与沉积，这一点在肥厚性瘢痕中得到充分的体现。

Twycross 等人将瘙痒分成以下四类。①瘙痒自身源性的，由于炎症、干燥或其他皮肤损伤导致的起源于皮肤的瘙痒。②神经传导性的，神经传入纤维通路上的任意点的各种疾病导致的瘙痒。③神经源性的，起源于神经中枢但没有确切的神经病理学证据的瘙痒。④精神性（心理源性）的瘙痒，与精神状态或疾病相关。烧伤后瘙痒被认为主要是瘙痒自身源性的，但是神经传导性的成分也被认为在烧伤后瘙痒产生的病理生理过程中扮演着很重要的角色。

三、瘙痒的康复评定

目前对瘙痒的评估通常借鉴疼痛评估的方法对瘙痒程度进行分级和评估。常用的数字分级法，用0~10个数字代表不同的瘙痒程度，随着数字的增加，瘙痒程度不断加大。数字越大，表示瘙痒程度越剧烈。0级：无痒感；1~3级：轻度瘙痒；4~6级：中度瘙痒；7~10级：重度瘙痒。但评定者对程度判定具有差异性，因此采用根据主诉瘙痒程度伴皮损症状分级方法可能更为科学。此方法采用0~5级线性评分。在标尺的上面，标有0~5的数字，随着数字的增加，瘙痒程度不断加大。数字越大，表示瘙痒程度越剧烈，同时皮损也加重，并伴发其他症状。0：无痒感；1级：有瘙痒感，可忍受、生活正常，正常睡眠，皮肤无抓痕不需要外用止痒药；2级：轻度瘙痒，有瘙痒但可以忍受，生活正常，轻度干扰睡眠，皮肤可有或无抓痕，有时需用外用止痒药；3级：中度瘙痒，瘙痒明显，但能忍受，生活可正常，干扰睡眠，皮肤有明显抓痕，有新发皮损，需外用止痒药，服用抗组胺止痒药；4级：重度瘙痒，不能忍受，不能睡眠，影响工作、生活；皮肤有较深抓痕或血性抓痕，皮损加重，可伴有其他症状，除需外用止痒药、服用抗组胺止痒药，还需肌内或静脉用药；5级：剧烈瘙痒，无法忍受、睡眠受严重干扰而不能入睡，皮肤出现血性抓痕，皮损加重，并伴发其他症状，影响正常生活、工作，需外用止痒药、服用抗组胺止痒药，肌注或静脉用药。

儿童通常采用Itch Man Scale五级评定法（图4-4）。0级：无瘙痒的感觉；1级：一点点瘙痒，不影响日常生活；2级：瘙痒加重，有时候影响日常生活；3级：非常瘙痒，无法集中精神；4级：剧烈瘙痒；坐立不安。

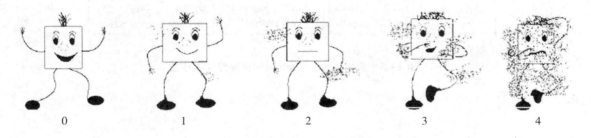

图4-4 Itch Man Scale 瘙痒分级

四、瘙痒的康复治疗

烧伤后瘙痒的治疗包括药物、皮肤湿化、注意力分散、放松疗法等，但是治疗效果因人而异，差别很大。

（一）药物治疗

1. 抗组胺药物　作为逆向拮抗剂通过作用于组胺受体阻止瘙痒信号的产生，比如苯海拉明、羟嗪、氯苯那敏。例如在英国，组胺是瘙痒治疗的主要药物靶标。但是有研究发现，对于进入创面愈合后期的瘙痒患者，抗组胺治疗基本是无效的，因为此时组胺产生导致瘙痒的因素在引起后期瘙痒症状的机制中已经不是那么重要了。

2. 加巴喷丁　主要作用于中枢神经系统，是一种被广泛用来治疗神经传导性疼痛的药物。它的一个主要作用机制就是与电压激活钙通道的辅助亚单位相互作用，从而抑制高阈值神经元钙通道。其他可能的作用机制还包括激活钾通道影响细胞膜超极化，选择性激动 GABA 受体以达到抑制兴奋性神经递质的释放。第一个观察加巴喷丁作用于烧伤患者的研究共纳入了 35 名烧伤创面愈合后儿童，年龄为 6 个月到 15 岁不等。这些儿童均对氯苯那敏和阿利马嗪治疗无积极反应。但是研究发现在减少甚至停止使用抗组胺药物后，使用加巴喷丁可以显著减轻患者的瘙痒感。加巴喷丁作为具有拮抗组胺作用的单方治疗药物已经被认为是治疗烧伤患者瘙痒的更有效选择。另外，加巴喷丁治疗烧伤患者瘙痒的效果与患者的年龄无明显相关性。这项研究使加巴喷丁不仅仅只用于成人烧伤患者，还拓宽到了儿童烧伤患者。

3. 最初的 St. Andrew's 抗瘙痒梯度疗法，一种由序贯的步骤组成的分阶段梯度疗法（图 4 - 5），被用来进行烧伤患者瘙痒治疗与控制。其具体步骤大致分如下四个阶段：①创面湿化与冷疗。②应用氯苯那敏治疗。③添加羟嗪和赛庚啶。④添加加巴喷丁。

当然，也有文献报道采用改进版的 St. Andrew's 抗瘙痒梯度疗法，具体如图 4 - 6 所示。

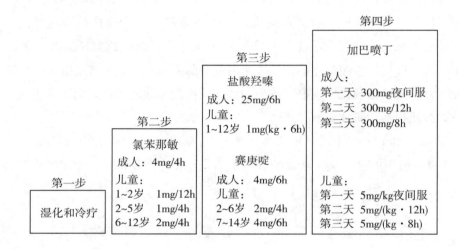

图 4 - 5 最初的 SL. Andrew's 抗瘙痒梯度疗法

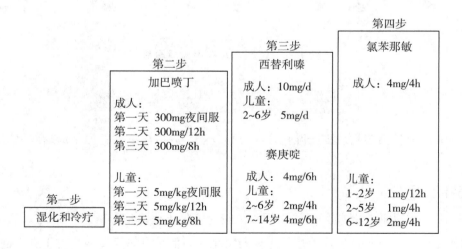

图 4 - 6 改进的 St. Andrew's 抗瘙痒梯度疗法

研究结果提示，采用最初的 St. Andrew's 抗瘙痒梯度疗法后，约 84% 的患者瘙痒症状得到完全的缓解；而采用改进的 St. Andrew's 抗瘙痒梯度疗法后，约 95.12% 的患者瘙痒症状得到完全缓解。

（二）物理治疗

1. 冷疗　应用较广泛，常用的方法有用冰水或冰袋局部贴敷，温度控制在 5 ℃，每次冷敷 30 分钟。

2. 激光治疗　激光治疗减轻瘙痒症状的机制可能与激光作用于局部微循环，抑制瘢痕组织中引起瘙痒的化学物质的产生有关。激光治疗时要严防照射眼睛，每个区域照射 10 ~ 15 分钟，每天一次。

3. 压力疗法　此方法抗瘙痒的机制尚不明确，它可能与下列因素有关：外部压力作用于创面降低了局部微循环中炎症细胞及炎症介质水平；加压使局部瘢痕组织氧和营养相对缺乏，限制了胶原合成，阻止了成纤维细胞向成肌细胞转化。

4. 经皮神经电刺激疗法　是用适当强度频率的电流，连续、轻柔的刺激神经、肌肉和细胞，激发身体自然产生吗啡，阻断、舒缓疼痛与瘙痒的感觉。其作用机制与兴奋粗神经纤维（运动神经纤维）抑制疼痛与瘙痒感觉传导神经纤维有关，也有报道说其可能还可通过一定的低频脉冲电流刺激，激活脑内的内源性吗啡多肽能神经元，引起内源性吗啡样多肽释放从而产生镇痛和止痒效果。

（三）心理治疗

研究发现，烧伤后瘙痒等感觉异常症状发生率极高，严重干扰生活质量，持续的瘙痒会减低患者的生活质量及生活信心。基于有关瘙痒行为具有明确的神经生理和解剖学证据，心理治疗对缓解烧伤后创面瘙痒具有重要作用。

（吴晓勇）

第七节　色素异常

皮肤损伤愈合后瘢痕色素异常仍是一个尚未解决的问题。色素形成过程十分复杂，并受到许多内在及外在因素的影响，而且皮肤瘢痕的色素再形成方式也是难以预测的。外伤后黑色素形成受阻导致瘢痕中色素形成异常，不仅影响外貌，还可使患者心理异常，造成群居障碍及精神抑郁。在生活中每个人都有皮肤损伤导致色素异常的危险。烧伤，特别是较大面积烧伤后皮肤色素的改变是烧伤治疗中不可忽视的问题。随着患者生活水平的提高，对烧伤治疗的要求不仅仅是挽救生命和治愈创面，对愈合质量及后续容貌恢复的要求也日益增高。因此，烧伤后皮肤瘢痕色素异常的治疗也是烧伤康复的内容之一。

一、皮肤黑色素的代谢

由于种群迁移及进化差异导致人类皮肤的颜色有很大的差异。此外，不同环境、气候等因素也影响皮肤色泽。虽然局部血流供应和一些内在色素（如胆汁和胡萝卜素）能影响肤色，但对肤色起决定作用的是由黑色素细胞产生的黑色素。

黑色素细胞起源于神经嵴的树突细胞，在胚胎发育中逐渐迁移至表皮的基底层。黑色素细胞在胚胎早期分布于真皮层，至妊娠后期主要分布在表皮和毛囊中，也可分布于眼葡萄膜、软脑膜和内耳。完成迁移后的黑色素细胞与角质形成细胞均匀分布于表皮基底层。黑色素细胞呈圆形、椭圆形或纺锤形，也可呈半月形，每个细胞由 2 ~ 10 个突起与周围的角质形成细胞接触，黑色素通过这些突起运送到角质细胞中。

黑色素由黑素细胞内的细胞器黑素小体产生，正常的黑素小体产生两种黑色素即棕色色素和红棕色色素。棕色色素也称真黑色素（eumelanin），在黑色皮肤和长期暴露在紫外线辐射者中占比较高。红棕色色素为浅黑色素（phaeomelanin），在浅肤色人种中占比较高。

黑素小体的成熟可分为4个阶段：即前黑素小体产生、内部原纤维形成、黑色素沉积和黑色素高度沉积。黑色素形成需以酪氨酸作为底物，被限速酶酪氨酸酶羟基化形成左旋多巴，然后被氧化成左旋多巴醌。当半胱氨酸存在时，可产生浅黑素。真黑素产生还需要酪氨酸酶相关蛋白1和2，将多巴色素重排。两种黑色素除色泽差异之外，浅黑素经紫外辐射会产生更多的自由基，引起更严重的DNA损伤，易导致皮肤恶性肿瘤和其他皮肤疾病的发生。

研究发现，决定皮肤色泽的不是表皮内黑色素细胞的数量，而是细胞的活性。黑人和白人之间黑色素细胞数量的差异并不大，且白色皮肤的酪氨酸酶水平和黑色皮肤基本相等，但色素却有明显的差异。肤色差异的关键可能是黑色素体的pH值。在黑色皮肤中，黑色素体的pH接近中性，处于最佳状态；而在白皮肤中黑色素体pH较低，不能完全满足酶的活性，从而阻碍了下游黑色素的形成。

二、黑色素形成的调控

调节黑素细胞产生黑色素是十分复杂的过程，受到至少250个基因和多种类型细胞的控制。黑色素形成和分布是由黑色素细胞和角质细胞协同作用完成的。1963年启用名词"表皮-黑色素单位（EMU）"，用于说明黑色素细胞和角质细胞共同的功能作用。一个EMU单位由一个黑色素细胞和30～40个角质细胞组成，且不受种族、年龄及躯体部位的影响。黑色素在黑色素细胞产生后通过突起转运到角质细胞中，在其胞浆内分布并影响皮肤色泽，之后降解消失。

（一）小眼畸形相关转录因子（microphthalmia-associated transcription factor，MITF）

是一种在转录水平调控黑色素生成酶活性的主要因子。MITF可调控酪氨酸基因家族的表达，包括酪氨酸酶、酪氨酸酶相关蛋白1和酪氨酸酶相关蛋白2。外界刺激如a-黑色素细胞刺激素（a-MSH）等可刺激MITF表达，使MITF磷酸化而激活，再通过与酪氨酸酶基因家族成员的启动子相应区域作用，调控黑色素的生成。

（二）氢醌

与黑色素前体的结构相似，可以与酪氨酸酶相互作用而影响酶的催化活性。氢醌干扰黑色素形成的机制有多种，可与组氨酸共价结合，或与酪氨酸酶活性位点的铜离子相互作用，从而影响酪氨酸酶活性。氢醌可抑制黑色素细胞DNA和RNA合成，还可以影响黑素小体形成和黑变范围。

（三）氧自由基

细胞氧自由基水平也与黑色素形成有关。减少黑色素细胞内活性氧自由基水平能阻止黑色素的形成。研究提示每日口服维生素C、维生素E和半胱氨酸，可明显减少棕色豚鼠由紫外线诱导的色素沉着。

（四）细胞外基质

细胞外基质因素对黑色素形成也有影响。最重要的调节因素是细胞外信号调节激酶通路（extracellular signal-regulated kinase，ERK）。多种生长因子如碱性成纤维细胞生长因子、肝细胞生长因子、干细胞因子可激活ERK通路。Kim发现，土曲霉酮可以激活ERK，降低MITF，与酪氨酸酶抑制剂KI-063共同作用，可导致小鼠黑色素细胞的脱色作用。

（五）黑色素的细胞间传递功能

黑色素从黑色素细胞传递到角质细胞并在角质细胞内进一步处理的过程也是皮肤色素形成的重要因素。如果传递功能受损，则皮肤无法着色。黑色素的传递依赖于黑色素细胞向周围角质细胞伸出树突。树突的形成需要细胞骨架的重组，如肌动蛋白丝和微管的形成。小 GTP 酶 Rho、Rac 和 Cdc42 在细胞形态和树突形成中起重要作用。Rac 刺激细胞膜皱褶、板状伪足形成；Rho 使树突收缩；Cdc42 介导丝状伪足和周围肌动蛋白微丝形成。损害黑色素细胞的骨架结构和树突形成均可造成皮肤色素改变。甲基沿阶草酮（MOPB）可以通过激活 Rho，诱导微管分解、小管解聚，从而减少黑色素的传递。

三、烧伤后皮肤色素异常

烧伤导致色素异常以色素沉着多，色素脱失少，有的患者兼而有之。一般认为，与烧伤后皮肤血液循环不良、局部炎症刺激、理化因素导致局部代谢紊乱等有关。烧伤后皮肤微循环异常也可能是色素沉着的因素。色素脱失则是由于黑色素细胞受损或丧失，导致类似白癜风样的皮肤外观改变。

四、色素改变的评估

皮肤颜色的评估用于临床色素改变的基本诊断以及治疗效果的评价。如 MASI 指数通过观察黄褐斑的面积、颜色深度以及均匀性程度，定量判断黄褐斑的严重程度。Fitzpatrick 分型则是根据皮肤颜色对日光照射后灼伤或晒黑的反应特点，分为Ⅰ~Ⅵ型。Ⅰ型：总是灼伤，从不晒黑；Ⅱ型：总是灼伤，有时晒黑；Ⅲ型：有时灼伤，有时晒黑；Ⅳ型：很少灼伤，经常晒黑；Ⅴ型：从不灼伤，经常晒黑；Ⅵ型：从不灼伤，总是晒黑。

更客观的肤色定量分析需要应用各种分析仪器进行数字图像的定量分析。常用的有三刺激值色度计、窄谱反射分光光度计。三刺激值色度计是一种模拟肉眼接受颜色刺激的客观测量仪器。脉冲氙弧等发出强白光照亮皮肤，通过滤光片收集 450 nm、560 nm、600 nm 处的反射光，进行色度测量分析。窄谱分光光度计根据黑色素和血红蛋白不同吸收光光谱曲线的特性来评估皮肤中黑色素含量。程英等比较了不同仪器检测皮肤颜色的结果，认为三刺激值色度计更适合评估红斑，而窄谱反射分光光度计的黑素指数（MI）能很好地表现色素沉着。

五、烧伤后皮肤色素异常的治疗

瘢痕色泽异常沉着的标准治疗方法是手术切除，直接封闭创面，适用于瘢痕范围较小且部位适合手术封闭者。但多数情况下色素异常区域较大不能直接手术封闭，需要采用其他方法治疗。

（一）药物治疗

1. 化学药物（脱色剂）　脱色剂的作用机制是通过调节黑色素形成而起作用，主要是抑制酪氨酸酶、酪氨酸相关蛋白 - 1（TRP - 1）、酪氨酸相关蛋白 - 2（TRP - 2）和（或）过氧化物酶的转录、活化；影响角质细胞对黑色素小体的摄取和分布；促进黑色素和黑色素小体的降解及"色素化"角质细胞的更新。然而，目前临床上尚未有疗效满意且安全的脱色剂。

维 A 酸：全反式维 A 酸（ATRA）可刺激黑色素细胞前体分化，并促进分化的黑色素细胞凋亡。20世纪 60 年代国外使用全反式维 A 酸霜治疗皮肤光老化，未发现诱发皮肤肿瘤。国内也有应用 ATRA 治疗老年斑痣的临床研究，在坚持使用一年的 28 例患者中，总有效率为 78.6%。最近的一项随机双盲、安慰剂对照的临床试验认为，ATRA 能有效治疗轻、中度痤疮引起的色素沉着。

氢醌（二羟基苯，dihydroxybenzene，HQ）：自 1961 年开始临床应用，研究证明其单独使用或与其他药物联合应用都具有临床疗效。由于长期应用对人体有不良反应，氢醌已经被欧盟禁用于化妆品中而只用于处方药。国内已有多项应用氢醌治疗黄褐斑的临床报道。采用 2% 氢醌乳膏联合胶原贴敷料治疗烧伤后色素沉着，获得了显著疗效，且具有较好的安全性。

壬二酸（Azelaic Acid，AZA）：是一种天然存在的饱和二羧酸，能抑制酪氨酸酶活性、干扰 DNA 合成和线粒体活性而影响黑色素形成。壬二酸对体外培养的人表皮黑色素细胞和鼠黑素瘤 B16 细胞的酪氨酸酶活性及黑色素形成都有抑制作用。临床上用于治疗黑斑病和炎症后色素沉着。有报道认为，将 150 g/L 壬二酸乳膏与维 A 酸合用治疗面部烧伤后色素沉着，总有效率达 87.5%，且较单用维 A 酸（有效率 38.9%）疗效明显提高。

芦荟苦素：芦荟苦素是从芦荟中提取的羟甲基色酮化合物。它通过竞争性抑制酪氨酸酶的功能，使酪氨酸不能羟化成多巴。芦荟苦素对人黑色素细胞的抑制作用有剂量相关性。

2. 维生素　目前针对抗氧化维生素如维生素 C、维生素 E、维生素 B 和维生素 D 等对色素相关疾病的研究较多。抗氧化剂通过清除活性氧自由基直接抑制酪氨酸酶活性或者提高细胞内还原型谷胱甘肽（GSH）水平而达到间接抑制酪氨酸羟化作用，从而抑制黑色素合成。维生素 C 是色素沉着疾病的主要治疗药物。Kameyama K 等发现维生素 C 磷酸酯镁能减轻黄褐斑或老年雀斑。国内也有维生素 C 维生素 E 联合应用治疗色素斑以及维生素 C 联合激光治疗色素沉着的报道。维生素 D 属于脂溶性维生素，正常黑色素细胞中存在维生素 D 受体。维生素 D_3 衍生物能激活维生素 D_3 受体或改善皮损区黑色素细胞钙离子转运而加强酪氨酸酶活性和黑色素生成。许多研究表明应用维生素 D_3 类似物如卡铂三醇、他卡西醇在白癜风复色中取得了较好的疗效。

3. 大豆提取剂　通过抑制蛋白活化受体 2（PAR-2）介导的角质细胞吞噬（黑色素小体）作用而减轻色素沉着，同时也有促进角质细胞凋亡的作用。Wallo 等进行的一项双盲、赋形剂对照临床试验中证实，含有大豆胰蛋白酶抑制剂（STI）的润肤露能改善皮肤光老化形成的色斑。

4. 甘草　甘草提取物主要活性成分是光甘草定，具有抑制酪氨酸酶的作用。另一种有效成分是甘草素，通过消散黑色素来褪色。动物实验证实局部外用可抑制紫外线照射导致的色素沉着和红斑。每天应用 1 g 甘草素，持续 4 周能有效治疗黑斑病；研究证实 30 mg/mL 的甘草素对酪氨酸酶活性抑制率达 50%，对黑色素含量的抑制率达 46%。

（二）激光治疗

自 1960 年 Mainan 发明了第一台激光仪起，激光作为一种新的技术手段在临床医学各领域得到广泛应用。激光治疗基本原理是利用光能被生物组织吸收后产生热效应，使蛋白质发生变性、气化或炭化，以及电磁场效应、生物刺激效应等使组织发生蒸发、凝固等生物学作用而达到治疗目的。激光治疗根据光源种类大致可分为以下几类：

1. Q 开关激光　如红宝石激光、掺钕钇铝石榴石（Nd：TAG）532 nm 激光、Nd：YAG 1 064 nm 激光。不同波长激光的穿透能力不同，根据病变深浅选择合适波长的激光进行治疗。目前应用较多的是 Nd：YAG 激光。钇铝石榴石晶体为其激活物质，属固体激光，可激发脉冲激光或连续式激光。通过选择性光热作用，选择性地破坏皮肤黑色素细胞而达到治疗目的。临床研究证明，1 064 nm 和 532 nm 波长的激光均能有效穿过皮肤的角质层和表皮层后被相应色素吸收，色素颗粒迅速膨胀、破裂，形成小碎屑后被白细胞吞噬，并通过体液循环被清除。Q 开关 Nd：YAG 激光已经广泛应用于色素性皮肤病的治疗。除了破坏黑色素细胞外，激光还被证明能作用于氧合血红蛋白、破坏瘢痕血管以及抑制胶原合成，有利于增生性瘢痕的治疗。Cho SB 等对 21 例瘢痕疙瘩及增生性瘢痕患者应用 1 064 nm 的激光治疗，3 个月后瘢痕的温哥华评分有了明显的下降，其中色素评分从 1.8 下降至 1.2。Bowes 比较了 532 nm Nd：YAG 激光和 585 nm 燃料激光对色素沉着的增生性瘢痕的疗效，两者均有治疗作用，但前者对于色素的改观更显著。

2. 脉冲汽化类激光　包括 CO_2 激光和 Er：YAG 激光。此类激光以组织中的水分子为靶标。二氧化碳激光是美容外科领域应用最广泛的激光之一，可治疗如色素痣、老年斑、血管瘤等皮肤病变。传统的二氧化碳激光对邻近组织造成的热凝固作用较强，损伤较重，可能导致色素减退或色素不均等情况，甚至再次形成瘢痕。近年来通过微电脑控制的点阵激光可减少术后的相关不良反应。国内也有应用点阵 CO_2 激光治疗植皮术后色素沉着的报道。铒激光的热损伤范围较二氧化碳激光更小，同时具有良好的止血效果，能精确控制对深层组织的热穿透。临床上也证实对自体皮移植术后色素沉着改善以及瘢痕的修复具有双重效果。

3. 连续波激光　连续波激光（如氩激光）仅能用于治疗表皮病变，常伴有瘢痕形成和红斑等副作用，目前临床已较少采用。

（三）Recell 技术

由澳大利亚 Fiona Melanie Wood 教授首创的自体细胞体外再生技术。采集表皮真皮交界处的皮肤，制备成细胞悬液然后再通过喷雾系统移植到经过处理的创面表面。通过该技术，可以将 2 cm^2 左右的刃厚皮片扩增覆盖 320 cm^2 的创面；创面较小时可不需要实验室培养。细胞悬液中包含角质细胞、成纤维细胞、朗汉斯细胞以及黑色素细胞，通过 Recell 技术可以合理调节黑色素细胞增殖和分化，细胞移植后不仅促进创面愈合，还可以明显改善色素改变和不均。Recell 技术适用于痤疮引起的瘢痕、外伤或植皮后的色素改变（色素沉着过度或减少）、白癜风等原因造成的局部色素脱失等。

（吴晓勇）

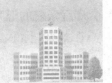

第五章

烧伤感染

目前已对烧伤休克处理、创面处理、营养支持、代谢与免疫调理、凝血功能异常的纠正等在危重烧伤救治中的重要性有了深刻的认识，救治措施得到了不断完善，使我国危重烧伤的救治成功率居国际领先地位。死于多器官功能障碍综合征的危重烧伤患者，大多经历了感染、脓毒症阶段。由此看来，感染仍是导致烧伤患者死亡的主要原因之一。例如，解放军总医院第一附属医院分析了 3 383 例烧伤患者，死于感染者占烧伤死亡病例的 67%；北京积水潭医院报道了 75 例烧伤面积大于 80% 的患者，死于感染者占 57%；上海瑞金医院 5 262 例烧伤患者中，感染为死亡原因的占 70%；第二、三、四军医大学 9 329 例烧伤患者的资料显示，感染为死亡原因的占 52%；Mason 等报道了 5 882 例烧伤患者，死于感染者占 57%。上述资料有力地说明，感染居烧伤死亡原因的首位。

第一节　烧伤细菌感染

临床病原菌的构成受气候环境、医疗卫生条件、经济发展状况、抗生素的使用，以及细菌本身的变异等多种因素影响，因而烧伤感染病原菌的构成也处在不断的变化之中。20 世纪 60 年代主要以金黄色葡萄球菌为主，到 20 世纪 70 年代由于青霉素等针对金黄色葡萄球菌抗生素的大量应用，使金黄色葡萄球菌在烧伤感染病菌原中所占比例大幅度下降，而铜绿假单胞菌等革兰阴性菌所占比例上升，成为主要的烧伤感染病原菌。随着以第三代头孢菌素为代表的针对革兰阴性菌的抗生素投入临床，在很大程度上抑制了这类细菌，使其在烧伤感染病原菌中的比例明显降低，特别是铜绿假单胞菌的比例较过去有所降低，其结果是金黄色葡萄球菌等革兰阳性菌在病原菌中的比例再次增大。目前，烧伤创面细菌生态学呈如下特点：①革兰阴性杆菌仍占优势。②金黄色葡萄球菌检出率稳定，但耐甲氧西林金黄色葡萄球菌（methicillin - resistant staphylococcusaureus，MRSA）显著增加，一般占金黄色葡萄球菌的 70% ~ 80%。③在革兰阴性杆菌中，铜绿假单胞菌比例有所下降，而不动杆菌明显增加。

一、革兰阴性菌感染

革兰阴性杆菌大都是人类肠道的正常菌群，只有当机体抵抗力下降时才引起感染，故多年来被认为是条件致病菌。然而，近年来这些细菌在烧伤感染中的地位日益突出，严重威胁着烧伤患者的生命。其原因是上述细菌最适合在腐败组织中生长，而烧伤创面则为这些腐生菌的生长繁殖提供了得天独厚的条件。此外，大量广谱抗生素的长期应用也是不容忽视的重要因素。在多种革兰阴性杆菌中，铜绿假单胞菌毒力最强，是烧伤创面最常见的感染菌种之一。铜绿假单胞菌具有多种酶、溶血素、血管通透因子等，一旦铜绿假单胞菌感染创面可侵犯焦痂，甚至焦痂下非烧伤组织，并在其中生长繁殖，有时播散至全身。公认铜绿假单胞菌已成为烧伤临床侵袭性感染的主要致病菌之一。解放军总医院第一附属医院在分析一组 47 个组织标本中，有 4 例痂下活组织菌量大于 10^5 CFU/g 组织，其中 3 例为铜绿假单胞菌感染。从表 5-1 的结果可以看出，该组患者伤情重（平均烧伤面积 71.5%，平均Ⅲ度面积为 56.3%），年龄较大（最大者 78 岁，最小 38 岁，平均 56.5 岁）。病例 1、病例 2 和病例 4 创面侵袭的特征是有创面潮湿或干燥，无生机，创面加深，中心渐发黑、坏死，形成脐状溃疡，直径 0.5 ~ 2 cm 不等，溃疡的边缘不整，有的呈虫蚀样改变。痂下组织镜下可见密集成群的固紫染色阴性杆菌。除此之外，该组患者的临床表现多为体温低，精神抑制和低白细胞等。

表 5-1 4 例大面积烧伤患者痂下组织检出菌种

例号	年龄	烧伤面积（Ⅲ度)%	菌量（CFU/g）	菌种
1	78	61（60）	2.58×10^5	铜绿假单胞菌
2	65	80（60）	6.07×10^5	铜绿假单胞菌
3	45	65（50）	2.46×10^5	肠球菌
4	38	80（55）	4.65×10^5	铜绿假单胞菌

临床上对此类感染的防治多采用创面暴露，保持干燥和外用磺胺嘧啶银等。这些措施只能抑制或减缓上述细菌的生长，为切削痂植皮、封闭创面争得时间，并不能从根本上防止细菌的入侵。解放军总医院第一附属医院分析伤后时间与痂下组织菌量以及痂下组织菌量与植皮成活的关系发现：伤后 1 周内痂下活组织菌量随伤后时间推移而增加；组织菌量在 10^5 CFU/g 组织或以下时，植皮成活率达 95% 以上，而菌量大于 10^5 CFU/g 组织时，则植皮成活率明显减低。第三军医大学对 3 周内的组织菌量及其与植皮成活关系的分析也证实，痂下组织菌量仍将随病程延长而增加，而痂下组织菌量增加又和植皮成活率降低密切相关。因此，施行切削痂植皮，及时封闭创面是防治该类细菌侵袭性感染、成功救治大面积深度烧伤患者的根本措施之一，良好的创面保护和外用抗菌剂则是辅助的。

根据近年来的观察发现，不动杆菌菌属在解放军总医院第一附属医院患者的检出率升高很快，已成为仅次于金黄色葡萄球菌和铜绿假单胞菌的最重要的院内感染菌种之一，在烧伤病房也存在同样特点。在不动杆菌中，以鲍曼不动杆菌为主，而醋酸钙不动杆菌和洛菲不动杆菌则很少。鲍曼不动杆菌是一种条件致病菌，广泛分布于水和土壤，是惟一能在正常皮肤上检出的革兰阴性菌，耐受肥皂，是医务工作者手上最常分离的革兰阴性菌。鲍曼不动杆菌的重要特点是易产生耐药性，其对 β - 内酰胺类抗生素的耐药机制主要是产生 β - 内酰胺酶，也可通过青霉素结合蛋白及外膜蛋白通透性的改变等导致耐药。由于鲍曼不动杆菌极易经质粒结合方法获得耐药性，因此常见多重耐药。解放军总医院第一附属医院烧伤病区鲍曼不动杆菌的多重耐药情况十分严重，仅亚胺培南、哌拉西林/他唑巴坦的耐药率不足 50%。有报道称，与鲍曼不动杆菌感染有关的因素包括机械通气、第三代头孢菌素的使用、介入性导管留置天数、过度营养、ICU 住院天数、疾病的严重程度等；对于严重烧伤患者而言，感染的危险因素还包括由于皮肤的天然屏障被破坏、免疫力低下，使得感染机会增加。

二、革兰阳性菌感染

迄今，在烧伤感染的革兰阳性球菌中，仍以金黄色葡萄球菌、肠球菌和表皮葡萄球菌最为常见，特别是金黄色葡萄球菌。

1. **金黄色葡萄球菌**　它是烧伤感染中最常见的菌种之一，在烧伤创面愈合之前，很难从创面上消除。虽然形成创面脓毒症的机会较革兰阴性杆菌少，但具有较易入血的特点。第二军医大学分析 95 例烧伤合并血源性细菌感染病例时发现，金黄色葡萄球菌占 29.2%，是入血最多的菌种。第三军医大学报道了一组 50 例烧伤总面积 20%～30% 的非深度烧伤患者，有 5 例发生脓毒症，血液检出菌均为金黄色葡萄球菌。可见金黄色葡萄球菌在中、小面积烧伤患者的感染中占有重要地位，不容忽视。金黄色葡萄球菌脓毒症的临床表现一般是稽留热、精神兴奋、肠麻痹、白细胞计数常超过 20×10^9/L。金黄色葡萄球菌几乎对每一种抗生素都会产生耐药性，而且其耐药性逐年增加。因此，加强对该菌株的研究及其防治措施是当前控制烧伤患者感染的一项重要课题。

烧伤临床工作中在顽固的、久治不愈的残余小创面里，经常检出金黄色葡萄球菌，对此采用多种抗菌剂治疗，试图控制其感染，但效果往往不佳。有报道称烧伤残余小创面久治不愈，最后确诊为缺壁 L 型金黄色葡萄球菌所致。L 型是一种变态菌，抗生素的大量使用是诱发 L 型变态菌的重要原因之一。细菌变为 L 型后，伴随细胞壁不同程度的缺失，而对作用于细胞壁起抑杀作用的抗生素可呈现不同程度的耐药。实验研究表明，以青霉素诱导的金黄色葡萄球菌 L 型，对青霉素、新青 Ⅱ、氨苄及羧苄青霉素、头孢类抗生素均耐药。金黄色葡萄球菌 L 型不但对抗生素产生耐药，而且可因菌株胞壁有不同程度的缺失，导致其黏附力增强，感染灶内常有 L 型菌聚集成堆或黏附在细胞表面，甚至侵入细胞内生长繁殖。由于 L 型菌生长需求条件比其他病原菌要求更高，故在基础培养基上不能生长，无从检出，只有在渗透压稳定、营养成分适宜的培养基中才能生长鉴定。综上所述，由于多重耐药菌株的出现，应警惕金黄色葡萄球菌在烧伤单位的暴发流行。

2. **肠球菌**　以粪肠球菌和屎肠球菌为主，是人类肠道中正常存在的菌群之一，即所谓的条件致病菌。目前，国内外烧伤中心的资料表明，肠球菌是革兰阳性菌中的另一烧伤感染常见菌。解放军总医院第一附属医院从烧伤创面培养的肠球菌所占比例仅次于金黄色葡萄球菌，居革兰阳性球菌的第二位。而且，该菌耐药性亦较强，因此肠球菌感染率有可能增加。屎肠球菌较粪肠球菌耐药严重，该现象与屎肠球菌能产生 6 - 乙酰转移酶有关，发生该菌的严重感染时应选择敏感的万古霉素。肠球菌亦是较易入血的菌种之一。Jones 等报道 38 例烧伤创面肠球菌感染病例中，20 例血培养为阳性，均系肠球菌，其中 10 例死于肠球菌脓毒症。另有报道称肠球菌脓毒症找不到原发灶，故有人推测肠道可能是肠球菌的一个重要来源。第三军医大学的实验研究表明，预先给动物使用抗生素造成肠道菌群失调，则肠球菌所致的肠源性感染率明显增加。因此，烧伤合并肠球菌全身性感染时，肠道这一潜在来源不应忽视。

3. **表皮葡萄球菌**　过去有人认为凝固酶阳性的葡萄球菌能致病，而凝固酶阴性的葡萄球菌则无致病性。表皮葡萄球菌因其不产生血浆凝固酶，故为凝固酶阴性葡萄球菌的一种，加之表皮葡萄球菌又是人体皮肤与黏膜上的正常菌群之一，故多年来认为表皮葡萄球菌为非致病性葡萄球菌。然而，近年国内外烧伤中心发现该菌感染所占的比例明显增加，亦是烧伤菌血症乃至脓毒症中常见的菌种之一。究其原因，表皮葡萄球菌能产生细胞外黏质物（extra cellular slime substance，ESS）。ESS 可黏附于菌体表面，具有抗吞噬、抑制细胞免疫和阻止抗生素渗透等作用。此外，这种 ESS 与细菌易黏附于塑料物品上，也是造成表皮葡萄球菌感染的基础。表皮葡萄球菌的多重耐药性与金黄色葡萄球菌的多重耐药性相似，因此，表皮葡萄球菌感染时也应重视。

（曹世坤）

第二节 烧伤真菌感染

健康人体对真菌具有较强的抵抗力，烧伤患者发生真菌感染的主要因素是抵抗力下降、大量使用广谱抗生素、使用肾上腺糖皮质激素及各种侵袭性操作，如中心静脉插管、机械通气、留置导尿管等。真菌感染可发生于创面、焦痂、异体皮表面，也可发生于深部组织，发生于深部组织的真菌感染称为侵袭性真菌感染（invasive fungal infections，IFI）。不同真菌侵袭的组织不同，一般而言，念珠菌主要侵犯黏膜，进一步扩散至血液，从而引起播散性感染；隐球菌引发脑膜炎、脑膜脑炎（具有噬神经性）；曲霉菌的感染一般初期多为肺部感染，以后播散到中枢神经系统以至全身；毛霉菌主要侵犯血管，有组织坏死倾向，是极其严重的感染类型。

烧伤感染中最常见的致病真菌为白色念珠菌及其他念珠菌属，其次是毛霉菌和曲霉菌等。这些真菌感染发病率虽不及细菌感染率高，但临床表现往往与细菌感染的临床表现非常相似，鉴别诊断常有困难，若得不到及时的诊断和治疗，患者常在短期内死亡。

侵袭性真菌感染在临床上无特殊表现，常常会出现寒战、高热（稽留热或不规则热），甚至中毒性休克，可伴有精神状态改变如昏睡、淡漠、谵语、一过性意识障碍等。针对深部真菌感染早期症状无特异性，往往被原发病掩盖，且病死率高，因此临床上要密切监测真菌感染的动向。若发现患者发热呈稽留热或弛张热，在更换抗生素后疗效不佳；在患者痰液、尿液中发现真菌、菌丝或者患者出现口腔黏膜白斑时即应高度怀疑真菌感染。实验室检查结果对诊断有重要价值。通过对分泌物、脓液、痰、粪便、血液、胸腔积液、脑脊液等进行涂片、培养、病理检查，找到真菌孢子和（或）菌丝，是诊断真菌感染的依据。G试验检测真菌的细胞壁成分——（1，3)-β-D葡聚糖，对除隐球菌和毛霉菌外的所有深部真菌感染的早期诊断有参考价值，尤其是念珠菌和曲霉菌，但不能确定菌种。

一、念珠菌感染

念珠菌是真菌感染最常见的病原体，可引起皮肤、黏膜感染，也可侵入任何器官导致危及生命的重症侵袭性感染。念珠菌感染是由念珠菌属，尤其是白色念珠菌引起的一种真菌性广谱病变。念珠菌是一种芽生的酵母状真菌，一种典型的条件致病菌。已知可以致病的常见念珠菌有：白色念珠菌、热带念珠菌、近平滑念珠菌、克鲁斯念珠菌、星状念珠菌、季也蒙念珠菌和光滑念珠菌等八种。该病原菌既可侵犯皮肤、黏膜和指（趾）甲等引起浅部念珠菌病，又能累及内脏甚至播散导致深部念珠菌感染。

念珠菌属是烧伤感染的常见真菌，约占真菌感染的80%，特别是白色念珠菌更为多见。北京积水潭医院报道了9例烧伤合并真菌脓毒血症患者，致病真菌均是白色念珠菌；Kidson等从烧伤患者中分离得423株真菌，其中白色念珠菌占292株（69%）；美国陆军外科研究所报道烧伤面积大于30%的成年患者中，死于真菌感染者占死亡人数的30%。近十几年来，虽然治疗措施不断改善，侵袭性念珠菌感染的发病率有所下降，但病死率仍很高。

1. 发病诱因

（1）与患者抵抗力下降有关：第三军医大学报道了一组8例尸检证实为念珠菌感染的病例，平均烧伤面积为74%，平均Ⅲ度面积为49%，小儿、老年较多；8例中有7例发生于伤后13～23天，仅1例于伤后5天发病。积水潭医院的9例念珠菌脓毒症患者，平均烧伤面积为88%，平均Ⅲ度面积为44%。该组患者平均发病时间为19.1天，最早发病为伤后8天。美军外科研究所的资料显示，这些非细菌性侵袭性感染烧伤患者，不仅平均烧伤面积大（63%），而且合并吸入性损伤者占47%。多数侵袭性感染于住院过程中后期发病，平均为31天。美国辛辛那提烧伤研究所小儿烧伤合并真菌侵袭性感染125例，累及3个器官以上者42例，其中21例（50%）并发为真菌脓毒症，平均Ⅲ度面积为60%，无脓毒症者平均Ⅲ度面积为38%。上述资料均说明，烧伤诱发真菌侵袭性感染，多见于伤情重、病程较长、机体消耗大、免疫功能已遭严重削弱的烧伤患者。

（2）与多联、大剂量抗生素长期应用有关：上述烧伤念珠菌感染的病死病例，不但生前多数有大量或长期使用抗生素史，而且平均应用多达8种。实际上大多数真菌感染是体内微生物生态失衡的结果，这已为实验研究和临床观察所证实。预先给动物注射大剂量的抗生素，造成肠道菌群失调，然后管饲标记的白色念珠菌，给菌后1小时肠黏膜淋巴结、肝、脾、肾组织中可见到标记的菌，总检出率达30%，6小时达70%，这一实验说明消化道白色念珠菌菌量增加，很容易经肠道移位并播散至全身。有学者发现严重烧伤患者久用抗生素后，肠道菌群失调，大便真菌检出率增加，若停用或减少抗生素的使用后，肠道的微生态失衡恢复，肠源性感染所致的全身脓毒症症状明显减轻。

（3）与长期静脉内插管和静脉内高价营养有关：Still分析了29例念珠菌菌血症患者，其中28例有进行一次以上中心静脉插管，死于真菌感染者8例，占28.6%。Strinden等报道了60例出现一次以上念珠菌血培养阳性者，其中8例有中心静脉念珠菌脓性血栓形成。静脉内长期留置导管不仅是念珠菌入血的途径，而且由于静脉插管的机械性刺激，管壁内膜的损伤，容易导致血栓形成。因此，血流中的菌种易在此停留，并形成感染灶。此外，静脉高价营养的配方中含有高浓度的糖，很适宜真菌的生长。

（4）与大剂量激素、免疫抑制剂的长期应用有关：已证明，严重烧伤可导致机体免疫功能降低。大量激素、免疫抑制剂的长期使用，势必增加诱发真菌感染的机会。Ekenna等对烫伤小鼠使用免疫抑制剂环磷酰胺，造成白细胞减少，可见小鼠内脏，尤其是肝中，白色念珠菌集落形成单位明显增加。白细胞减少越明显，白色念珠菌在内脏器官内播散越显著。

2. 念珠菌脓毒症的临床表现与诊断

（1）病史：具有上述诱发烧伤念珠菌感染的病史，又具有下列临床表现时，就应警惕念珠菌脓毒症发生的可能。

（2）精神状态：有时神志无异常，完全清醒，谈笑自若；有时呈"若明若暗"的表现。精神多呈兴奋状态，类似革兰阳性球菌感染的表现；可出现幻听、幻视、谵妄等症状，严重者亦可出现昏迷。

（3）舌象：舌象改变常不明显，有时给人以舌象正常的假象。

（4）口腔溃疡和吞咽困难：口腔黏膜、咽部及舌常是白色念珠菌感染好发部位，有时其损害延伸至喉头、食管，患者常伴有吞咽困难，进食易呛等。

（5）体温：多为稽留热或弛张热，若伴有其他革兰阴性杆菌混合感染时，热型往往不典型，在病情终末期低体温或不升者较常见。

（6）心率：随体温的升高或下降而相应波动。

（7）呼吸：明显加快者多见，甚至出现呼吸困难。有时可闻及干、湿啰音。

（8）创面变化：有时在烧伤创面上出现褐色或黑色的菌斑，呈圆形或不规则形；有时创面加深，或呈虫蚀样改变，类似革兰阴性杆菌侵袭性感染的创面改变；分泌物较少，肉芽创面暗淡，植皮不易成活。

（9）实验室检查：除临床表现外，最重要的诊断为实验室检查和创面活检与培养。早期白细胞多升高明显，晚期也下降。新鲜中段尿液真菌直接镜检的检出率较尿培养的检出率为高。普通血培养真菌生长缓慢，应用沙氏培养基阳性率较高。未进行过泌尿系统操作，没有留置过尿管的患者，出现明显的念珠菌尿，强烈提示有血源性的肾感染。大便涂片染色检查容易检出真菌。白色念珠菌是正常寄居菌，粪白色念珠菌计数 $> 10^5$ CFU/g 或尿 $> 10^5$ CFU/mL 为致病性。其他念珠菌不属于正常菌群，一旦阳性并排除污染后即有意义。

（10）眼底检查：这是诊断真菌脓毒症的可靠依据之一，可见视网膜和脉络膜上有白色、闪光的圆堤样病灶，该病灶扩大时呈云雾状，常伴有前段玻璃体呈灰白色浑浊，患者往往诉视力下降。

3. 烧伤念珠菌感染的防治　由于全身性真菌感染多见于严重烧伤、病程较长、机体衰竭、免疫功能低下的患者，因而尽管可以采用抗真菌药物治疗并辅助以其他强有力的支持措施，一旦发生此类感染难以从根本上解决治疗问题，其病死率至今仍很高。因此，对其重点应放在预防和早期诊断方面。主要防治原则应包括及早封闭创面、缩短病程、加强营养治疗、合理应用抗生素、防治其他并发症等。其治疗要点，应注意以下几方面。

（1）原则上应停用广谱抗生素或选用窄谱抗生素：由于发生真菌严重感染的患者往往伴有混合感染，在临床上往往不容易做到停用抗生素。因此，原则上是可用可不用的抗生素敢于停用，必须使用抗生素亦应选择对细菌敏感的抗菌谱窄的抗生素。

（2）拔除静脉导管：如果是静脉导管引起的，拔除静脉导管是一重要措施。

（3）抗真菌药物：①氟尿嘧啶（5 - Fluoro - cytosine，5 - FC），本品虽抗菌谱较窄，但对烧伤患者易感染的念珠菌有较强的抗菌活性，口服吸收良好，适用于白色念珠菌侵袭性感染的患者。不良反应主要有胃肠道不良反应，服药后可出现厌食、恶心、腹泻等；也可造成白细胞减少、血小板下降、肝、肾功能损害等。常用剂量为 $100 \sim 150$ mg/（kg·d），分 3 次口服。此药治疗白色念珠菌侵袭性感染，疗效虽不及两性霉素 B，但其毒性低，常作为严重烧伤患者真菌感染的预防与治疗用药。②两性霉素 B（amphotericin B，AmB），有良好的广谱抗真菌活性，对新型隐球菌、念珠菌、皮炎芽生菌、荚膜组织胞浆菌等有效。必须通过静脉给药，静脉滴注时溶于 5% 葡萄糖液中（不可用生理盐水，因可发生沉淀）。两性霉素 B 虽具有良好的抗真菌效果，但因其毒性作用较大，如静脉滴注时，患者往往出现寒战、高热、恶心、呕吐、呼吸加快、心律失常、水、电解质失衡，甚至血压下降。对肾脏、肝脏以及血液系统亦有较大的毒性。上述毒性作用极大地限制了该药的应用。为减少其不良反应，给药时以逐渐增加剂量为宜。静脉滴注时可加入氢化可的松 30 mg 或地塞米松 10 mg。开始时为 25 mg，以后每日或隔日增加 5 mg，最大剂量为每日 1 mg/kg。新剂型为脂质型两性霉素 B（liposomalamphotericin B），目前有三种脂质体剂型，安浮特克为较常用者，粒径 100 nm，脂质型两性霉素 B 进入体内，迅速被肝脏摄入，然后释放出两性霉素 B，随血液流向感染部位，从而减少了肾脏的毒性。特别适用于那些伴肾功能减退、不能耐受两性霉素 B 常规制剂或经两性霉素 B 常规制剂治疗无效者，常规剂量 $3 \sim 6$ mg/（kg·d）。③制霉菌素（nystatinum），虽其抗真菌谱较广，但因口服后吸收较少，只能用于肠道真菌感染。据报道口服制霉菌素后减少了肠道真菌移位至血流，从而使侵袭性真菌感染的发病率降低。④大蒜注射液，有较广谱的抗真菌效果，其有效成分是大蒜辣素。成年人每日用 $40 \sim 100$ mL 加入 50% 葡萄糖溶液 500 mL 内，静脉滴注。口服生大蒜，每日 $3 \sim 4$ 次，每次 $2 \sim 4$ g，对防治真菌感染有一定疗效。⑤氟康唑（fluconazole），为广谱抗真菌药，其作用机制为抑制真菌细胞主要成分麦角固醇的合成。氟康唑的抗菌谱较窄，对白色念珠菌最好，对曲霉菌无效，但其毒性低，对肝、肾的毒性不大，除用做治疗用药外还可用做对易感患者的预防用药。可穿透血脑屏障，80% 经肾脏排泄，口服、静脉用药效价相同。半衰期 30 小时左右，可每日用药 1 次。主要不良反应为视觉异常、肝功能异常、皮疹，肾功能减退者不宜用注射剂但仍可用口服，严重肝功能减退者可适当减量。经验性治疗用药剂量应根据临床的严重程度而定，200～400 mg/d，每天1次，严重感染者初期400～800 mg/d，2～3天后减量为400 mg/d，直到临床症状和体征消失。⑥卡泊芬净，是棘白菌素类代表药，通过抑制细胞壁主要成分1，3-β-葡聚糖的合成达到杀菌目的，不像多烯类和唑类作用于细胞膜。棘白菌素在两性霉素及其脂质剂型、伊曲康唑治疗失败或不能耐受两性霉素B等一线治疗时是有效药物，其不良反应少于伊曲康唑、伏立康唑等唑类药物。有学者建议将卡泊芬净作为首选抗真菌药物，治疗白色念珠菌感染和曲霉菌感染，但卡泊芬净对隐球菌、镰刀菌、毛孢子菌、接合菌无效，推荐用法是首剂70 mg，静脉注射，第2天起以50 mg/d维持。

二、曲霉菌、毛霉菌类感染

曲霉菌是已知最常见、传播最广泛的真菌之一。该类真菌在周围环境无处不在，自然界中曲霉菌约200种，它的芽孢常存在于土壤、水、腐烂的蔬菜或其他任何含有有机物的地方，包括所有污垢或尘土沉积的地方。曲霉菌微粒的浓度在冬季最低，在夏末或秋天最高。芽孢容易悬浮在空气中，一旦悬浮就能在空气中存留很长时间，当芽孢最终沉降时，就会污染与其接触的任何平面。曲霉菌适于生存的温度范围很大，芽孢能存活数月。

对人类致病的曲霉菌只有20种，是重要的条件致病菌；曲霉菌感染以烟曲霉最常见，其次为黄曲霉和土曲霉。自然界中平均每人每天吸入15～30个曲霉菌孢子，因此，在健康人群的痰中也可发现曲霉菌，但很少致病，易感人群才可能引起发病，其发病与否取决于细菌毒力、宿主的免疫状态和是否存在基础疾病。曲霉菌孢子体积较小（直径3 μm），沉积在组织中后在适当条件下孢子生芽形成菌丝，破坏组织。中性粒细胞可阻止曲霉菌菌丝的形成，并杀灭菌丝；而单核细胞则主要影响分生孢子，单核细胞和中性粒细胞是抗曲霉菌的第一道天然防线。

自Robin 1961年报道2例严重烧伤合并毛霉菌深部感染以来，国内多个烧伤单位先后有此类真菌感染的报道。近些年来由于烧伤治疗措施的改进，曲霉菌、毛霉菌类创面侵袭性感染的发病率未见增加。但由于此类真菌有侵犯血管的特点，易造成血管内膜的损害，形成血栓、菌栓、梗死和出血，使皮下及肌肉组织广泛缺血和坏死。因此，一旦侵入，则发病急剧、来势凶猛、病死率高。所以，在早期诊断、早期治疗等方面必须倍加注意。

1. 早期诊断

（1）症状：①大面积严重烧伤患者创面干燥，突然出现褐色或黑色坏死斑，并迅速向周围组织扩散，几小时内即有明显差异。②焦痂过早分离，其下往往有肌肉坏死。③伴有血行播散时正常皮肤出现坏死斑。④出现不能解释的全身脓毒症症状。

（2）诊断：具有上述临床特点就应高度怀疑有毛霉菌侵袭性感染的可能，应立即做活检和病理检查，这是诊断此类真菌深部感染最迅速和最可靠的方法。采取组织的范围必须包括非烧伤深筋膜和肌肉组织，采得后立即进行冷冻切片快速诊断。镜下可见病变组织内菌丝直径6～50 μm，呈分枝状而菌丝不分隔。为了提高诊断率，采得的组织标本宜应用特殊染色（如PAS染色），以鉴别常规HE染色切片中易与纤维组织相混淆的偏差。组织标本真菌培养需要时间较长，不能早期诊断，但亦需要和活检病理检查同时进行，以便早期发现。

2. 早期治疗

（1）手术治疗：当大面积烧伤患者一旦诊断为此类真菌创面侵袭性感染时，当立即进行手术治疗。手术清创、清除感染灶是治疗的基础。手术的原则是彻底切除所有受侵犯的组织，必要时可行高位截肢或关节离断术。术后仍需每日检查创面和截肢的残端及其附近的正常皮肤。可疑时再活检，必要时再清创、再截肢。若躯干部有侵袭性病灶，至少应进行"根治性清创术"。在创底或截肢的创面，局部应用0.2%两性霉素 B 溶液纱布湿敷，或在创周、创面基底局部注射，暂时以异体（种）皮覆盖创面，术后12～24 小时观察创面。若侵袭性感染已得到控制，无进行性坏死，更植自体皮。

（2）药物治疗：由于曲霉菌、毛霉病具有血管阻塞、组织坏死的病理特征，药物治疗很难到达患处，即使体外药敏试验敏感的抗真菌药物在体内也可能无效。

曲霉菌：两性霉素 B 为治疗本症的常用药物。伊曲康唑为第二代三唑类合成抗真菌药，目前已有静脉制剂和口服液。除用于念珠菌和隐球菌感染外同时可用于难治性的曲霉菌病，具有较酮康唑和氟康唑更广的抗菌谱，是第一个对曲霉菌有良好疗效的唑类药。它对念珠菌病、曲霉菌病等多种真菌感染性疾病均有良好的疗效，有效率可达 80% 以上，是近十来年抗真菌感染治疗用药的一个巨大的进步。伊曲康唑可分布于各体液和肾、肝、骨、肌肉等组织中，在一些真菌易感染的部位如皮肤、指甲、肺、女性生殖道等组织器官中也有较高浓度。伊曲康唑注射液连续注射 3 天后，97% 患者的血药浓度均可达到临床有效的稳态浓度，这对于治疗严重烧伤患者深部真菌感染来说极为重要。对于肝功能不全者的应用要谨慎，应定期检测其肝功能。成年人的使用方法为第 1、2 天每日 2 次，每次 1 小时静脉滴注 200 mg伊曲康唑，从第 3 天起每日 1 次，每次 1 小时静脉滴注 200 mg 伊曲康唑。伏立康唑同属三唑类，有静脉和口服两种剂型。推荐剂量为每日 2 次静脉滴注，第 1 天每次 6 mg/kg，以后每天 4 mg/kg，7 天后可考虑改为口服 200 mg，每日 2 次。棘白菌素类抗真菌药卡泊芬净，在其他药物治疗失败或不能耐受时是有效药物。

毛霉菌：伊曲康唑、伏立康唑、卡泊芬净等对毛霉菌感染均无效。两性霉素 B 是治疗毛霉菌感染的首选药物，但常因肝、肾功能损害、血栓性静脉炎等严重副反应而被迫停药，而用脂质体对两性霉素 B 进行包裹后其对人体细胞膜的亲和力减低，毒性减小，特别是肾毒性明显减轻，可以提高用药剂量。三唑类抗真菌药仅泊沙康唑对毛霉菌病有一定的疗效，是现有唑类抗真菌药物中唯一具有对毛霉菌有抗菌活性的药物。

抗真菌药物的使用途径除全身应用外，在一些情况下局部应用可获得更好的效果。某医生在外地会诊曾治疗一例毛霉菌感染患者，该患者因肝硬化行肝移植术后右手及前臂肿胀明显行局部切开减张术，减张术后局部仍肿胀且继续加重，遂行前臂截肢术，术后坏死继续向上臂延伸，用抗生素无效，又在上臂中段截肢。术中见有大量肌肉坏死，且多沿血管走形周围坏死，组织培养发现毛霉菌。遂全身用两性霉素 B，未见明显效果；2 天后在截肢残端创缘环形注射两性霉素 B，每日 1 次，2 天后见局部肿胀明显减轻，4 天后肿胀消退。该毛霉菌病例的诊治过程提示局部应用抗真菌药物，提高局部药物浓度可较全身用药获得更好的疗效。

三、疑诊真菌感染患者的早期经验性治疗

对于疑有深部真菌感染的高危患者，应根据临床表现采取经验性早期治疗，切莫为等待确切的真菌学证据而延误病情。严重烧伤怀疑有真菌感染的患者，若大部分Ⅲ度创面已切除，出现持续发热、精神症状等类似脓毒症表现，且使用广谱抗菌药物 3～5 天后仍无效，即使缺乏真菌学诊断依据，也可考虑早期经验性抗真菌治疗。

（曹世坤）

第三节　烧伤感染的途径

烧伤后病原菌侵入途径是多渠道的，主要通过创面、肠道、呼吸道、静脉和尿路等。

一、烧伤创面感染

烧伤创面是病原菌侵入机体的主要途径。可根据创面病原菌密度和侵入深度区分为非侵袭性感染和侵袭性感染。

1. 非侵袭性感染　可以将其定义为：烧伤创面仅有少量细菌定殖；或虽创面上有大量细菌生长，但仅限于创面表面；或细菌穿透部分焦痂乃至焦痂全层，此时痂下定殖的细菌不一定侵入邻近的活组织，其菌量 <10^5 CFU/g 组织。临床表现除有轻度或中度发热、白细胞略增高外，无其他明显的全身感染症状。烧伤创面坏死组织的存在，成为病原菌生长繁殖的良好培养基，适宜的温度和湿度有利于病原菌在创面上生长繁殖。如果烧伤创面较小，深度较浅，细菌毒力较低，伤员全身情况较好，即使创面脓性分泌物较多、菌量较高，如果能及时引流清除，临床上也很少发生侵袭性感染。

2. 侵袭性感染　系指病原菌侵袭至痂下活组织。根据活组织中病原菌侵入的程度将其分为：①局灶性侵袭，系指痂下周围活组织中有微小细菌病灶。②普遍侵袭，即细菌广泛侵袭至皮下组织。③微血管侵袭，是指细菌累及微血管和淋巴管。临床上可见创面水肿、分泌物增多，或创面干燥、局部有凹陷；创面出现坏死灶，随病情发展正常皮肤亦可见局灶性或大片坏死斑，同时伴有全身感染中毒症状，患者常在短期内死亡。上述特点多见于革兰阴性杆菌（如大肠埃希菌，特别是铜绿假单胞菌）或真菌（如曲霉菌、毛霉菌）所致的侵袭性感染。念珠菌、金黄色葡萄球菌的创面侵袭性感染，痂下活组织中常见脓性或干酪性病灶，组织中的菌量常超过 10^5 CFU/g 组织。

3. 烧伤创面脓毒症　是侵袭性感染的弥散和发展。创面的存在是烧伤一切病理生理变化的根源，是细菌快速生长繁殖的温床、感染的源地和入侵机体的主要门户，尽早清除创面焦痂及坏死组织对防治感染具有深远的意义。临床实践中，虽然患者的伤情、入院的时间、伤前的健康状况、治疗单位的医疗条件、医护人员的技术水平和能力等有所不同，但只要复苏达到良好的程度，如患者呼吸、循环和内环境稳定，此时慎重稳妥地开展休克期切痂植皮是安全的、可行的。它可改善机体免疫功能，降低内毒素和炎症介质水平，降低机体代谢反应，控制感染，减轻感染并发症。毫无疑问，对于那些入院较晚、感染较重的，尤其是合并创面脓毒症，甚至脓毒性休克患者，可在做抢救，改善和稳定患者全身状况的同时，进行手术。这项措施确实有效地控制了感染并发症的进一步发展，为后续治疗赢得了宝贵时间，成功挽救了许多濒临死亡的脓毒症和多器官功能障碍综合征患者。

二、肺部感染

烧伤后的一些病理、生理及免疫变化，如口咽部肿胀、分泌物增多、气道黏膜纤毛损伤导致对分泌物和细菌的清除能力下降等，均可大大增加肺部感染的机会。肺部感染的危险因素包括老年烧伤、大面积深度烧伤、吸入性损伤、气管切开、机械通气等，其肺部感染的发病率远高于普通烧伤患者，根据资料统计，其发病率可为其他患者的 2~6 倍。若以入院后 1 周为界，将肺炎分为早发性和晚发性肺炎，则可发现其感染的细菌种类存在差异，在早发性肺炎中，以单一革兰阴性菌或两种及两种以上革兰阴性菌感染较常见，主要为铜绿假单胞菌、肺炎克雷伯菌、大肠埃希菌；而在晚发性肺炎中，主要是以两种及两种以上细菌混合感染为主，革兰阳性菌及真菌的发生率明显上升，特别是金黄色葡萄球菌。

吸入性损伤是烧伤后并发肺部感染最常见的因素。解放军总医院第一附属医院曾分析了一组 940 例烧伤患者研究吸入性损伤与肺部感染的关系，发现烧伤合并中度以上吸入性损伤者，肺部感染的发生率为 53%，而无吸入性损伤者肺部感染的发生率仅为 0.57%，前者是后者的 90 倍，提示吸入性损伤为造成肺部感染的主要危险因素。烧伤合并吸入性损伤不仅增加了肺部感染的机会，而且使肺部感染发生时间提早。中度吸入性损伤患者中，肺部感染的发生时间为伤后第 1 周；而合并重度吸入性损伤者，肺部感染常发生于伤后第 2 天左右；而无合并吸入性损伤者，肺部感染的发生时间平均在第 2 周左右，多源于脓毒症。吸入性损伤后气道黏膜分泌增加，大量黏膜坏死脱落。若脱落的黏膜与分泌物未能及时清除，可堵塞支气管而引起肺不张，造成肺部感染。气道内大量分泌物和坏死组织，也有利于细菌生长繁殖，这为细菌的入血提供了机会。在体表烧伤合并吸入性损伤的动物实验中，伤后 24 小时内取肺组织进行细菌定量，同时做血培养时发现，细菌培养的阳性率及肺组织菌量随着伤后时间的推移而增加。而且，血培养阳性的菌种与肺组织检出的菌种相一致。说明烧伤合并吸入性损伤可造成肺部感染，肺脏可成为细菌入血的途径。有报道烧伤未做气管切开者 10 例，深部痰液和面颈部菌种一致者仅 4.8%，而气管切开后气道内细菌与面颈部菌种一致者明显增加。17 例气管切开者，切开后第 1 天一致率仅 11.8%，第 2 天为 41.2%，第 3 天为 82.4%，第 4 天高达 100%。血培养阳性者 7 例，有 6 例的菌种与气道内的菌种一致，说明严重烧伤后呼吸道可成为严重感染的重要途径，尤其是合并吸入性损伤并行气管切开的患者。另外，应用于吸入性损伤或气管切开后的治疗装置，如超声雾化器、输氧装置中的湿化瓶经常检查出细菌，如不加注意，亦是病原菌入侵机体的途径之一。此外，长期平卧者极易发生坠积性肺炎。

对并发肺部感染的经验性治疗大都采用降阶梯疗法，一旦发现肺部感染，首先应用超广谱抗生素联合治疗，即"猛击"策略，待取得细菌培养及药敏试验结果后，再改用针对性强、敏感的、相对窄谱的抗生素。该疗法也导致了三代头孢和亚胺培南对重症感染治疗的力度不断减弱，但综合来看，细菌对亚胺培南的平均耐药率仍属最低，故其仍是治疗的首选。万古霉素对革兰阳性菌株敏感率仍可达 100%。由于抗生素的选择已面临越来越严峻的考验，采用一个合理使用抗菌素的方针，严格控制抗生素的预防性使用，特别是限制广谱尤其是第三代头孢菌素、碳青霉烯抗生素的使用十分重要；加强呼吸道管理，及时清除呼吸道分泌物等对肺部感染的防治同等重要；体位引流在防治肺部感染中的作用非常明显，休克期过后应定时翻身，辅之以叩背等措施，帮助痰液引流和坏死组织排出。纤维支气管镜下取得的气道组织的病原菌结果以指导临床使用抗生素控制肺部感染最具有针对性。

三、静脉导管感染

烧伤临床治疗中往往需行静脉切开或行深静脉内置管，若处理不当是病原菌入侵机体的主要途径之一。静脉内置管不仅可能会引发静脉炎、化脓性血栓性静脉炎，而且是菌血症乃至脓毒症的根源。有时在某些烧伤死亡病例中，患者生前有全身炎症反应（如心率和呼吸加快、高热或低温等）或脓毒症表现，但生前未发现烧伤静脉感染的局部症状和体征，相当一部分病例尸检时才证实化脓性血栓性静脉炎病灶的存在。这说明由静脉内导管感染造成的死亡，实际上比烧伤临床观察到的要高。

静脉导管感染是极其严重的并发症，病死率高，应高度重视。患者全身状况、置管方式、置管部位、置管时间、导管所输液体成分及创面有无感染等因素与置管后相关性感染有关。解放军总医院第一附属医院分析了 278 例次静脉内置管的严重烧伤患者，归纳引发静脉导管感染的主要危险因素包括：

①静脉内置管时间长。置管存留时间长于 72 小时发生导管脓毒症的风险是等于或少于 72 小时的 5.76 倍。②静脉内输入高价营养液。由于静脉置管后，往往用于静脉营养物质如高糖、氨基酸、脂肪乳剂、血浆等输入，而此类物质较适合细菌及真菌生长，且此类物质对血管壁刺激大，易产生静脉炎，故静脉液体成分也为导管相关性感染的重要因素。③经创面静脉留置导管，且与创面培养的菌种相符合，说明静脉导管脓毒症的发生可能与插管时的导管污染和（或）创面的逆行感染等因素有关。④经中心静脉置管发生导管脓毒症的危险比经外周静脉插管的危险性高；中心静脉中，股静脉置管较锁骨下静脉、颈内静脉置管易发生感染。股静脉血流量较锁骨下静脉、颈内静脉小，皮下隧道短、浅，靠近会阴部，很容易被大小便及腹部分泌物污染。⑤同一部位重复插管可增加感染机会，尤其是导管脱出后，又原封不动地将脱出部位插入静脉，更易发生感染。某医生曾治疗的一名大面积深度烧伤患者，由于仅双腹股沟区有正常皮肤，因此反复交替由该部位插管，尽管严格采取穿刺部位每日消毒、留置时间不超过 72 小时等措施，仍 4 次发生导管尖端培养阳性，且均为同一细菌，发生感染的最短时间仅为插管后 48 小时。可见，同一部位反复交替插管，易发生导管感染。

大面积烧伤患者发生静脉导管感染，其典型症状包括寒战、发热、腹胀、精神症状等脓毒症表现，而这些症状常与感染期的一般表现相混杂，除细心观察外无特别方法加以鉴别。为了减少或避免烧伤后病原菌由静脉侵入，治疗中能穿刺的尽量避免切开，静脉切开较静脉穿刺更易招致静脉炎，而静脉炎往往是化脓性静脉炎的前奏；能利用外周静脉者不用中心静脉，置管周围部位每日严格消毒和护理；严格限制置管时间于 72 小时内，特别注意经创面置管者；如有输液不畅，立即拔除导管，不可强行冲洗，留其尖端做培养和药物敏感试验；若浅表静脉发生化脓性血栓性静脉炎，除立即拔除导管、取分泌物作涂片检查并选择相应的抗菌药物外，应同时切除有病变的静脉，并将其做细菌培养与病理检查。在切除静脉前应先在静脉近端结扎，以免手术挤压时导致病原菌扩散。静脉切除后的伤口全部敞开，用抗生素纱布湿敷引流，每日交换 4~5 次。待伤口新鲜时，行植皮或二期缝合。

四、尿路感染

尿道可成为病原菌入侵的途径。主要易感因素包括导尿、留置尿管、前列腺肥大、大面积烧伤、会阴部烧伤、老年患者和糖尿病等，尤其常见于严重烧伤患者长期留置尿管者，留置尿管 1 周以上发生尿路感染的机会明显增加，为细菌逆行感染所致。致病菌种以大肠埃希菌、铜绿假单胞菌多见，有时亦可见肠球菌和真菌。在预防治疗方面，强调尽量避免不必要的导尿和尿道器械检查，除必须观察每小时尿量外，若无排尿困难，应尽早拔除导尿管，让患者自行排尿；重视导尿时严格的无菌技术操作，留置导尿管者要按时做膀胱冲洗；及时封闭会阴部创面，以减少或避免病原菌由尿路感染之可能性；如留置尿管已经发生尿路感染时应更换尿管并予以抗菌药物冲洗。

五、烧伤肠源性感染

肠道微生态环境中存在细菌、病毒、原虫及真菌等多种微生物，其中最主要为细菌，称为肠道菌群。子宫内是无菌的环境，所以刚出生的婴儿肠道内是无菌的；出生后，细菌迅速从口及肛门侵入，2 小时左右其肠道内很快有了肠球菌、链球菌、葡萄球菌等需氧菌植入，3 小时后细菌数量接近高峰。

正常情况下，肠道菌群和宿主、外界环境建立起一个动态的生态平衡，对人体的健康起着必不可少的重要作用。主要包括：①防御病原体的侵犯，肠道菌群密布在肠道内腔表面，阻止了外袭菌与肠黏膜的接触，可通过降解病原体等方式来杀灭或抑制外来病原体。②物质代谢，肠道细菌能分解蛋白质和尿

素，产生氨等代谢废物；结肠菌群还可发酵未消化的糖蛋白，产生可被结肠吸收利用的短链脂肪酸。③合成维生素，人体的维生素 K 主要来自肠道中大肠埃希菌。④调节人体生长与衰老过程，肠道菌群的种类随年龄的不同而有所不同，健康婴儿的肠道菌群中双歧杆菌占 98%，随年龄老化后肠道菌群中的双歧杆菌逐渐减少，而芽孢类杆菌增多，肠道腐败过程加快，有害物质产生增加。

正常的肠道黏膜不仅可吸收肠腔内营养成分，还具有屏障作用，可有效地阻挡肠道内寄生菌及其毒素向肠腔外组织移位，防止机体受内源性微生物及其毒素的侵害。健全的人体肠道屏障包括机械、化学、免疫、生物 4 个部分：①结构和功能完整的肠黏膜上皮及细胞间的紧密联接构成机械屏障。肠道黏膜是机体中增生最快的组织之一，肠黏膜上皮细胞不断更新以保持黏膜屏障的完整性，并通过紧密联接封闭相邻细胞间隙，防止肠腔内有毒物质自由通过细胞间隙进入肠外组织。②肠黏膜上皮细胞分泌的黏液和肠道寄生菌产生的抑菌物质共同构成化学屏障，呈黏性凝胶状覆盖于黏膜表面，其主要功能为润滑肠黏膜，保护肠黏膜免受机械和化学损伤，同时阻挡病菌的定植。③肠黏膜上皮细胞分泌的 SIgA 等抗体以及黏膜下淋巴组织共同组成免疫屏障。SIgA 是机体分泌量最大的免疫球蛋白，在肠道中主要是以二聚体形式存在，主要作用是通过包裹细菌阻止其黏附于肠上皮细胞表面。肠道相关淋巴组织包括黏膜和黏膜下层中的聚合淋巴滤泡、淋巴结和广泛存在于肠黏膜中的 T 淋巴细胞、B 淋巴细胞和浆细胞。当细菌侵入肠黏膜内时，机体抵御细菌的主要机制是以黏膜下淋巴组织为主的细胞免疫。淋巴滤泡中的 B 细胞也可在抗原刺激下分化为浆细胞，从而发挥体液免疫作用。小肠上皮内淋巴细胞也有抗肠道感染的作用。④肠道内正常菌群对外袭菌的定植抗力及菌群的聚集构成了肠道的生物屏障。肠道内的厌氧菌可抵御和排斥外源性致病菌的入侵，寄居在肠黏膜表面的共生菌可直接调节肠道抗感染的能力，保护肠黏膜。

20 世纪 40 年代，Fine 发现在人体可以发生细菌移位，并首次提出了危重患者的肠道细菌移位可导致全身性感染的观点。1966 年，Wolochow 率先创造"细菌移位"一词，意为肠道内活菌通过黏膜上皮进入肠固有层，随后进入肠系膜淋巴结甚至远处器官。1979 年，Berg 等将细菌移位定义扩展为所有微生物及其产物通过肠道黏膜屏障的现象。目前，细菌移位是指原存在于肠腔内的细菌及其产物通过某种途径越过肠黏膜屏障，进入肠系膜淋巴结、门静脉系统，继而进入体循环以及肝、脾等远隔器官的过程。

既往，从事烧伤的临床工作者注意到大面积烧伤患者入院后不久，在休克期内尚未见创面感染，却出现明显的脓毒症表现；大面积烧伤患者，有时创面感染的菌种并不与血培养阳性的菌种相一致；烧伤早期创面未出现明显感染时血培养已阳性，而且入血的菌种为肠道常见菌。这些现象提示烧伤感染病原菌不仅主要来自外源性的创面，更有可能是来自内源性肠道且可能是微生物入血的首发器官。20 世纪 80 年代以来，从事烧伤的工作者对上述现象进行了较广泛深入的实验研究，证明严重烧伤后肠源性感染的存在，并发现烧伤后早期即有微生物侵入肠黏膜，并可播散到肠黏膜淋巴结、肝、脾、肺、肾和血液。更令人信服的证据是捕捉到微生物穿透肠黏膜的具体方式。现就严重烧伤后肠源性感染的诱发因素及其防治措施，分别简述如下。

1. 诱发因素

（1）肠黏膜屏障损伤：肠道不仅是体内最大的细菌库，而且是内毒素库，其含量足以将宿主致死数百万次。因此，肠黏膜必须是一道有效的防御屏障。任何原因造成的肠黏膜屏障损伤，都将导致肠道细菌及其毒素乘机侵入。

在肠黏膜损伤造成细菌移位的诸多因素中，缺血–再灌注氧自由基的损伤作用在其中扮演了重要的角色。早在 20 世纪 80 年代初即发现，肠道对缺血性损伤非常敏感。20 世纪 90 年代 Deitch 等对一组休克 - 复苏动物在 24 小时后分别进行了肠系膜淋巴结、肝和脾的细菌学检查，细菌总检出率达 61%，而正常对照组仅为 7%，但用别嘌呤醇等氧自由基清除剂对休克 - 复苏动物预处理，则可使细菌检出率降至 14%。彭毅志等在动物实验中比较了烧伤和烧伤氧自由基清除剂 SOD 处理对回肠黏膜中脂质过氧化产物（malonydialdehyde，MDA）含量、病理变化和细菌移位的影响，结果也显示烧伤组肠黏膜中 MDA 含量增加，肠黏膜损伤程度重，血液和肝标记的铜绿假单胞菌检出率明显高于 SOD 处理组。这些实验结果有力地说明了氧自由基释放导致了肠黏膜屏障功能损伤与细菌移位的关系极为密切。

肠道营养不良是促使肠黏膜损伤、导致肠源性感染的另一重要致病因素。第三军医大学对烧伤动物分别行经肠道早期喂养或延迟喂养，以观察肠道营养对防治肠源性感染的作用。结果证实，早期喂养的动物门静脉、肠黏膜下血流量改善，肠淋巴流量亦改善，肠黏膜损伤程度轻，DNA、RNA 和蛋白质含量均上升，而血液中的内毒素、TNF 和 MDA 值均减低。若烧伤后较长时间不进食，特别是在内毒素的作用下，肠黏膜可发生进行性萎缩，小肠绒毛高度、肠壁厚度以及绒毛数量都显著减少，其减少程度与进食的早晚直接相关。这提示烧伤后早期肠道喂养对减轻肠黏膜损伤、防治肠源性感染有重要意义。除此之外，研究中也发现蛋白质营养不良 7 天的小鼠，肠源性感染的阳性率为 26%，若蛋白质营养不良至 21 天时，其阳性率高达 77%。该研究结果提示，营养不良特别是蛋白质营养不良与肠源性感染有一定关系，肠源性感染发生率的增高与蛋白质营养不良持续时间呈正相关。

（2）肠道菌群失调：有报道称人或动物出生时肠道无菌，2～4 小时后即有细菌进入定居并繁殖，称为定植（colonization）。最初为大肠埃希菌、肠球菌等需氧菌，继为厌氧菌，此过程在 1～2 周内完成。在生理条件下，定植后菌群的数量和种类相对稳定。肠道菌群有 400～500 种之多，数量也大，每克干粪中有 10^{11}～10^{12} 个细菌，其中 90%～99% 为厌氧菌。肠腔内菌群不但数量大，而且有其自然的分布规律：深层寄居着厌氧性双歧杆菌和乳酸杆菌；中层为类杆菌、消化链球菌、韦荣球菌和优杆菌等；表层是大肠埃希菌和肠球菌等。深层的紧贴在肠黏膜表面称为膜菌群；表层的主要在肠腔中为腔菌群。它们之间相互拮抗又相互协同，构成了一个复杂的生态平衡系统，发挥着正常的生理功能。严重烧伤不仅导致腔菌群改变和细菌移位，而且可造成膜菌群的生态失衡。大鼠 30% TBSA Ⅲ度烫伤 24 小时后，需氧的大肠埃希菌数量增加显著，而肠球菌和厌氧双歧杆菌、类杆菌数量于 48 小时后下降。提示肠道菌群失调易导致肠道内细菌移位，引发内源性感染的发生。该实验发现烫伤后 48 小时血培养阳性率为 50%；肠系膜淋巴结、肝、脾、肺等脏器细菌移位率达 41%。另有实验发现近系繁殖的 Balb - C 小鼠，于饮用水中加入青、链霉素，连用 7 天或 14 天，肠道检出革兰阴性杆菌的菌量由 10^5/mL 增至 10^8～10^9/mL，同时内脏检出菌阳性率与菌量均增加。以上说明单纯烫伤或单纯抗生素的持续应用，除了足以导致肠道菌群失调外，还可促进肠源性感染的发生。

（3）免疫功能下降：严重烧伤后细胞及体液免疫功能均受抑制，公认免疫功能受抑与感染的发生和发展密切相关。目前的研究表明，烧伤导致机体免疫防御功能降低并突出表现在 T 淋巴细胞和单核吞噬细胞功能异常。关于 T 淋巴细胞功能异常与肠源性感染的发生之间的相关性已得到证实。先天性无胸腺的小鼠和后天摘除胸腺的小鼠，肠源性感染的发生率为 50%。对上述动物进行胸腺移植，T 淋巴细胞功能恢复后，肠源性感染的发生率下降为 8%。如果对无胸腺小鼠再造成 30% 体表烧伤，肠道细菌将广泛侵入肝、脾、腹腔乃至血液循环中，可发生致死性的肠源性感染。

机体非特异性免疫防御功能与肠源性感染有一定关系。在生理条件下，覆盖体表内、外表面的黏膜需要分泌型 IgA 加以保护。IgA 在肠黏膜表面的重要功能是防止肠道中腔菌群在肠黏膜表面的定植，并中和肠腔中的毒素和酶等。一旦肠腔中 IgA 含量降低，势必造成肠源性感染。于勇等对大鼠造成体表 40% Ⅲ度烫伤，24 小时后肠内容物 IgA 含量明显降低，同时肝、脾、肺和肠系膜淋巴结细菌阳性率均明显升高。提示烧伤后肠道内 IgA 水平的降低是导致肠道细菌移位的原因之一。

如上所述，烧伤肠源性感染的发病机制极其复杂，可由多种因素相互作用而诱发。国内外学者已形成共识，即严重烧伤后细菌、内毒素通过肠黏膜移位至肠黏膜淋巴结、门静脉，且可激活腹腔内巨噬细胞、肝库普弗（Kupffer）细胞。过去人们将这些细胞视为单纯清除异物、抵御感染的"清道夫"，而实际上它们是一类多功能的分泌细胞，被激活后可以释放一系列具有直接细胞毒性或有很强生物活性的物质，如 TNF、IL-1、IL-6、IL-10 等细胞因子。它们或是直接攻击靶细胞，或是进一步调节免疫物质释放影响各种生理活动，如体温、代谢等。其总的结果是造成机体剧烈的炎症反应，并可表现为高热、高动力型循环、高代谢等脓毒症的临床症候群。

2. 肠源性感染的防治

（1）防治休克

1）有效复苏防治隐匿性休克：严重烧伤后肠源性感染与休克关系密切。复苏过程中不能仅用血压、尿量等一般的检测指标判断休克和指导复苏，更重要的是纠正潜在的隐性代偿性休克（covert compensated shock）。此时虽然血压正常，脉率 <100/min，尿量 >30 mL/h，无高乳酸血症和血流动力学紊乱等，但实际上胃肠道仍处于缺血缺氧状态。根据解放军总医院第一附属医院的实验研究和烧伤患者的血流动力学观察，按正规的复苏方法，即使血流动力学各项指标于伤后 12~24 小时已恢复正常，但胃肠道仍呈缺血状态，直至 72 小时始能接近正常。这反映了胃肠道缺血时间较长，会存在着隐匿性休克。缺血所致的肠黏膜损伤、通透性增强、胃肠内微生态失衡，都会导致肠内细菌和内毒素入血。在有效复苏的同时加用山莨菪碱可改善胃肠道微循环，迅速提高 pHi 值，缩短胃肠缺血时间，同时血浆内毒素水平和反映胃肠黏膜缺血、缺氧损害的二胺氧化酶（diamine oxidase，DAO）水平显著改善，有助于防治肠源性感染。

2）防治氧自由基损伤：研究证明缺血－再灌注，氧自由基大量释放，可导致肠黏膜损伤和细菌移位。为避免或减轻氧自由基损害，有学者主张在严密心肺功能监护下，尽快使成人尿量达到 80 ml/h 左右。对延迟复苏的烧伤患者，应在入院后 2~3 小时输入 24 小时总入量的 1/3，并在复苏中使用维生素 C、维生素 E 和甘露醇等氧自由基清除剂。烧伤临床实践证明，于严重烧伤液体复苏的同时给予氧自由基清除剂和（或）抗氧化剂维生素 C、维生素 E 和甘露醇可有效改善处于防御第一线的中性粒细胞的吞噬和发光功能，其他如 T 淋巴细胞的功能亦得到改善。因此，烧伤感染的防治，即应在充分的液体复苏、纠正低灌注、恢复组织氧供、防治休克的同时，兼顾防治氧自由基损伤对免疫功能的影响，维护机体的免疫状态。

（2）早期肠道喂养，维护肠道屏障功能：早期肠道喂养对防治内源性感染的重要性远超过补充营养和能量，其可保护肠道的生理屏障，减少肠源性感染的发生机会。既然早期肠道喂养如此重要，那么何为早期肠道喂养的时机？根据解放军总医院第一附属医院的临床经验，休克期患者只要无恶心、呕吐、腹胀，即便肠鸣音较弱，也可通过十二指肠喂养管一次滴入 10~20 mL 液体，若无胃肠道症状，每间隔 2~3 小时可重复一次，伤后第 1 个 24 小时可经胃肠道进入 400~800 mL 液体。此后视患者胃肠道耐受程度逐渐增加摄入量。所强调的是早期肠道喂养的能量物质中，必须重视免疫营养物质的补充。有报道称条件必需氨基酸谷氨酰胺对肠黏膜的修复和调节免疫代谢的有益作用远远超出其营养价值。谷氨酰胺是还原型谷胱甘肽的前体，有抗氧化作用，可保护缺血再灌注损伤造成的细胞损伤，维护肠上皮细胞和小肠黏膜的完整性，恢复失血性休克细胞能量，减少休克诱导的细胞凋亡，改善肠道免疫功能，减少内毒素和细菌移位，降低危重患者感染病死率。其他促进合成代谢的营养物如精氨酸、ω-3不饱和脂肪酸以及膳食纤维素等，对恢复或改善肠道生理功能或生态环境，甚至机体免疫状态，防治感染均有一定效果。很现实的问题是如此之多的免疫营养物质对一位危重烧伤患者来说，如何优化组合，选择何种为最佳，如何把握给予的途径、剂量、使用的时机和疗程等，这些问题的阐明需要通过循证医学进一步探讨和研究。

（3）微生态制剂在防治肠源性感染中的重要性：目前临床上在防治肠源性感染除上述早期肠道喂养措施外，比较可行的方法有伤后即口服微生态制剂如双歧杆菌、乳酸杆菌、地衣芽孢杆菌、枯草杆菌等益生菌，此类生态免疫营养素的使用对防治肠道菌群失调，维持微生态平衡，维护肠道生物屏障功能，降低内毒素血症和感染的严重程度，改善患者的预后有益，是值得大力倡导推荐临床使用的有益无害的防治肠源性细菌移位的最有效措施之一。

（4）合理使用抗生素：研究证明，严重烧伤后肠源性感染经常发生于伤后早期，休克复苏阶段即有发生脓毒症的报道。因此，在这一阶段针对常见的肠道菌使用较广谱的抗生素，对防治严重烧伤后肠源性感染是非常必要的。多数学者主张应用两种抗生素以兼顾革兰阳性菌和革兰阴性菌。这既有预防作用又有治疗意义，临床上已取得良好防治效果。有学者提出选择性肠道去污染（selective digestive decontamination，SDD）的新疗法。该疗法认为口腔菌群和肠道需氧菌在重症患者中可能导致细菌移位并引发炎症，包括肺炎、泌尿系炎症等。在实际应用中，SDD主要针对肠球菌、假单胞菌属、醋菌属和酵母样菌。常用的口服非肠道吸收的抗生素有多黏菌素E、两性霉素B、妥布霉素等。但由于该疗法无法保存足够的厌氧菌群，使得应用广谱抗生素造成的菌群失调更为复杂，因此，目前尚未见在临床广泛使用的报道。

（董玉莹）

第四节　烧伤感染的防治

烧伤后感染的防治是多方面的。既包括宏观层面的病房管理、医疗分工、护理制度，也包括微观层面的合理应用抗生素、尽早封闭创面、提高休克治疗水平、提高免疫力、合理营养支持、代谢与免疫调理等措施。本节主要针对控制感染本身的措施进行探讨。

一、病房管理

烧伤患者由于创面暴露，大量体液、分泌物外渗，加之气管切开、咳痰等，常可导致床垫、被褥、室内墙壁、物品等污染，成为病菌的传染途径。控制此类传播途径的最好办法是轮流使用病房，轮空期间对病房内一切物品进行熏蒸消毒。解放军总医院第一附属医院于新病房大楼启用后，对空气细菌量进行了调查。结果显示病区启用后细菌量显著高于启用前，说明患者入住是菌量增加的主要原因；病区各部位空气细菌量最多的地点为护士站、外走廊、内走廊，这可能与这些地点对外开放、相通有关。病房内菌量最多的地点依次为特护间、六人间、三人间、二人间、单人间，说明相同面积内菌量与患者收住人数有关。因此，烧伤病房应尽量避免人员过多，减少大病房，控制陪护人数。

ICU病房往往是感染的重灾区。烧伤监护病房与普通病房的病员构成、药物使用不同，因此其细菌构成与耐药情况也有区别。根据对解放军总医院第一附属医院一阶段内烧伤ICU病房和普通烧伤病房创面分泌物中分离的细菌进行分析，ICU病房共分离到细菌114株，其中革兰阳性菌35株（30.7%），分别为金黄色葡萄球菌27株（23.6%），屎肠球菌8株（7.0%）；革兰阴性菌79株（66.7%），分别为铜绿假单胞菌38株（33.3%），鲍曼不动杆菌20株（17.5%），奇异变形杆菌7株（6.1%），肺炎克雷伯杆菌5株（4.4%），大肠埃希菌4株（3.5%），阴沟肠杆菌2株（1.8%）；真菌3株（2.6%），均为热带念珠菌。普通烧伤病房同一时间段内共分离到细菌47株，其中革兰阳性菌17株（36.2%），分别为金黄色葡萄球菌12株（25.5%），粪肠球菌4株（8.5%），表皮葡萄球菌1株（2.1%）；革兰阴性菌30株（61.7%），分别为铜绿假单胞菌6株（12.8%），鲍曼不动杆菌8株（17.0%），奇异变形杆菌4株（8.7%），肺炎克雷伯杆菌8株（17.0%），大肠埃希菌2株（4.2%），阴沟肠杆菌2株（4.2%）。ICU病房MRSA为100%，普通病房为91.7%；ICU病房的金黄色葡萄球菌对利福平的耐药率显著高于普通病房；ICU病房的铜绿假单胞菌、鲍曼不动杆菌、肺炎克雷伯杆菌对多种抗生素的耐药情况明显高于普通病房。ICU病房患者的易感因素远多于普通病房，包括大面积深度烧伤、吸入性损伤、气管切开与机械通气、深静脉置管、留置尿管等，因此使用抗生素的层次也高于普通病房，使敏感菌株被杀灭而高度耐药的菌株成为主要致病菌。为阻断病房之间耐药菌株的传播，必须强调医护人员相对分隔及加强隔离措施（表5-2，表5-3）。

表5-2　普通病房与ICU革兰阳性菌耐药率的比较（%）

	金黄色葡萄球菌		粪肠球菌	屎肠球菌
	普通病房	ICU	（普通病房）	（ICU）
阿莫西林/克拉维酸	91.7	100.0	-	-
氨苄西林	91.7	100.0	-	-
头孢唑啉	91.7	-	-	-
环丙沙星	91.7	100.0	25.0	100.0
庆大霉素	100.0	100.0	75.0	100.0
呋喃妥因	0	0	0	75.0
复方磺胺甲噁唑	41.7	51.9	-	-
左旋氧氟沙星	91.7	100.0	-	100.0
克林霉素	100.0	100.0	-	-
红霉素	100.0	100.0	-	-
苯唑西林	91.7	100.0	-	-
青霉素	100.0	100.0	0	100.0
利福平	0	48.1	-	-
万古霉素	0	0	0	0
四环素	100.0	77.8	75.0	75.0

表5-3　普通病房与ICU革兰阴性菌耐药率的比较（%）

	铜绿假单胞菌		鲍曼不动杆菌		大肠埃希菌		肺炎克雷伯杆菌		奇异变形杆菌	
	普通病房	ICU	普通病房	ICU	普通病房	ICU	普通病房	ICU	普通病房	ICU
阿米卡星	16.7	94.7	75.0	100.0	50.0	50.0	62.5	60.0	25.0	0
阿莫西林/克拉维酸	100.0	100.0	75.0	100.0	100.0	100.0	75.0	100.0	0	0
氨苄西林	100.0	100.0	100.0	100.0	100.0	100.0	100.0	100.0	100.0	100.0
头孢唑啉	100.0	100.0	100.0	100.0	100.0	100.0	75.0	100.0	25.0	100.0

	铜绿假单胞菌		鲍曼不动杆菌		大肠埃希菌		肺炎克雷伯杆菌		奇异变形杆菌	
	普通病房	ICU	普通病房	ICU	普通病房	ICU	普通病房	ICU	普通病房	ICU
头孢替坦	100.0	100.0	100.0	100.0	50.0	50.0	12.5	0	0	0
头孢他啶	33.3	100.0	62.5	95.0	100.0	75.0	75.0	100.0	0	0
头孢曲松	100.0	100.0	87.5	100.0	100.0	100.0	75.0	100.0	25.0	57.1
环丙沙星	16.7	100.0	75.0	100.0	100.0	100.0	50.0	100.0	100.0	100.0
庆大霉素	33.3	100.0	75.0	100.0	100.0	100.0	87.5	100.0	100.0	100.0
亚胺培南	16.7	100.0	62.5	65.0	50.0	0	0	0	0	0
呋喃妥因	100.0	–	100.0	100.0	50.0	100.0	62.5	60.0	25.0	0
哌拉西林/他唑巴坦	33.3	94.7	75.0	90.0	100.0	75.0	62.5	60.0	25.0	0
复方磺胺甲噁唑	100.0	100.0	75.0	100.0	100.0	100.0	87.5	100.0	100.0	100.0
左氧氟沙星	16.7	97.4	87.5	100.0	100.0	100.0	12.5	100.0	100.0	100.0

应特别重视对床单位的消毒。床单位是患者住院期间接触最多的物品之一，由于目前医疗条件有限，大多数医院只能更换消毒床单、被罩、枕套，无法对被褥及枕芯进行消毒。床单位的污染已经成为院内潜在感染源。解放军总医院第一附属医院取被子、褥子、枕芯各20个样本共计280个采样点进行采样分析，结果显示被褥病原菌检出率高达77.5%，病原菌包括金黄色葡萄球菌、铜绿假单胞菌、大肠埃希菌、真菌等。因此对床单位表面的消毒远远不能满足感染控制的需要，必须对床单位内部进行彻底消毒，才能达到防止交叉感染的目的。臭氧消毒器对床单位表面、被褥棉絮、枕芯内部具有较好的消毒效果。臭氧为强氧化剂，具广谱杀微生物作用，对烧伤感染常见病原菌，如金黄色葡菌球菌、表皮葡萄球菌、大肠埃希菌等有明显的杀灭作用。

二、抗菌药物的使用

烧伤患者应用抗生素时应足量、足程，果断用药、大胆撤药，不拘泥于逐步升级的阶梯式用药，可采用降阶梯式用药，确保血液中药物的治疗浓度。应注意以下几点：①按照微生物学诊断，科学用药。微生物学检测是关键，通过微生物学检测，明确病原菌，以药敏试验和产酶测定结果作为临床上防治和选药的根据。②主张有针对性地应用窄谱抗生素和必要时应用广谱抗生素，允许必要的联合用药。③主张有计划地轮番用药，反对长期单一用药。二线抗生素应该控制使用，三线药物更要严格管理和控制。④重视毒性作用，肾毒性抗生素不合用、同类的抗生素不合用、禁止全身性抗生素外用。⑤长期应用广谱抗生素容易诱发二重感染。可口服肠道不吸收的制霉菌素进行预防，发生脏器真菌感染或血行播散性真菌病宜采用氟康唑、伊曲康唑。

烧伤后1周左右机体大量体液外渗、血容量不足、组织缺氧、免疫功能低下，是感染甚至脓毒症的高峰时期之一，早期使用抗生素，对预防感染有一定作用。对于中、小面积浅度烧伤，如得到及时清创，早期无须全身使用抗菌药物。中等面积以上烧伤，特别是大面积深度烧伤、创面严重污染或延迟复苏和清创患者，均有全身和局部应用抗菌药物的指征。对于手术患者，由于外科手术是有创性操作，会加重损伤，促使感染扩散和病原菌入侵，特别是已发生感染的创面，感染扩散的可能性更大；应在围术期全身应用抗生素。术前使用抗生素的最佳给药时机为麻醉诱导期，即在手术开始30分钟前静脉滴注抗生素，并在30分钟内滴完。大面积烧伤切削痂手术消毒铺巾时间较长，宜在术前15分钟给药。手术时间超过 3 小时，应追加 1 个剂量，照此类推。对术前没有明显感染的患者，术后继续给抗生素 1~2 个剂量即可，无须使用多日，特殊情况（如高龄、糖尿病患者、重度烧伤）可以延长到两天；术前已有感染、术后须继续控制感染者则不受此限制。选用抗生素要注意规律性，也要从实际出发，进行必要调整。剂量应该定在有效浓度和毒性浓度之间，根据半衰期决定给药次数。在联合用药时要注意繁殖期杀菌剂（β-内酰胺类、万古霉素）与静止期杀菌剂（氨基糖苷类、喹诺酮类）有协同作用；静止期杀菌剂与快速抑菌剂（氯霉素、林可霉素、大环内酯类）有累加作用；β-内酰胺酶抑制药只对产生超广谱酶的细菌有效。

严重全身性感染患者的抗生素治疗是烧伤治疗的重点、难点。根据病原菌药敏试验结果选择敏感抗生素，是抗生素治疗的一个重要原则。然而，在未获得创面培养和药敏试验结果之前，或已应用抗生素而同时发生脓毒症，需经验性应用抗生素。经验性应用抗生素，是指根据烧伤感染常见病原菌和该时期的烧伤创面细菌一般资料，结合患者的临床表现，推断可能的病原菌，并参考细菌耐药现状和根据细菌耐药机制，选用可能敏感的抗生素。但是，也要注意创面分泌物或痰培养结果可能代表的不是真正的致病菌，因为有时检验报告结果可能代表的是非主要致病菌，而真正的致病菌并没有被分离出来。因此，不要盲目单凭创面培养或痰培养的细菌学证据和对抗生素的敏感性使用抗生素，而要正确分析检验报告结果的真实性和可靠程度，仔细观察患者的反应，如精神状态、体温、心率、呼吸、血常规等变化，才能作出正确的分析和判断。当侵袭性感染发生时，需进行痂下活组织的组织学和细菌定量分析或血培养检查。当怀疑感染源自肺部时，则需进行纤维支气管镜取样行病原菌检查，并根据其结果较有针对性地治疗。

在选择抗生素时需要了解细菌对抗生素的耐药机制。细菌对抗生素的耐药既有天然耐药，又有获得性耐药。细菌的耐药机制主要有 4 类：①细菌产生灭活酶或钝化酶，破坏或修饰抗生素的活性结构。②改变抗生素作用的靶位，使抗生素不能与作用靶位结合或结合力下降。③细菌膜通透性改变，使抗生素不易进入或无法进入细胞内。④细菌将抗生素泵出，使抗生素在菌体内达不到有效浓度。一种细菌可同时存在多种耐药机制，如既产生灭活酶或钝化酶又存在细菌细胞膜通透性障碍。

细菌产生 β-内酰胺酶是对 β-内酰胺类抗生素耐药的最重要机制。但革兰阳性球菌和革兰阴性杆菌对 β-内酰胺类抗生素耐药机制并不完全相同。革兰阳性球菌主要是靶位改变，革兰阴性杆菌则主要是产生 β-内酰胺酶。肠杆菌中肺炎克雷伯杆菌、大肠埃希菌主要产生超广谱 β-内酰胺酶（ESBLs）。ESBLs 的种类较多，不同的 ESBLs 对底物水解能力不同。产生 ESBLs 的菌株对第三代头孢菌素是否耐药取决于该菌株产生的 ESBLs 水解第三代头孢菌素的能力。ESBLs 可被酶抑制药如克拉维酸、舒巴坦等不可逆地抑制。细菌对氨基糖苷类抗生素耐药的最重要机制是产生质粒介导的氨基糖苷钝化酶。该类酶可分为 3 类，不同的氨基糖苷类抗生素可为同一种酶钝化，而同一种抗生素又可被多种钝化酶钝化。细菌细胞膜对氨基糖苷类抗生素通透障碍，使抗生素不易进入细胞内，这是细菌对氨基糖苷类抗生素耐药的另一机制，需较大剂量才能使进入细菌细胞内的药物发生抗菌作用。它与阻碍细菌细胞壁合成的 β-内酰胺类抗生素合用可能会改善此类耐药性。金黄色葡萄球菌对甲氧西林耐药的机制是产生一种特殊的青霉素结合蛋白，降低了与 β-内酰胺类抗生素结合力。耐甲氧西林金黄色葡萄球菌几乎对全部 β-内酰胺类抗生素耐药。肠球菌属对头孢菌素类抗生素固有耐药，对氨基糖苷类抗生素中度或高度耐药，中度耐药性是由于细胞壁通透性改变，而高度耐药性是由于细菌产生钝化酶；对青霉素类抗生素具有固有的低度耐药性，因此，青霉素类对肠球菌属仅具抑制作用，而无杀菌作用。应用青霉素类抗生素治疗肠球菌属感染需联合应用抗生素，如氨基糖苷类。

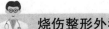

在临床实践中，抗生素的应用应结合细菌培养、耐药情况以及患者的症状、体征综合分析而定。对严重感染或高度怀疑 MRSA 感染者，首选去甲万古霉素或盐酸万古霉素，因其对万古霉素的耐药极少发生。铜绿假单胞菌对头孢哌酮/舒巴坦（舒普深）、美罗培南、阿米卡星的耐药率相对较低，而对亚胺培南的耐药已相当普遍。感染菌种难以判断者，可选用主要针对革兰阴性杆菌、兼顾革兰阳性球菌的抗生素，如亚胺培南并加用去甲万古霉素。

（董玉莹）

第六章　肢体烧伤后重建

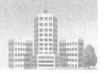

第一节　概述

烧伤相关事故中通常会涉及上下肢，因为上下肢是几乎外露的区域，并且在事故中用以进行施救和逃脱。大多数与四肢有关的烧伤事故出现在车间，且大多是由火灾或电击造成；在室内环境中，大多数的受害者是儿童，由于接触到滚烫的液体被烧伤。

膝和肘关节通常易于遭受与触电相关的严重损伤，形成出口或入口，这导致了关节开放。四肢烧伤被认为是"难愈性"烧伤，尤其是存在大量环形烧伤时。如果没有得到恰当的治疗，深Ⅱ度和Ⅲ度烧伤可能会导致严重的烧伤后遗症，如果在没有优良设备的专业烧伤医疗机构进行治疗，那么深Ⅱ度和Ⅲ度烧伤可能造成相关肢体的截肢。

对于整形外科医生来说，瘢痕意味着真正的挑战。50%的Z成形术以及其他的外科技术如瘢痕清创会累及腋窝。在发展中国家，因瘢痕挛缩而导致的功能性障碍所占百分比很高。这导致出现了很多胸壁与上臂、上臂与前臂异常粘连的畸形，也出现了明显与腿部结构特征和生理功能相悖的腿部粘连。

在患者住院期间，功能锻炼应主要旨在保持主要关节的活动。即使这些关节可能在事故中只是轻微受损，但仍然容易出现关节炎、关节发育不良及关节钙化，从而导致治疗难度增大。

如果发生触电事故，电弧主要影响手腕、肘部和脚踝，同时它对关节、神经组织以及肌肉力量会造成毁灭性的影响。

通常，损伤最严重的是腕部及踝部。既然手以及脚是最常见的出口及人口，那么腕部及踝部是抗电性能最近的点。某些患者入院时炭化区域有限，病变情况易被误导，损伤的实际情况经常要比看上去严重得多。另外的一些患者由于存在广泛的炭化区域，可以清楚地表明电流的出口和入口。潜在的损害总是更广泛的，这是因为神经和血管都是电的良导体，在伤后几天，病变都在不断进展。电流对血管产生的破坏，会导致静脉血栓形成或缺血。对于外周神经的损伤，如果靠近电流的出口或入口，会出现神经的完全损伤。反之，则容易出现部分轴突的损伤，受损后，多在几个月内分解。

如果发生高电压（超过1 000伏）电烧伤时，肌肉、骨骼以及神经组织基本上被破坏，并且主要关节被完全破坏。在这种情况下，重建工作应该在伤后的3～5天内尽早进行。其目的是尽可能地挽救受损关节并尽可能地去除坏死的肌肉组织。这样可以预防因肌红蛋白大量产生而导致的酸中毒。肌红蛋白尿与肌肉损伤紧密关联，因为肌肉细胞的破坏造成了肌红蛋白的释放，并且会促成肌红蛋白尿。此病症的第一信号就是尿液变成了深粉红色。然而，值得注意的是要想准确描述肌红蛋白尿，只能通过血红蛋白和肌红蛋白之间的血清分析来实现。为碱化尿液，所有存在肌红蛋白尿的患者应静点甘露醇、碳酸氢钠及乳酸钠林格注射液。这可以最大程度地减少色素在肾小管的沉积。

由于穿过人体的电流造成的损伤不仅取决于电流本身的特性，还取决电流传输的路径以及被电流影响的组织特性，尤其是当受到高压电击时。虽然患者已经有合适的医疗条件以及恰当的手术治疗，但是四肢截肢的风险依然非常高。

从外科医生的角度看，伤后初始阶段的治疗过程中，坏死组织的清创术发挥着主要作用。这些病例的重建很少仅仅依靠植皮完成，而是经常需要重建尺、桡、胫动脉，进行神经移植以及游离皮瓣移植术覆盖创面。

要仔细地评估血管以及神经损伤，因为在术后多天，触电相关的神经组织的损伤才出现。这主要归因于不可逆转的内皮损伤，尤其影响小毛细血管。在此类案例中，把更复杂的重建手术放在二期手术中是比较合适的。在急性期，暂时通过皮片移植覆盖创面是明智的。分离和制备的血管、神经将在二期手术中进行处理。

（胡 冰）

第二节　患者表现

一、烧伤休克

烧伤休克有特殊的血流动力学特点，既存在血容量减少，也存在细胞水平的变化。它可以被定义为伴随着水、钠、血浆蛋白丢失的非失血性休克。在伤后 24～48 小时内，液体丢失不能被阻止，但是可以液体复苏。

治疗的目的是恢复和维持组织灌注以避免缺血。烧伤休克最严重的一个并发症是全身毛细血管通透性增加。轻微烧伤时，水肿在伤后 8～12 小时达到最高峰。而在大面积烧伤时，这一时间一般是伤后 12～24 小时。这些现象是由血管内皮损伤及灌注不足引起，这会导致血管活性物质和细胞毒性自由基的释放。接下来会出现细胞水肿及全身炎症反应。

当烧伤超过 20%～30% 全身表面积时，未烧伤的区域出现水肿，这主要是因为血管通透性二次灌注不足以及血浆蛋白的不足。

在第一个 8 小时，大面积烧伤的患者中输液第一选择的"应急方案"是林格氏液。然而即使给予补充一般输液量的两倍液体量，依然无法使患者获得足够液体，但是使用高渗溶液，就可以完成合适的组织灌注（如，乳酸林格氏液 +50 mEq 的碳酸氢钠 +40 mEq 的乳酸）。使用过程中要监测血钠（它通常不会超过 160 mEq/dL）以及血浆渗透压，以防导致高渗综合征而诱发肾衰竭。

在烧伤后的第一个 8 小时，补充蛋白毫无作用。8 小时后，可适当给予白蛋白及新鲜血浆。一般来说，可以在伤后的 8～10 小时补充新鲜血浆。对于老年患者以及超过 50% TBSA 的大面积烧伤患者而言，蛋白的补充，可以更好地保持血流动力学的稳定，减轻水肿。

如果伤后未使用胶体，由于血浆蛋白不足，胶体渗透压会保持在较低的水平。这时在伤后的第二个 24 小时，补充白蛋白就极为重要。5% 的白蛋白的输注量应为 0.3～0.5 mL/（kg·% TBSA）。血液中白蛋白在 2 g/dL 以上有助于减轻外周水肿。

烧伤患者复苏时的补液量取决于烧伤的严重程度、患者的年龄和一般状况以及并发症的情况。如果患者烧伤面积超过 15%TBSA，必须根据烧伤的面积以及身体特征决定输液的量（ABA 指南）。

二、骨筋膜室综合征

深Ⅱ度和Ⅲ度环形烧伤可能诱发严重的骨筋膜室综合征，骨筋膜室综合征最初的临床表现为无脉、苍白、肢冷，剧烈疼痛转为疼痛减轻，手或足的高张力、被动屈伸时疼痛及感觉异常。如果没有得到合适的治疗，很容易导致相关肢体的截肢。烧伤后，水肿不断进展，会导致肢体的肌间隙压力增高。烧伤后的皮肤丧失弹性，肢体血运不畅，静脉回流受阻后，如果仍无相应治疗，就会出现动脉供血不足，进而出现组织缺血。对于骨筋膜室压力的有创监测是十分必要的。

在初始的评估中，可以使用彩色多普勒超声进行筛查。但此种方法无法给出精确的骨筋膜室压力。如果化验显示磷酸肌酸激酶处于较高水平，也可以提示严重的肌肉损伤及缺血。Stryker Set@能精确的测量筋膜间隙压力。此装置装配有一个监测装置以及装有 3 mL 高渗盐溶液的注射器。在对需要检查的肌肉筋膜间隙进行精确检测之后，简单注射 0.3 mL 高渗盐溶液使组织液压力重新平衡，接下来利用监测装置测定筋膜间隙压力，当测量值超过35～40mmHg 时，最好采取焦痂切除术及筋膜切开术。

操作层次必须包括所有的烧伤组织、皮肤、脂肪、筋膜，直至显露肌间隙。因烧伤而导致的血管损伤及神经功能受损，在显露最初的迹象时，即应立即进行焦痂切开术。操作可使用电刀或手术刀，确保压力的完全释放。

当上肢烧伤行焦痂切开术时，应特别注意头静脉、贵要静脉以及腕部的桡神经浅支。在严重的病例中，彻底的腕管减压是十分必要的。

对于下肢的处理，要注意避开胫前神经、胫后神经、大隐静脉和隐神经以及腓神经。

在对肢体进行清洁以及受伤部位行清创术后，可使用药物治疗。除非特殊要求，一般应鼓励关节的早期活动。非黏附性敷料例如凡士林纱布适用于所有的烧伤区域。对于表浅创面，适合应用 Biobrane、Mefix 或 Aquacel - Ag 等以确保更好的上皮化。对于深度或明确的Ⅲ度创面，可以应用密闭敷料以等待手术。清创膏可以用于患者的术前准备。在住院期间，上肢抬高十分必要，有利于减轻水肿及避免形成新的水肿。

烧伤区域的外科手术应当尽早进行，因为延迟修复会导致更严重的瘢痕增生，并影响肢体的及时活动。

应该尽可能地对深度烧伤部位进行手术治疗，对于轻度烧伤的区域，如果 2 周或 3 周内还没有痊愈，也要考虑对其进行手术治疗。

三、相关损伤

骨折是烧伤常见的合并伤。这种情况下，为了选择最合适的手术方案，整形外科医生和骨科医生必须密切合作。深度烧伤创面附近的骨折应尽早手术，最好在伤后 48 小时内进行。否则细菌聚集会阻碍手术的进行。很多文献报道，烧伤患者及早行骨科手术，可以大大地减低骨科手术并发症的发生率，减少感染风险。

各种相关的创伤应当在植皮前得到处理，以避免再次开放已经处理过的烧伤创面。

在深度烧伤创面，特别是在电烧伤中，经常出现骨或肌腱外露。尤其容易发生在肘、腕、膝、踝部。这种情况在手术方案中应着重考虑。外露的肌腱会很快干燥、坏死，需尽快覆盖。在准备阶段，可以使用异体皮或生物敷料。而在手术阶段，推荐使用皮肤替代物。这样有利于在肌腱和移植皮肤间形成组织。直接在外露的肌腱上植皮不易成活，且功能较差。

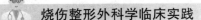

尽管与肌腱外露相比，骨骼是外露较易处理，也需要采用相同方案尽早覆盖外露的骨骼。在第二阶段，使用旋转或游离皮瓣进行覆盖。

（胡　冰）

第三节　外科治疗技术

一、皮片移植

仅就肢体而言，最常见的外科手术仍然是清创术以及整张皮片或网状皮片的自体游离皮片移植。这些手术一般应当在伤后的 5～7 天内完成，可能会有一些调整，这取决于受损肢体的损伤类型以及具体是何种组织受损。

为了减少出血，最好使用止血带。这一操作有利于肢体手术，同时，更应注意重要组织的活力评估。

对于重要组织的清创术，首先应仔细地清除坏死皮肤。对于屈伸部位及腋窝应特别留意。在这些区域，解剖关系更加复杂。在深度烧伤或电烧伤中，切开层次应达肌膜。这样有利于避免可能存在的风险。与皮肤不同，下方的脂肪对于植皮来说是一个不稳定的基础。

这些表面上被烧伤的区域确实需要手术治疗，在对其进行清创阶段，像 Versajet（清创设备）这样的工具可以提供一个有用的支持，因为他们使重要组织的浪费最小化，而且也允许对脱脂的皮肤进行仔细清创，如肢体那样。

在网状植皮时，可以采用 1：1 或 1.5：1 的比例。如果供皮区缺乏，也可以采用 2：1。肘关节、腋窝、腘窝区域，应植以中厚皮片，这样弹性更好，更加耐磨，有利于关节活动。所有的皮片移植应选择皮肤张力最小的位置以取得更好的外观。在上肢损伤中，皮片移植应纵向取皮。应该在 4～5 天后检查这些移植皮肤，并且对其进行处理，直到痊愈为止。

二、使用皮肤替代物

在上一个十年期间，在急性期烧伤手术中，皮肤替代物的使用变的比较普遍。特别是在带有骨骼以及肌腱外露的大面积深度烧伤实例中。在 1978 年，Tavis 已经定义了完美皮肤替代物的特征，应该具有较好黏附性、防水、耐用、提供电解质和蛋白的屏障和具有抗菌功能。还应该无毒、无抗原性、有止血功能、便于应用、价格适中。到今天为止，还没有一个皮肤替代物能满足所有上述标准。目前可用的产品有着不同的特点，但它们都有着同一目标：在植皮下方重建真皮层。关于新形成的组织是否能被认为是真皮，尚存争议。

在肢体急性烧伤中，在关键区域（腋窝、肘和腘窝）以及外露的骨骼及肌腱中使用皮肤替代物是非常有效的。可以用这些产品及时覆盖被烧伤的区域，从而降低组织感染或坏死的风险。同样也有利于深层结构与皮肤移植物之间的组织再生。

真皮使用通常是非常简单的，尽管如此，还应考虑一些重要问题，如：确保肢体能够活动、不同部分的自主性以及产品与基底之间完美的贴附等，因为对于关键部位如：腋窝、肘和腘窝的治疗，这些产品大多是必需的。在手术后期，这些产品以及负压系统的使用逐渐普遍。在急性期，使用这个产品之后，最普遍的并发症是感染，必须意识到，约 30%～40% 的病例可能出现皮肤移植物完全损失。

负压系统通常被用作皮肤移植物或皮肤替代物的接触性敷料，负压装置的使用改进了移植术，它提高了创面的附着性，防止污染，保护移植物免受损伤，并且它为皮片移植或皮肤替代物的血管化创造了一个良好的环境（作者认为称作皮肤替代物是不正确的，血管化应该更为合适）。在网状或非网状的皮肤移植物上以及在移植物与负压之间应用是可能的，一些医生建议在术后第 6 ~ 7 天应该直接揭除这些敷料。然而作者发现在关键部位这些敷料还是非常有用的，如：腋窝、腘窝和肘部，它们都非常稳定并且可以和基底完美黏附。根据这个原因，应该在这些区域使用大量的纱布、棉垫。

三、急性期使用真皮重建关节

通过四肢的高压电（ > 1 000 伏特）在关节处遭受到了最大的阻碍，在此类病例中，可以观察到受影响的关节组织产生的严重创伤。

为了尽可能地保留受影响区域的功能以及预防关节炎，应该尽早进行关节重建以及覆盖外露关节。

对手术而言，要优先接合关节囊以及重建关节韧带器官，皮片移植能够很有效地解决这个问题。在使用 Padgett 取皮刀或游离刀片植皮手术切除之前，为了保证大多数鲜活组织的完整性，应该清理这些区域。不论是接合关节囊或关节，接下来需要处理供给的皮肤使其符合需要，然后进行移植，采用旋转皮瓣或游离组织瓣覆盖。

移植的富含纤维母细胞的真皮将重组弹性纤维。这对于大量活动组织的重建是有好处的，这是健康关节组织的性能特点。

如果用游离刀片通过小范围的皮肤切割取得了真皮，那么可以直接把供皮区域缝合。如果使用 Padgett 取皮刀，那么应该用来自于供皮区域的表皮把供皮区域覆盖。这种取皮刀现在已经很少有人使用了，但是对于大面积的真皮移植来说，它依然是很好的工具。

（王晓莉）

第四节　术后护理

烧伤可以导致瘢痕相关的功能障碍，主要表现为畸形生长的瘢痕以及明显的挛缩瘢痕。在术后，需要重点监测肢体活动的部分（腋窝、肘、手腕、膝部和脚踝）。

许多研究已经讨论了术后压迫以及按摩后的效果，并且在实际的临床经验中，为了获得对瘢痕最好的治疗效果，应该按照常规进行。除了这些辅助器械之外，每天进行理疗，尤其对于累及肢体的烧伤时效果更好。

烧伤患者不得不在床上躺数小时，且以特定的姿势躺着，把这种躺姿定义为"镇痛"体位。这些与所遭受的疼痛程度相关，而且还与患者自身的痛觉感受程度相关。如果没有得到合适的治疗，这些关节很容易丧失它们的运动能力。在这些案例中，在关节上绑上夹板并且进行理疗等，并把它作为烧伤患者日常治疗的一部分，这些都是非常重要的。

一、安放患者

患者应该仰卧，并且患者要轻微地伸开颈部。如果患者不是大面积烧伤，那么侧卧位也是允许的。

肩胛间的区域插入较厚的曲面物体（如：枕头、床单）能够确保颈部轻微的过度伸展。就肢体来说，在术后阶段，为了预防生理以及病理性瘢痕挛缩，也应把它们放置在正确的位置。

二、肩部

通过使用专门的绷带、8 字架以及拭子，保持肩关节处于外展及微屈状态（60°～80°外展以及15°～20°弯曲）。在腋窝应该垫纱布或海绵。这一姿势主要为了确保肩关节有一个良好的稳定性。在接受门诊治疗的出院患者中，需要使用"飞机型"夹板，这个夹板还以臀部为基底伴 80°～90°的肘支架。较大的拉伸是必需的，可以使用夹板，在神经损伤以及缺乏桡神经时，要记住过度的夹板绑定可能产生的病理结果。

三、髋部

从腹部蔓延到大腿前面的烧伤可能会导致使人苦恼的髋关节后缩。尤其对儿童，瘢痕和凹陷的组织可能会影响骨盆以及脊柱的正常排列。在急性期，应该保持骨盆完全的伸展（0°），并伴随着大约 15°的外展。

在术后，应该使用支具以及夹板来监护幼儿，让髋部得到伸展，并且还有助于预防腰部的脊柱过度前凸。

四、踝关节

通过使用夹板或特殊的支具，应该保持踝关节处于 90°的姿势。在烧伤患者中，创伤后畸形足是最普遍的关节后遗症。在住院几天后，这种症状就会表现出来，而且这种症状可能导致永久的畸形，这种问题是很难解决的。瘢痕挛缩和肌腱缩短这种病理状态会持续较长时间。

这些指导方针都是综合理疗－运动疗法程序的一部分，应该恰当的练习一些关节校正姿势，这些对患者的康复都会起着重要的作用。根据理疗师的指导，在患者的床边每天可以被动的做这些练习。练习的目的主要是为了保持关节的活动性，并且维持关节肌张力完整。患者尽可能在允许的条件下活动关节。

使用运动疗法经典的康复治疗包括肌肉运动的动作方式以及简单综合的锻炼，这些锻炼可以增强身体的姿势和动作状态。康复治疗法利用被动以及主动的运动方式。

在没有任何肌肉收缩或神经参与情况下，被动运动涉及外部动作引起的患者关节特定运动。被动运动使用慢运动的方法以及快速运动的方法。主动运动伴随着神经中心以及活跃的肌肉收缩参与。主动动作使用辅助锻炼、抵抗性锻炼以及自由锻炼。

出院后，患者应该继续接受几个月的治疗。在术后，局部瘢痕的治疗、连续的弹性压迫、夹板疗法，以及体育运动被认为是烧伤患者治疗的重要组成部分。

治疗通常以门诊为基础继续进行，直到瘢痕组织很好地稳定。在医院门诊严重烧伤患者的评估中，在整个理疗－运动疗法期间，评估运动能力的好转度是非常重要的。关节的抗拉－抗弯曲程度以及瘢痕特性的检测结果将提示患者是否已经完全痊愈或是否能够进一步的好转。

（王晓莉）

第五节 预后

一、Marjolin 溃疡

瘢痕组织持久存在对康复是不利的。刺痛、缺失皮肤覆盖物都会严重地限制夹板、推拿疗法以及弹性腰带的使用。在一些患者中，瘢痕阶段是非常不稳定的，这样就导致它经历数月而不能愈合。在某些病例中，作者考虑做大面积的切除术，并进行皮片移植，这是比较明智的，因为数月甚至多年的重复溃疡可能导致烧伤区域恶变。

Marjolin 溃疡是一种低分化的变异浸润棘细胞癌，它们在不稳定的瘢痕区域形成。在烧伤瘢痕中，发病率是2%，在手臂、下肢发病率更高。当它在已经记录为不稳定的区域中出现时，很少能早期诊断，主要是因为易与溃疡组织混淆。在溃疡边缘，通常会出现这种特殊型癌的病理迹象。在实例中，有30%的人会出现早期淋巴转移，五年生存率低于10%。

只能通过手术治疗。首先，要大面积切除这些区域，进行组织学检测，如果出现远处转移，应该行淋巴结清扫。目前还没有预防性淋巴结清扫的报道。在某些病例中，当骨骼或深层组织受累时，必须进行近端截肢。

二、瘢痕挛缩

同其他任何创伤一样，烧伤也会导致瘢痕。如果没有得到恰当地处理，可能会发展成增生性瘢痕。烧伤程度越深，将来出现增生性瘢痕的可能就越大。烧伤区域外露的时间越长，出现增生性瘢痕的可能性越大。烧伤瘢痕需要很长时间才能稳定，如1.5~2年。挛缩的瘢痕组织可能造成严重的功能受限以及身体变形，可能造成肌肉骨骼永久的损害，即关节变形，对于儿童，还会导致骨骼的畸形生长。

在烧伤患者中，严重的肘部和腋窝挛缩影响手的正常功能活动。同样，严重的膝部挛缩会影响正确的行走姿势。明确判定四肢的烧伤是否会致残并不简单，多种因素都会影响最终的痊愈结果，如：烧伤的病因、烧伤的部位、手术、术后治疗以及患者的后遗症。

若上肢更深组织因深度烧伤恶化导致坏死，会出现骨髓炎以及坏死性筋膜炎。这种严重的后遗症通常会导致截肢。

最严重的烧伤是电击引起的，它会导致严重的后遗症。在相对小的区域，造成的烧伤轻微，但潜在损伤是巨大的。肌肉、血管和神经筋膜、关节和骨组织将普遍受累，并且还会造成严重的组织损伤。

肌肉以及肌腱大面积坏死，将导致肌肉和肌腱严重损伤，从而导致严重的功能障碍。

大面积的肢体损害可能引起运动功能下降，关节、血管的损伤及外观受损，这些几乎是不能治愈的。

三、腋窝挛缩

肢体主要关节的挛缩是非常普遍的。其中腋窝的挛缩最为常见。

腋窝烧伤的治疗是非常困难的，尤其对小儿患者来说。此区域被烧伤，患者常表现为内收体位。这种非正常解剖体位使关节的正常活动更为艰难。

Kurczman 以及 Stern 把腋窝的挛缩分成了三型，分型依据是其解剖特性。

1 型：单独与腋窝前皱襞或后皱襞相关的挛缩。

2 型：与腋窝前皱襞及后皱襞都相关的挛缩，但是与腋窝顶部的皮肤不相关。

3 型：与腋窝皱襞以及腋窝顶部都相关的挛缩。

为了以最好的方式解决问题，应该仔细研究挛缩的类型制定手术方案。

在 1 型和 2 型中，通过局部转移皮瓣修复是可行的，在 3 型中，必须把手术的区域扩展到躯干，使用背阔肌以及胸部的皮瓣。

四、肘关节挛缩

除腋窝挛缩外，最常累及的关节是肘关节。大多数的挛缩是由皮肤瘢痕造成的，对前臂以及上肢移动范围造成了明显的限制。

通常以是否涉及关节组织来区分关节内及关节外的挛缩。大多数肘关节挛缩属于关节外挛缩，使关节处于弯曲状态，主要由皮肤瘢痕造成，在烧伤后遗症中，伸直挛缩是不常见的。

对于肘关节挛缩，通过瘢痕松解植皮或局部皮瓣大多可以修复。较大的瘢痕挛缩中，切除的瘢痕组织通常涉及上肢以及手臂，推荐使用取自胸部或腹部皮瓣。在切除烧伤瘢痕后，肘缺损的重建中使用脱细胞真皮基质可以取得很好的效果，目前这方面的报道已经很多。

在术后阶段，推荐尽早使用伸展夹板，以维持手术所获得的移动范围，强制进行早期的理疗和功能锻炼。

五、异位性骨化

在烧伤患者中，很少出现异位性骨化，但从功能上讲，这是主要的后遗症。仅仅有 3% 的烧伤患者会出现这种后遗症。然而如果讨论范围包括关节周钙化，即一种异位性骨化的假象结构，那么约有 30% 的患者会出现这种后遗症。

新骨骼通常在不会骨化的组织中生成，即异位性骨化，这会造成严重的关节运动障碍。异位性骨化的成因有很多，但目前还不知道其真正病因。通常认为烧伤的严重程度与其范围和部位有关。通常认为肌腱组织微骨化可能与微小创伤后不必要的关节手术有关。肘关节通常是最常受累的部位，其次是肩关节和髋关节。膝关节通常不会受累。

最严重的临床情况是桥状骨化，即关节两侧的骨被结构稳定新骨组织连接在一起。甚至在患者烧伤康复后，关节依然活动受限。如果新的骨骼不能形成连续性组织，可能发生退化，有时在儿童患者中，它可能会完全消失。骨化过程通常始于烧伤后数周，平均 10 ~ 15 周。运动幅度下降及关节疼痛等症状可能早于放射检查提示发生骨化。因此在关节恢复过程中通常采取适度的康复疗法，以免刺激骨化过程。

在发生完全桥状骨化的情况下，必须行手术治疗，为了能够完全地去除缺损，仅对成熟的新生骨进行治疗。要特别关注尺神经，它有时会陷在新生骨中，为保留这个神经，必须进行鉴别并仔细地进行剥离。在术后阶段，如果在弯曲状态下传导阻滞的范围依然扩大，有必要进行夹板固定，在 10 天内开始康复治疗，并一直坚持到痊愈。

六、骨外露

在肘关节以及膝关节的烧伤中，鹰嘴以及髌骨通常都会外露。但骨髓炎发生率较低，在骨皮质手术后，深部骨骼通常活性良好。这些区域的皮质很厚，有时，它们能够抵御骨外露相关的感染以及坏死，尤其当没有进行恰当地治疗时。为了便于肉芽生长，术中可能会在骨皮质上打孔。

需要额外考虑的问题是烧伤相关的开放性骨折，在这种情况中感染可能是不可避免的。但在一些实例中，感染很长时间都会局限在骨折区域，很少扩散。

对于这类患者，应慎重选择肢体制动方式。许多外科医生强烈反对应用石膏，因为石膏夹板很容易造成烧伤区域的感染。他们用 Kirschner 钉从外部进行固定。有作者认为这个方法是合适的，但并不是没有风险的，因为通常固定用钉要穿过烧伤区域，会将细菌带至骨骼内部。

在清创后应该尽快将这些外露区域进行手术覆盖。此时，应用负压装置非常有效，有助于病灶清创，同时有助于组织血管化和肉芽生成。

（范丹阳）

第六节　二期手术

当康复治疗效果不佳或关节功能受到影响时，有必要在四肢行简单的外科手术。除上述情况外，在急性期不应对关节进行处理，而在二期手术中进行治疗。

在深度烧伤后，存在皮肤缺损和深部解剖组织外露时，重建手术应被推迟。

具有二期手术指征的患者：

1. 伴瘢痕挛缩，并且理疗和康复治疗无法解决该问题。

2. 伴轻度瘢痕后遗症的患者。

3. 伴皮肤缺损以及神经、血管、骨骼、肌腱外露的患者。

4. 伴关节功能障碍的患者。

5. 伴神经缺损的患者。

在规划任何手术前，医生应该考虑如下问题：

1. 瘢痕位置。

2. 瘢痕厚度与质地。

3. 关节评估。

4. 皮肤缺损程度以及外露组织的仔细评估。

当瘢痕组织已稳定且在关节活动方面已经取得了很好效果时，此时适合制定手术方案。

关节活动性的下降受不同因素影响。最常见的影响因素是关节周围存在着大量的挛缩瘢痕。如果瘢痕非常坚固，会导致骨骼部分不能恰当处理，可能导致情况恶化。

在关节手术中，特别是腋窝、肘和腕关节手术中，应特别注意对血管及神经的保护。除非有特殊的手术需求，最好保持关节囊以及关节面的完整性。

一、皮片移植

皮片移植仍然是治疗烧伤瘢痕的基本技术。在切除挛缩的瘢痕后，有必要在原始的出血区域进行全厚植皮。该操作受原烧伤范围的影响，供区必须选择皮肤完好的区域。在一期手术中，很容易获得来自腹股沟或腹部的皮肤。应用组织剪去除皮下脂肪至真皮层，将全层皮片移植至创面。于术后 4、5 天，去除石膏后检查移植的皮肤情况。

在局部区域麻醉下，也可进行该手术，且患者不适感较少。于术后3周，功能开始逐渐恢复。

二、皮肤替代物在后遗症治疗中的应用

在现代手术中，皮肤替代物被广泛地应用。在瘢痕治疗领域，应用皮肤替代物比皮片移植有更多优势。

在瘢痕挛缩的腋窝、肘关节及膝关节的手术治疗中，使用皮肤替代物为表皮组织的移植提供一个良好的基础，可以在供区取更薄的皮片进行移植，降低对供区的功能损伤。

与简单的植皮所产生的效果相比，它提供了一个更柔软而且更持久的移植区域，甚至与全厚植皮相比，愈合后质地也比较良好。

在烧伤后遗症以及关键区域的手术治疗中，皮肤替代物是非常有益的。

三、皮瓣

当需覆盖的区域存在血管、神经、骨骼或肌腱外露时，应首选皮瓣进行修复。肢体的重建手术需要应用大量的筋膜皮瓣和肌皮瓣，它可以成功地覆盖全层组织缺损，尤其是在肘关节和膝关节处。

对于所有的手术，都应该仔细研究、认真准备旋转皮瓣。为解决腋窝的大面积瘢痕，可从肩胛区获得较大的旋转皮瓣。在肘关节的重建时，可应用胸或侧肋部旋转皮瓣。在肘关节或踝关节，应用小的局部皮瓣或Z成形术。在设计皮瓣时通常不应将皮瓣的边界放在关节的纵轴上。

术后最初7~10天，需监测皮瓣存活情况。若无不良征象，在术后15~21天，根据相关区域的情况可以恢复四肢的体位并进行理疗和康复训练。

在上肢的重建手术中，前臂皮瓣起着重要的作用，主要由于它的多功能性。以桡动脉的分支为基础，此皮瓣对于覆盖肘关节的整个区域都是有效的，该皮瓣被称为以桡动脉为基础的岛状皮瓣。

在肌皮瓣中，背阔肌皮瓣对于手臂和腋窝较大缺损的修复是非常重要的，桡侧腕屈肌皮瓣对于前臂和肘关节缺损的修复是非常重要的。

建议用腓肠肌皮瓣覆盖小腿的缺损，也可覆盖膝部缺损。在形成比目鱼肌皮瓣时要保留一半的肌肉，对于腿中部1/3区域缺损的修复是非常重要的。因为血管分段，所以腿下1/3不适合行旋转皮瓣。它还可用于覆盖相邻区域缺损。拇长伸肌肌皮瓣可覆盖踝部的缺损。

对于外踝区域，腓侧的肌皮瓣是非常重要的。覆盖小腿以及踝关节远端的缺损，最重要的筋膜皮瓣是逆行腓肠肌皮瓣，它的血液供应以逆行的腓动脉为基础。胫前、胫后动脉连接应保持完整，因为逆行的血液来自肢体远端。皮瓣的蒂较长，活动更方便，可用于覆盖整个腿部和踝部。

四、皮肤扩张

皮肤扩张的原理主要依靠有生机的真皮组织对机械牵张力的积极反应。扩张的组织经历了重要的组织改变，如：细胞过度增生、有丝分裂期基底细胞数目的增加、血管萎缩的增加及脂肪组织的丢失。

此外，肢体的软组织也能够进行扩张。为了在组织量方面获取最大的收益，应该仔细设计扩张器的置入部位，同时也应考虑瘢痕组织的愈合。理论而言，只能扩张健康部位皮肤，如果有必要，也可以扩张被瘢痕影响的区域。尽管如此，在实例中，扩张瘢痕组织还是受限的，对患者而言，该过程也是非常痛苦的。且必须在无张力的情况下能够提升或旋转扩张皮瓣，以确保完全覆盖缺损区域。

在上肢，为了避免神经血管组织的受压，应向桡侧或尺侧进行扩张。在推进扩张皮瓣时应向内侧或

外侧，而不是向近端或远端。

在下肢使用皮肤扩张器时，必须考虑局部的淋巴回流以及静脉回流情况，否则容易发生皮肤坏死，将无法进行皮肤扩张。

五、游离皮瓣

在严重烧伤的肢体重建中，游离皮瓣在常规临床操作中并不常用。因为严重烧伤的患者通常没有合适的带血管游离皮瓣供区。

如患者在膝关节、踝关节水平出现严重的皮肤缺损，重建手术常常可能需要游离皮瓣。

六、神经修复

在烧伤后分步重建工作中，在完成烧伤创面覆盖后，开始进行神经修复手术。

烧伤患者的神经缺损通常与电烧伤或相关的坏死相关。

神经损伤可出现在神经的任意位点，不得不移植其他神经对其进行修复。统计数据表明最常受到损伤的神经是尺神经和正中神经。

最理想的神经供区是腓肠神经，移植长度可以超过 10 cm。可以获得连接腓肠肌交通支的腓肠内侧皮神经，且它能够提供长达 30 cm 的神经。参考标志点是外踝以及隐静脉区域。

下肢Ⅲ度烧伤的患者没有可取的腓肠神经，可以从上肢获得移植神经，该部位移植神经较小。前臂内侧和外侧皮神经是可供选择的候选神经，仅导致感觉障碍受限，几乎不伴感觉丧失。

前臂内侧皮神经位于肱二头肌和肱三头肌之间的肌沟中，与贵要静脉相邻。它有两个分支：前支支配前臂的前端，后支支配肘以及前臂的剩余部分。单独应用前支并不适宜。

前臂外侧皮神经位于肱桡肌的尺侧，紧邻头静脉。由于相关区域与桡神经感觉分支区域重叠，患者通常能够接受术后效果。

如果缺损较小（＜3 cm），可在生物可降解实验导管的引导下再生该神经。这已经得到了临床试验结果，其效果与小神经移植的结果相当。

关节上瘢痕挛缩会导致相关的肌腱组织畸形。关节弯曲过度或伸展过度最终将会改变肌腱的长度，使弯曲侧更短，使伸展侧更长。若随着时间的推移缺损依然存在，将变为永久性。

有必要对其进行干预。通常使用的技术是取两个相距较远的点，在肌腱的水平界面切断，接着是正中纵切面。形成两个可滑动的半肌腱，且它们可于新的点吻合。一旦肌腱痊愈，则肌腱就会变长，但也会更细。

根据这个原理，用真皮进行加固延长肌腱是非常有效的，与关节重建一样，真皮从皮肤供区取得，在术后，它能提供更多的抵抗力，促进痊愈。

对遭受高压电击烧伤的患者，当肌肉、血管及神经的损伤没有其他可行的治疗方案时，只能考虑进行截肢。

主要目标是获取持久性的假肢，肢体残端应该能够作为良好的固定假肢的基底。

通过可靠的技术检测重要结构的存活情况后才能决定截肢的位点和平面。应该用局部皮肤、肌肉、皮瓣覆盖截肢残端，进行缝合，从而覆盖骨骼残端。如果不可行，考虑进行全厚皮片移植，且还需进行第二次重建手术。

下肢通常在接近重要组织端截肢，然而在上肢，为了更好地控制将来的假肢，有必要尽可能地保留更长的上肢。同样道理，在前臂的截肢中通常需要保留肌腱结构，如果残端对于假肢使用较短，考虑通过牵张成骨创建一个截肢残端。

七、脂肪填充术

最初为了美容目的创造了脂肪填充技术，如今该技术在瘢痕领域的治疗中也起到重要作用。近年来，用这种技术治疗烧伤瘢痕已经取得了很好的效果，其效果已经通过临床表现和组织结构表现得到证实。治疗后瘢痕在质地、颜色和弹性方面质量均有所提高。

手术技术已经非常成熟，需要从腹部等区域获取脂肪组织，根据 Coleman 技术，在瘢痕深面进行脂肪移植。通过脂肪组织特别是组织内干细胞的影响，促进了治疗区域内血管形成以及胶原纤维的重构。

推荐在四肢的瘢痕修复中应用脂肪填充术，可以恢复组织容积缺失，特别是可以补充在修复手术中损失的部分脂肪，恢复肢体的锥筒形特征。

八、激光

面部以及颈部区域通常是外露的，是重要的社交区域，在人们进行交流中扮演重要角色。这些区域被烧伤的患者通常需要进行整形手术的干预，其主要目的是提高瘢痕质量，近些年来，在整形美容领域，已经见证了激光治疗的稳步进展。即使该项技术仍处于观察期，但该技术所得的结果是鼓舞人心的。

瘢痕组织的愈后结果是可变的，对于不同的情况，要用到不同的激光。在还没有成熟及有很强的血管组分的瘢痕的治疗中，需要使用血管激光减少供血造成瘢痕退化。点阵激光（烧灼性及非烧灼性）在纤维化的瘢痕组织重建中起着重要作用，在真皮中中断和再生弹性纤维以及胶原蛋白，可以使瘢痕本身软化并且变薄。还可以使瘢痕区域的颜色更加均匀，质地更加紧致。

（范丹阳）

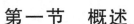

第七章　激光在整形外科中的应用

第一节　概述

激光（laser）是指"受激发射的光放大"，laser 是各词第一个字母组成的。激光与半导体、原子能、计算机一样，是 20 世纪人类科学进步的典范，1916 年著名物理学家爱因斯坦首次提出了"受激辐射"的概念，从而奠定了激光的理论基础。激光医学从孕育至今经历了 50 多年的历程，已成为一门新兴的边缘学科，大体可划分为 4 个阶段：基础研究阶段（20 世纪 60 年代）、临床研究应用阶段（20 世纪 70 年代）、学科形成阶段（20 世纪 80 年代）、发展成熟阶段（20 世纪 90 年代）。1960 年，Maiman 发明了世界上第一台激光器，脉冲红宝石激光器。1961 年，红宝石视网膜凝固机在美国问世，这是世界上第一台医用激光器。1963 年，Goldman 就尝试利用激光的生物学效应进行皮肤疾病的治疗，从此以后，激光生物学作用机制的研究与激光医疗设备的开发突飞猛进，带动了激光在临床治疗中的创造性应用，并逐渐深入到医学的各领域。激光在眼科的应用最为成功，如氩激光治疗视网膜裂孔、糖尿病性视网膜病变，脉冲染料激光治疗早期闭角性青光眼，准分子激光治疗近视眼。在动脉粥样硬化性血管病及血管狭窄或闭塞治疗上，激光血管成形术也取得了巨大的社会效益，在荧光屏监视下，利用激光消除血管内的血栓和硬化斑块使血流状况改善。激光手术刀也是激光与医学结合的产物，可以使手术切缘整齐，止血效果好损伤小，减少恶性肿瘤的医源性转移。此外，激光内镜治疗在部分胸、腹部手术中的应用以及激光碎石、低能量激光治疗在特异反应性疾病的应用、肿瘤的光动力学治疗、激光物理治疗、穴位治疗等，都是激光在医学领域应用的典型例子。应用激光参与治疗的病种愈来愈多，对于其中许多疾病来说，激光无非是手术刀或其他已有治疗手段的替代工具，而对于另一些疾病来说，激光治疗确代表着革命性的进步，这些疾病以往的治疗往往十分不理想，甚至束手无策，激光使这些无法解决的难题有了新的答案。激光在整形外科的应用，尤其是近年来出现的治疗项目，多数是属于后者，比如，葡萄酒色斑、毛细血管扩张等浅表血管性疾病的治疗，太田痣、咖啡牛奶斑等先天性色素疾病的治疗，以及人工文身或浅表的外伤性文身的消除，激光已成为当之无愧的首选方法，因此，整形外科医师需要更多地掌握这些新的治疗手段，才能超越常规的手术方法，为患者提供更理想的治疗。

（谭　强）

第二节　激光的基本原理

原子是有带正电的原子核和绕核旋转带负电荷的电子构成。不同电子轨道层到原子核的距离都不同，每一层都具有特征性的固定能量级，电子可以从一个轨道运动到另一个轨道，它们的能量水平取决于它们轨道的位置。当电子处于紧靠核的轨道时，能量水平最低，称为基态，当基态原子获得足够的能量时，原子就会从基态跃迁到较高能量的激发态，处于激发态的原子是不稳定的，停留在激发态的寿命很短，仅百万分之一秒。在没有外界任何作用下，它们会自发地从高能级状态跃迁到低能级或基态，并自动地以光子的形式释放出来，称为自发辐射。1917 年，爱因斯坦首先提出在自发辐射的同时，还存在着受激辐射，受激辐射的特点在于：它不是自发产生的，必须有外来光子的刺激才能发生，它对外来光子的频率有严格的要求，受激辐射的光子与入射光子具有相同频率，相同的发射方向，相同的偏振，相同的相位和速率，即无法区分它们中哪个是原来的入射光子，哪个是受激辐射的光子。所以，这 2 束光子相互叠加后使光的强度增强，即受激辐射引起了光放大，这是激光产生机制中的重要概念。当存在足够数量的处于某一激发态的电子与相应的光子相撞，那么，就会产生光子受激辐射的连锁反应，使输入的光被放大，形成激光。

虽然爱因斯坦为激光的出现奠定了理论基础，但玻尔在 19 世纪就已经提出的理论直接导致了后来探索激光的实践。由于在常温下激发态电子总是少于基态电子，不会发生上述连锁反应。因此，需要产生一个持续的受激辐射，只有通过特殊的处理，使处于激发态的电子多于处于基态，即粒子数反转，此时原子内的多数电子处于一种过渡态。一些电子在此阶段自动释放光子回到基态，这些自动发射的光子就与那些处于过渡态的电子相撞，刺激它们释放出另一波长相同的光子。这些光子将与更多的过渡态电子相撞，产生了连锁的受激发射，此时发射的光子波长是相同的，但它们却朝着不同的方向运动，这些自由的、向不同方向受激辐射的光子必须被引导到一个平行的方向。

如果在工作介质的两端分别放一个全反射镜和一个部分反射镜。当给予这个工作介质能量时，就能产生众多的朝不同方向辐射的激发态光子。这些自动发射的光的一部分将沿着工作介质的轴线传播。由于它们的强度不足与穿透部分反射镜，而被反射回来，再穿过工作介质。这时，如果这些发射的光子遇到低能级的原子，那么它们将被这些原子吸收，产生更多激发态原子；如果这些发射的光子遇到已处于激发态的原子，那么它们就将激发这些原子产生与它们同一方向运动、同样能级的光子。当外源性能量继续泵着电子达到激发态，这种受激发射过程最终将产生强度足以穿透部分反射镜的准直光束，这就是激光。

（谭　强）

第三节　激光与组织的相互作用

一、人体皮肤的光学特性

皮肤是人体最大的器官，覆盖整个体表。皮肤由表皮、真皮和皮下组织构成。此外，还包括血管、神经、淋巴管和皮肤附属器。激光照射到皮肤组织，不可避免地与后者相互作用，皮肤组织对激光的影响主要表现在以下几个方面。

1. 反射　几个光照射到皮肤表面时，一部分被皮肤反射，这部分光不进入皮肤，因而也不会产生生物学效应。

2. 吸收　是指激光的能量进入皮肤组织，并转化为其他形式的能量，如热能、化学能等。根据 Grothus – Draper 定律，只有当激光被吸收时，才能产生生物学效应。激光主要被皮肤中的色素基团

（简称色基）所吸收。皮肤中主要的色基是黑色素、血红蛋白和水，每种色基都有自身特定的吸收曲线。吸收过程除了与色基有关外，还受到波长和组织结构均匀性的影响。

激光的穿透深度是指激光的有效能量在皮肤组织中所能到达的深度，具有重要的临床意义。穿透深度实际上与激光的吸收密切相关，皮肤浅层吸收越多，激光穿透深度就越浅，反之则越深。激光的穿透深度与波长有关，在 300～1 000 nm，波长越长，穿透越深；波长 <300 nm 时，由于蛋白质、黑色素、DNA 对激光的强吸收，故穿透浅；波长 >1 300 nm 时，由于被水强吸收，故穿透也较浅。

3. 散射　是指激光进入皮肤组织后，由于皮肤结构的不均匀性，从而导致光的方向发生改变，散射可以发生在各个方向。

4. 透射　是指激光透过皮肤组织而进入另一种媒介，这部分光也不对皮肤组织产生生物学效应。

二、激光对皮肤组织的生物学效应

激光的能量必须转化成其他形式的能量才能起到对组织的治疗作用。构成生物组织的分子和原子能够吸收激光的能量，并最终把它转化成其他形式的能量。激光与组织的相互作用就是根据组织将激光转化成何种能量来分类。

1. 光热作用　此类效应是组织吸收激光的光能，并转化为热能，导致组织的温度上升。不同的组织所含的发色基团，因此，不同的组织有不同的吸收系数，存在不同的吸收曲线。对于远红外波长的激光，组织中的水是吸收光能的主要成分；某些特殊波长的红外激光也能直接被某些特定组织的成分所吸收，如色素颗粒对 1 064 nm 波长的吸收。位于可见光波段的激光很难被水分子吸收，通常主要被血液中的血红蛋白和组织中的色素吸收并转化成热，在组织中能吸收可见光的分子有血红蛋白、叶黄素和黑色素，这对整形外科中的激光治疗来说是最重要的。蛋白质、DNA、RNA 能很好地吸收位于紫外波段的激光能量，把光能转化为热能。

激光诱发的光热效应主要导致局部高热、凝固、止血、汽化、融合及选择性光热作用，其中选择性光热作用是整形激光治疗的基本原理之一：即选择适当的波长，能被病灶中的靶基团最优先吸收；选择足够短的脉冲宽度，可以减少热传递引起的周围组织的非特异性损伤；选择足够高的能量，能导致靶组织的热损伤破坏。利用选择性光热作用这一重要原则，人们可选择相应的波长与脉宽，可在脉冲时间里对巨噬细胞内的文身颗粒、色素细胞及微小血管等特殊的微小结构实现选择性的破坏，脉冲间期应大于从脉冲能量作用瞬间的靶组织温度经冷却下降到 50% 所需的时间，即热弛豫时间，以减少对周围组织的热传导损伤。选择性光热作用通常是通过高能的脉冲激光系统实现的。

光热作用的另一种效应是气化，即利用激光的高能量把固体组织转化成气态，可以用于整形手术中的组织精细切割与止血，以及消除细小面部皱纹。上述的其他光热效应，如主要用于肿瘤的实验性治疗的局部高热，以及凝固、止血和融合等，在整形外科领域均无特异的应用。

选择性光热作用理论：选择性光热作用理论是 1983 年由 Anderson 和 Parrish 提出的，这一理论的提出具有划时代的意义，是激光发展史上的一个重要里程碑。短脉冲激光和稍后问世的强脉冲光（IPL），都是建立于这一理论基础上的。

选择性光热作用理论的原理是：根据不同组织的生物学特性，选择靶组织能够选择性吸收而周围组织不吸收的特定波长的激光，且脉宽短于或等于靶组织的热弛豫时间，能量密度大于靶组织损伤所需要的阈值时，就可以保证最有效作用于靶组织，同时对周围正常组织的损伤最小。该理论实现了激光治疗的有效性和安全性的完美统一。选择性光热作用包括以下 3 个要素。

（1）合适的波长：每一色基均有自身特有的吸收曲线，例如氧合血红蛋白就有 3 个吸收峰 418 nm、542 nm 和 577 nm。一个理想的激光波长要符合以下 3 点。①与靶色基的吸收峰尽可能匹配。②来自其他色基的竞争吸收尽可能要少。③有足够的穿透深度。

（2）合适的脉宽：脉冲激光能量释放的持续时间是通过脉宽（即脉冲持续时间）反映出来的。根据选择性光热作用原理，脉宽应小于或等于靶色基的热弛豫时间，这样靶组织没有足够的时间将热能传到周围正常组织，对周围正常组织的热损伤最小。

（3）足够的能量：这是脉冲激光治疗的必要条件。选择能使靶组织破坏而不引起并发症的合适能量，实际上是治疗终点。

2. 光爆裂效应　这类效应主要有脉冲激光产生，激光能量转换成声能，属机械能，产生高冲击力的冲击波。这种冲击力量可用来爆裂与粉碎组织，该效应通过调节峰值功率、脉冲宽度、脉冲强度及激光的聚焦程度实现预期的效果。

3. 光化学效应　当激光的能量被组织吸收，并转化为化学能，此时，组织间的化学联结直接被激光光能破坏，同时，激光激发这些分子进入生物化学活跃状态，这就是激光的光化学效应。激光波长是此效应的决定性因素。通常激光波长 <400 nm 时才可能直接破坏这种分子间的化学键，如准分子激光。一些特别的可见光波长的激光也可能产生光化学效应。由于不同种类反应分子的电子激发态能量值不同，而且只有与此激发能对应量子能量的光子才最容易被该反应分子吸收，因此光化学效应具有波长选择性。光化学效应的产额决定于照射光的强度与曝光时间乘积。

光化学效应包括两种类型：①光致分解效应，即通过组织吸收光能后导致化学分解反应的过程。比如，光合作用就是一种光致分解效应，光导致了水分解为氧与氢离子。②光动力学效应，是生物系统特有的由光引起的在光敏化剂帮助下发生的一种化学反应。由于光动力学效应的特殊性，以下另作介绍。

因为光致分解效应是通过破坏分子间的化学键来清除组织，因此，它能够非常精确地切割组织，而对周围组织无热损伤。典型的例子是用 193 nm 的氟化氩（ArF）准分子激光来矫正角膜变形，治疗角膜折射畸形。

光动力学效应：光动力学效应实际上是一种特殊的光化学效应，当组织中光敏分子，在合适的波长的激光作用下，产生生物化学反应，产生单态氧。所用的可吸收光的分子媒介称为光敏化剂，目前光动力学作用的光敏化剂已找到 400 种以上，临床较常用的血卟啉衍生物就是其中的一种。根据光敏化剂的不同，可以选择不同波长的光，通常是相干或不相干的特殊波长的可见光或近红外波长光来控制光动力学作用。主要原理是光敏化剂吸收光能量，被激活成电子激发态分子，然后将其能量传递给邻近的氧分子，使之成为单态氧。单态氧能氧化和永久性破坏周围一定范围内的组织，导致局灶的组织变性。利用这一原理开展的治疗即光动力学治疗（PDT）。通常光动力学用于治疗肿瘤，因为在一定的时相内存在光敏化剂的肿瘤内积聚。但在整形外科领域，光动力学治疗主要利用注射早期时光敏化剂在毛细血管内的积聚进行葡萄酒色斑的治疗。

4. 生物刺激效应　在临床用低反应水平的激光剂量（弱激光）治疗中人们发现了一些至今不能解释的效应，如弱激光照射局部具有消炎、镇痛、扩张血管、提高非特异性免疫功能和促进伤口愈合等作用，这些现象无法用激光的上述效应解释。根据传统生理学中有关物理因子的生物刺激作用概念，认为生物组织吸收弱激光能量以后有一种光致生物刺激作用。

弱激光刺激作用所产生的生物效应有两类：刺激引起兴奋反应或刺激引起抑制反应，前者使运动或活性由弱变强，后者则由强变弱，是兴奋反应还是抑制反应多用剂量控制。因为难以在同一实验条件下对结果进行定量的分析，所以难以得到令人信服的结果。在整形外科临床，尚未利用此类效应进行治疗。

5. 荧光效应 如果所用的波长合适，某些组织在与激光相互作用后，会重新发射部分它所吸收的激光能量，这种组织发射的光是向各个方向散射的，波长也不同于所吸收的激光波长，是代表这个组织特征的特有波长。这种组织发射的荧光称为激光诱发组织荧光（LIF）。当生物组织处于健康或良、恶性病变状态时，可致波长、偏振、相干图形等光学参数的改变明显不同，因此，激光诱发组织荧光主要可用于临床的检测和诊断。

三、其他的激光与组织相互作用理论

1. 扩展的选择性光热作用理论 虽然在色素增加性皮肤疾病的治疗中，选择性光热作用原理得到了最为成功的实践，但是对于脱毛治疗和皮肤血管性皮肤疾病的治疗，这一原理似乎显得不够。因为，毛囊的生长部位——毛乳头是不含色素的，同样位于毛囊隆突部位的毛囊干细胞也不含色素，这些相对"透明"的部位，对于激光能量是相对不吸收的，因此激光对他们也相对没有什么作用。治疗时需要将脉冲宽度适当延长，这样毛干及毛鞘内的黑色素因为吸收光能所产生的热能便有充足的时间扩散到邻近的毛囊隆突部位和毛根部，使毛囊干细胞或者毛乳头生发部位发生不可逆地损伤。但是在这一过程中，仍然存在热限制这一问题，如果热进一步弥散到周围其他组织，就可能导致远离干细胞和毛乳头部位的正常组织的损伤。因此，脉冲宽度必须与靶组织的热损伤时间相适应，所谓热损伤时间（TDT）就是指导致靶组织出现损伤的时间，即整个靶组织包括基本色基（黑色素）和周围的靶组织（毛囊）冷却约63%的时间，因此，这一理论被称为扩展的选择性光热作用原理。

这一理论同样是由 Anderson 等提出来的，是对选择性光热作用的一个重要补充和扩展。事实上在临床中似乎也印证了这一理论的正确性，临床上发现应用长脉冲的翠绿宝石激光脱毛时，脉冲宽度在相当宽的一个范围内（2~20 ms），脱毛的疗效与脉冲宽度并不像过去想象的那样，脉冲宽度与毛发粗细间一定存在相关性，换言之，在这一范围内，临床上似乎没有必要再根据毛发的粗细来确定脉冲宽度的长短。激光治疗皮肤血管性疾病的情况多少与此类似：色基是血管内的血红蛋白，而治疗靶位是血管内皮细胞，同样，我们需要一个较长的脉冲宽度，以便使激光的能量有足够的时间从血管内释放到血管内皮中去。

2. 局灶性光热作用理论 自从1983年提出选择性光热作用（SP）理论，激光的靶向作用已广泛应用于年轻化治疗。期间剥脱性激光和非剥脱性激光取得了一定的临床疗效，但是剥脱性激光同时发生瘢痕、色素改变等不良反应的风险较高，而非剥脱性激光降低了发生不良反应的风险，却疗效有限。为了克服以上两种激光治疗的不足，2003年 Anderson 首次提出局灶性光热作用（FP）理论。依此而设计的点阵激光随之应运而生，短短的几年间，显示了独特的治疗优势。

局灶性光热作用的原理就是通过点阵激光产生微小光束作用于皮肤，产生阵列样排列的微小热损伤区，命名为微治疗区（MTZ），与传统的剥脱性和非剥脱性激光产生层状热损伤不同，FP 产生的微治疗区实际上是一个三维立体的微小热损伤柱结构，直径在 50~150 μm，可深达 550~1 000 μm，每一 MTZ 周围都残留未损伤的正常组织，MTZ 之间的正常组织距离随微阵列的密度变化，这些未损伤组织的角质细胞可以爬行至 MTZ 的距离缩短，微小创面的愈合更快。

（谭 强）

第四节　激光在瘢痕治疗中的应用

一、患者选择

由于美观上的影响，以及由此带来的心理负担及社会退缩，瘢痕患者通常会寻求治疗。而且，一些伴随的并发症如瘙痒或疼痛，尤其对增生性瘢痕或者瘢痕疙瘩患者来说，更会促使他们寻求医学的解决途径。

对可选择的治疗方案进行评估时，需要考虑特定的患者因素如皮肤类型，以及特定的病灶因素如瘢痕的时间长短、颜色、病灶数目等，选择激光来治疗瘢痕也是如此。

采用激光修复瘢痕时，肤色是需要考虑的一种主要的患者因素。肤色对治疗效果有很大影响，综合来说，浅肤色个体疗效较好，诸如色素改变之类的不良反应较少，而深肤色个体表皮黑色素吸收激光束较多而靶组织的吸收减少，导致皮肤色素改变的发生。应该特别提示患者，激光治疗导致色素改变的风险很高。另外，一些学者建议采用点测试方法来预测不良反应及决定最为合适的治疗参数。治疗皮肤分型为Ⅳ-Ⅵ型的患者时，许多学者赞同使用较低的能量，这样一来，要达到预期的疗效，就需要增加治疗的次数。

决定合适的激光治疗时，评估瘢痕类型、时间长短及病灶数目是很必要的。相对较新的大约1年之内的表面尚红的增生性瘢痕，采用脉冲染料激光（PDL）治疗较为理想。萎缩性瘢痕的话，需要根据病灶数目来评估。如果只是少量病灶，可以考虑采用点状修复，相反，如果是较多散在分布的瘢痕，就更适合进行美容单位分区，然后逐区来进行完整的激光治疗。

二、治疗技术

（一）脉冲染料激光（PDL）

PDL最初发现对瘢痕的治疗有效，能够改善红斑及皮肤质地，是在氩介导的瘢痕治疗被提出之后。这些年来，许多治疗增生性瘢痕和瘢痕疙瘩的研究表明，它对瘢痕的红斑、质地、高度、柔软性以及瘙痒症状均有明显的改善。也有报道，烧伤性瘢痕经过数天的PDL治疗，剧烈瘙痒症状得到了明显改善。

据报道，经过1~2次的PDL治疗，瘢痕的改善率为57%和83%。

PDL改善瘢痕外观的作用机制尚未明确。有人提出理论，认为其引起缺血导致微血管受到破坏，瘢痕营养丧失，干扰了胶原的沉积。另外还有其他假设，包括肥大细胞数量增多伴组胺释放，影响皮肤胶原，二硫键断裂以及胶原溶解等。

最近，人们就PDL治疗后抑制成纤维细胞的增生导致瘢痕疙瘩的退化进行了分子水平的研究，如金属蛋白酶-β基质的上调，诱导凋亡以及TGF-β的下调等。

（二）二氧化碳（CO_2）激光治疗

二氧化碳激光发射波长为10 600 nm的光，作用于含水的靶组织。起初CO_2激光被制造成持续波（CW）模式，允许连续的光束发射。这种CW模式使组织过长时间暴露于激光能量之下，导致非靶组织的损伤、坏死及形成瘢痕的发生率提高。这种情况推动了脉冲模式和扫描CO_2激光器的发展，从而推出了高能量短持续脉冲（短于1 ms），其更有效地控制靶组织的去除，并发症也更少。

治疗医师可根据皮肤表面扫描次数及使用的能量来控制组织破坏的范围及深度。单次扫描，组织汽化的深度为 $20 \sim 60 \mu m$，附加的热坏死深度为 $20 \sim 50 \mu m$。

参考 Jordan 等的文献报道，CO_2 激光磨削后，$25\% \sim 90\%$ 的萎缩性瘢痕得到了改善。Alster 和 West 发现，50 名中度至重度痤疮瘢痕患者使用高能量短脉冲 CO_2 激光治疗后，临床改善的平均值达 81.4%。

关于 CO_2 激光磨削术后的长期临床改善，人们认为胶原紧缩、新生胶原形成及胶原重塑是主要的因素。

（三）Er：YAG 激光治疗

短脉冲铒：钇－铝－石榴子石（Er：YAG）激光波长为 $2\,940\ nm$，脉宽 $250\ \mu s$，吸收系数较 CO_2 激光高，含水组织对其的吸收比 CO_2 激光更容易 $12 \sim 18$ 倍。这种激光逐步发展，临床上的改善可与 CO_2 激光媲美，而不良反应则更少。该激光平均每焦耳/平方厘米能穿透 $2 \sim 5\ \mu m$，附加的热坏死为 $10 \sim 15\ \mu m$。由于其热损伤受到限制，血管凝固非常少，操作过程中凝血较差。另外，由于其胶原收缩也受到限制，临床的改善不十分显著。反过来说，与 CO_2 激光相比，Er：YAG 激光有效控制了组织的破坏，热损伤及不良反应较少，修复也较快。

为了克服短脉冲 Er：YAG 激光的局限性（如凝血较差及表面组织的破坏），一种双重模式的 Er：YAG 激光（短和长脉冲）发展起来。它既能在破坏深层组织过程中改善术中的出血，又能增加胶原的收缩。

Jeong 等的研究对长脉冲 Er：YAG 激光治疗 35 例面部凹陷性痤疮瘢痕的患者的疗效进行了评估。评估通过拍照，由 2 位医师互不干扰进行，发现临床改善的平均值达 71%。Tanzi 及其同事在更近的研究中采用双重模式的 Er：YAG 激光治疗 25 例中度到重度萎缩性痤疮瘢痕患者，据他们报道，在治疗 12 个月后，改善评分的平均值为 2.16（评分等级从 $1 \sim 3$，评分为 2 意味着 $51\% \sim 75\%$ 的改善率）。

最近，Woo 等就短脉冲、变量脉冲及双重模式 Er：YAG 激光用于不同类型的萎缩性瘢痕的疗效进行了比较。他们得出结论，治疗滚动型和较深的车厢型瘢痕时，长脉冲类型 Er：YAG 激光效果较好。而对于较浅的车厢型及冰凿型瘢痕的治疗，任何类型 Er：YAG 激光可能效果都不错。

Er：YAG 激光治疗面部萎缩性痤疮瘢痕，可见的临床改善的平均值达 50%。

当前有些激光操作医师同时使用 CO_2 激光和 Er：YAG 激光来对同一患者进行面部皮肤磨削。对总共 24 例患者联合使用 CO_2/Er：YAG 激光 30 个月后进行随访，调查其治疗感受及疗效。其中 71% 的患者表示他们愿意再次接受治疗，88% 的患者认为他们的外观有所改善。对最终的疗效，他们按照 $0 \sim 3$ 的标准进行了评分，平均值为 1.8。

（四）二极管 1 450 和 Nd：YAG 1 320 激光治疗

非侵入性激光治疗萎缩性瘢痕是一项相对较新的技术。这种激光治疗针对含水的靶组织，不存在表皮的侵蚀或损伤，因此，患者可以在治疗之后立即恢复正常的日常活动。

$1\,450\ nm$ 二极管激光器（Smoothbeam，Candela Corp.，Wayland，MA）也属于红外非侵入系统。和 $1\,320\ nm$ 相似，二极管激光器也配备冷却喷雾装置，以提供表皮的降温。

使用这两种激光系统来治疗萎缩性痤疮瘢痕疗效的研究在文献上也有报道。Tanzi 及其同事以半面试验的方式，就 Nd：YAG $1\,320\ nm$（CoolTouch 3；Cool Touch Corp.，Aurburn，CA）和二极管 $1\,450\ nm$（Smoothbeam；Candela Corp.，Wayland，MA）激光器治疗轻度及中度萎缩性瘢痕的疗效进行了比较。总共 20 名患者接受了为期 3 次的治疗，每次治疗间隔 1 个月，一侧面部用二极管激光治疗（单次扫描，能量密度 9 ~ 14 J/cm²），另一侧使用能量密度 12 ~ 17 J/cm² 的 Nd：YAG 激光进行 2 次扫描的治疗。在两种激光治疗 6 个月后，分别由互不干扰的皮肤科医师们通过数码照相对改善的最大疗效进行评估。在这些研究中，无论患者还是医师，均发现 1 450 nm 的二极管激光治疗侧改善更为显著。

然而，另一些近期发表的研究表明，非侵入性 1 320 nm Nd：YAG 激光用于萎缩性痤疮瘢痕治疗，如果每次操作扫描 3 遍，改善效果会非常明显。

Sadick 等用 1 320 nm Nd：YAG 激光器（Cool Touch 3，New Star Lasers，Roseville，CA）对 8 例萎缩性瘢痕患者进行了治疗。治疗总共为期 6 次，每次间隔 1 个月。每次操作，激光光束扫描 3 遍（能量密度为 13 ~ 18 J/cm²），治疗 5 个月和 1 年后，出现明显的临床改善（分别为 20% ~ 39% 和 40% ~ 59%）。之前 Rogachefsky 及其同事做过类似的研究，12 名患者进行了总共为期 3 次的 1 320 nm Nd：YAG 激光治疗，每次治疗反复扫描 3 遍，能量密度范围 13 ~ 22 J/cm²。结论表明，瘢痕得到了轻度改善，具有统计学意义。

总之，据文献报道，无论 1 320 nm 还是 1 450 nm 的激光治疗，通常在 4 ~ 6 个月后．可发现 40% ~ 45% 的萎缩性瘢痕得到改善（轻度至中度）。

非侵入性激光治疗将热损伤局限在真皮层，避免了表皮层的损伤，刺激真皮层成纤维细胞，使其诱导新生胶原形成及胶原重塑。标本切片检查行组织学分析指出，治疗 6 个月后，在激光治疗区域出现新的胶原结构。

目前正在研究新的非侵入性单极射频装置的疗效。据 Ruiz - Esparza 报道，它具有双重效果，既能减少活动性痤疮病灶，又能改善痤疮瘢痕。该装置能够将通过真皮层电阻产生的热能转化为电能，以避免表皮层的损伤。人们正在进行进一步的研究，以确定其活性机制并提供相关的治疗数据。

（五）高能量激光分段换肤

高能量激光分段换肤是皮肤磨削的一项新进展。它将光热分解局限化，能够改善皮肤热损伤，并诱导胶原重塑。这种激光辅助程序能够在最短时间内达到皮肤年轻化的效果。与所有其他技术不同的是，它只作用于小部分皮肤，而毗邻的皮肤不受影响。激光光点能够在 1 cm² 的范围内产生约 2 000 个直径为 70 ~ 100 μm 的微小区域，这些区域典型的间隔为 200 ~ 300 μm。高能量激光分段换肤后，微损伤导致胶原的重塑呈点状。由于只有部分皮肤受损，患者在治疗后的愈合很快。

高能量激光分段换肤既能用于治疗痤疮瘢痕，也可治疗术后瘢痕。随着治疗次数的增加（大约 4 ~ 5 次），这些瘢痕的质地、轮廓及外观均会得到改善。

三、治疗策略

（一）治疗方法

1. 增生性瘢痕和瘢痕疙瘩　前面提到，以往曾用 Nd：YAG 激光和 CO₂ 激光来修复增生性瘢痕；然而，高复发率以及色素改变等令人无法接受的副反应，限制了它们的使用。

当前，多选用 PDL 来治疗增生性瘢痕和瘢痕疙瘩。尽管可以确定其对增生性瘢痕的疗效，但通常在损伤后第 1 个月内进行早期治疗效果会更好，还可以防止某些瘢痕体质个体的瘢痕增生。Nouri 表明，在拆线当天开始使用 585 nm 的 PDL 治疗是安全有效的，可改善瘢痕的外观和质量。

PDL 治疗中，疗效最理想的瘢痕是相对较新的瘢痕（短于 1 年），尚呈红斑状或发红。陈旧一些的瘢痕红色变淡，向周围肤色趋近，或者色素减退。这些陈旧性瘢痕对 PDL 的治疗有部分效果，但通常建议和其他治疗联合使用，如病灶内注射类固醇，5－FU，或者使用硅胶贴封闭治疗等。硅胶贴可用于预防和治疗增生性瘢痕和瘢痕疙瘩。据报道，如每日规则使用，2～4个月后，可获得令人满意的效果。

　　有人将PDL单独治疗及其与瘢痕内注射皮质类固醇联合治疗进行了研究比较。从研究记录中可看出，两种方法对瘢痕的改善无统计学上的差异。Manuskiatti和Fitzpatrick就瘢痕内单独注射皮质类固醇，皮质类固醇与5－FU联合使用，单独使用5－FU，能量密度5 J/cm^2、光斑直径10 mm、脉宽450μm的PDL（585 nm, Photo Genica V；CynosureInc., Chelmsford，MA）对瘢痕治疗进行了比较，与治疗前相比，所有的治疗区域都有所改善，但各种方法疗效的差异没有统计学意义。他们得出结论：瘢痕内单独注射皮质类固醇或联合使用5－FU，单独使用5－FU，以及PDL等治疗是类似的。

　　2.萎缩性瘢痕　萎缩性瘢痕的治疗包括非手术方法和手术方法。非手术方法有皮肤充填（包括牛胶原、人胶原、玻璃酸以及自体脂肪等）、化学剥脱和微晶磨削。手术方法有钻孔切除、钻孔提升、皮下刮除、皮肤移植以及激光术（图7－1）。

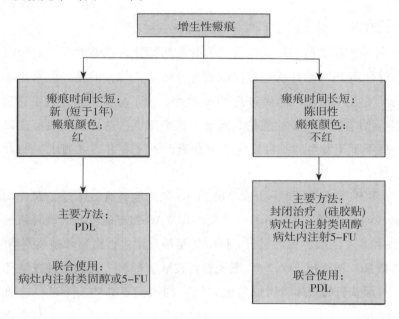

图7－1　增生性瘢痕的治疗方法

　　当前，治疗萎缩性瘢痕有两种主要的激光方法，即侵入性磨削或者非侵入性治疗。两种方法的治疗过程、恢复时间、改善程度完全不同。治疗医师必须根据特定患者瘢痕的严重程度、达到显著效果所需的总体治疗次数、患者所能接受的恢复时间来决定哪一种方法最为合适。

　　为使瘢痕得到进一步的改善，许多医师在侵入性皮肤磨削（例如CO_2激光，Er：YAG激光，或联用CO_2/Er：YAG激光）术后再联合使用手术修复（例如钻孔切除，钻孔提升或皮下刮除）。

　　3.膨胀纹　如熟知的妊娠纹一样，膨胀纹是一种萎缩性瘢痕。起初，它们在薄皮肤上呈粉红或红斑状，随即逐渐变暗。随着条纹的成熟，它们渐渐发白并与皮肤张力线平行。不幸的是，对于膨胀纹人们尚未找到一致的治疗方法。局部使用维A酸或许可以改善皮肤的外观。

　　既然膨胀纹是瘢痕的一种，激光通过胶原重塑对其进行改善看来是可行的。人们通常使用585 nm的PDL对其进行治疗，脉宽450μm。当膨胀纹尚呈红色或粉红色时，最有效的治疗参数为能量密度3 J/cm^2，光斑直径10 mm；而能量密度2～4 J/cm^{2}光斑，直径7 mm或者10 mm的光斑也有一些改善作用。

没有紫癜出现的话，妊娠纹会在激光治疗数月后得到显著的改善。对于 Fitzpatrick 皮肤分型为Ⅳ～Ⅵ的患者，不推荐使用 PDL，因为发生皮肤沉着异常、紫癜、炎症后色素沉着的风险会大大提高。人们也尝试使用 CO_2 激光和 Er：YAG 激光，但不推荐用于祛除膨胀纹。

另一种选择是红外激光，它通过多次治疗或与其他方案联合使用来达到逐步改善。这种激光对晒黑皮肤及深色皮肤比较安全。强脉冲光（光谱为 515～1 200 nm）也能显著改善膨胀纹。研究发现，在进行 5 次治疗后，所有的患者均看见其妊娠纹得到了改善，哪怕这改善十分轻微，其中，60% 的改善是良好和显著的。研究结果证实，白色的陈旧性的膨胀纹通常比较难以治疗。

至少一项以上的研究表明，分段光热分解具有侵入性和非侵入性的属性，能够有效改善成熟的妊娠纹的外形、质地和外观。我们需要通过更多的研究，更多新的方式，如等离子体磨削，来证实治疗的安全性和有效性。当前，没有哪一种单独治疗方法能够祛除所有的膨胀纹。它是一个治疗难点，需要通过多次治疗来达到改善。

（二）主要决定因素

1. 皮肤类型 患者的皮肤类型不仅是医师看到的最初特征，也是激光修复瘢痕时需要考虑的主要因素。前面提到，能够使用 PDL 治疗肤色较深的增生性瘢痕个体，但是，色素改变的风险很高。一些医师不推荐对皮肤分型为Ⅳ～Ⅵ型的患者进行 PDL 治疗。为了减少色素性的不良反应，他们建议在治疗增生性瘢痕和瘢痕疙瘩时降低 PDL 的能量。能量一旦被降低，达到预期瘢痕改善的治疗次数也就更多。另外，为了对一些不希望发生的不良反应进行预测，建议采用"点测试"的方法，以便更好地确定首次使用的激光参数。

研究表明，585 nmPDL 和 532 nmQ－开关 Nd：YAG 激光能够有效治疗色素性增生性瘢痕，两者的改善率分别为 38% 和 36%。另外，532 nmQ－开关 Nd：YAG 激光能够显著改善瘢痕颜色，而 585 nmP-DL 则对瘢痕的柔软度和高度的改善更为显著。PDL 仍是治疗增生性瘢痕和瘢痕疙瘩的首选激光方法。

使用侵入性方法如 CO_2 激光或 Er：YAG 激光进行皮肤磨削时，无论何种皮肤类型的患者都有色素改变的风险；但是，对深肤色的个体，炎症后色素沉着的风险更高些，不过，这通常是暂时的。比起 CO_2 激光，更推荐使用 Er：YAG 激光来治疗皮肤分型为Ⅳ－Ⅵ的患者，因为其愈合时间更短，色素沉着的发生率更低。非侵入性激光治疗发生炎症后色素沉着的风险低，但肤色较暗的个体仍会出现。比较这些皮肤磨削技术，非侵入性治疗的炎症后色素沉着的严重程度往往较轻，恢复也较快。

2. 瘢痕的时间长短 考虑 PDL 治疗时，这是另一个主要决定因素。前面提到，短于 1 年的颜色尚红的瘢痕时激光治疗的反应较好较快。面对那些陈旧性瘢痕，则更多地考虑非激光治疗，如病灶内注射类固醇、5－FU 以及硅胶贴封闭治疗。

3. 损伤类型、痤疮瘢痕的蔓延和严重程度 这是另一个主要的因素，决定了针对特定患者，应该选择哪一种激光，如果只是少量的萎缩性瘢痕，可以考虑点状磨削，治疗前可采用或不采用钻孔切除、钻孔提升或者皮下刮除。但是，如果病灶较多，就需要采用侵入性磨削或者非侵入性的治疗．将全部区域分成若干美容单位进行依次治疗，以达到平整一致的外观。

要达到病损部位轻、中度的改善，通常需要多次（4～6 次）非侵入性的激光治疗。侵入性和非侵入性治疗改善程度的比较是一个颇具争议的话题。许多医师认同非侵入性治疗的改善程度可比拟全面部磨削。因此，萎缩性瘢痕的治疗通常更多地采用非侵入性治疗，而不是激光皮肤磨削。

相反的，另一些激光操作医师认为非侵入性方法的临床改善轻微，不像侵入性技术那样明显。

4. 愈合时间　使用 PDL 治疗增生性瘢痕或瘢痕疙瘩时，不需要考虑愈合时间这个问题。但是，选择 Er：YAG 激光进行面部磨削治疗痤疮瘢痕的话，就会与患者讨论到在最短时间内愈合这个主要的因素。施行侵入性皮肤磨削的患者通常需要 7～12 天的愈合时间，直到上皮完全再生。如果患者希望治疗的损伤小些，可以使他们立即恢复正常生活，当前应该选择新的非侵入性的治疗。但是，通常非侵入性激光治疗要在大约末次治疗的 4～6 个月（3～5 次治疗）后才能看到最初效果。

5. 治疗费用及次数　一旦决定进行瘢痕修复，治疗费用和次数便成为患者讨论的话题。激光修复瘢痕通常被认为是美容治疗，所以大多数保险公司不会支付这笔费用。PDL 治疗增生性瘢痕或瘢痕疙瘩、非侵入性痤疮瘢痕的治疗都需要多次（大约 3～4 次），每次间隔 1 个月，才能达到预期效果。相反地，侵入性皮肤磨削通常只需 1 次治疗，但是，它是一个时间较长损伤较大的外科操作，不但实施麻醉，而且需要更多的人员参与和更长的愈合时间，这就使其患者至少 1 周后才能恢复正常工作。所有这些因素都决定了其单次疗程的费用比非侵入性治疗、PDL 更高。然而，最后一点，这还取决于每位医师的操作收费，4～6 次的非侵入性治疗总共的费用可能仍比全面部激光磨削要低。

6. 患者访视　开始任何治疗之前，都需要患者将其美容方面或症状方面的期望表达出来。医师应该解释清楚，要完全消除瘢痕是不可能的，这一点非常重要。

在激光治疗之前，必须控制或者消除炎症（例如痤疮或水痘）以及感染（例如带状疱疹）情况。激光治疗如果在炎症或感染情况下实施，会使感染播散，加重炎症并进一步产生瘢痕，其他不良反应的风险也会提高。

瘢痕或瘢痕疙瘩的病史取决于时间长短、进展及以往治疗，最后这点十分重要；前面陈述过，越早治疗瘢痕，疗效越好。新形成的瘢痕如果只是表面有点红，是不需要进一步治疗的，因为它可能随时间而消失，就像成熟瘢痕一样。但是，如果新形成的瘢痕很红，而且随时间逐渐增生，或者患者本身具有瘢痕体质的话，则很可能需要早期激光治疗来改善。患者应该详细陈述病史，特别是以往曾经尝试过的改善瘢痕外观但失败的情况。以往如使用过其他非激光方式治疗，可能会增加瘢痕的纤维化，引起更难治疗的损伤。

患者的皮肤类型必须根据 Fitzpatrick 分型法来决定。大多数增生性瘢痕和瘢痕疙瘩患者属于 Fitzpatrick Ⅳ－Ⅵ型。如前所述，尽管通过激光治疗，其增生性瘢痕会有所改善，但伴随的不良反应如色素改变的发生率也非常高。治疗医师应该认识到色素沉着发生的高度可能性，这一点十分重要。不过，患者有可能会不顾这些风险而决定继续治疗。在这些患者看来，病理性瘢痕所带来的美观上的负担要远远超过继发性色素沉着。

对于痤疮患者，必须询问其以往或者当前是否使用异维 A 酸。任何瘢痕修复前都要求停药至少 6～12 个月，否则发生增生性瘢痕的风险会提高。

四、术后护理

术后护理有封闭式或开放式方法。笔者的方法包括在激光治疗区域放置半封闭的敷料或网眼袜，并留置 48～72 小时。也建议覆盖冷纱布以减少肿胀。去除敷料后，常常会在治疗部位涂抹厚厚的油膏，如石油凝胶（即凡士林）。一些医师喜欢不使用半封闭敷料技术，而是尽早让患者覆盖冷纱布并涂抹油膏（属开放式）；而另一些医师在整个再上皮化阶段，仍维持半封闭式的方法。

在愈合期，激光磨削可能会激活潜伏的单纯疱疹病毒（HSV）或者引起初次 HSV 感染。因此，治疗知情同意书上必须提到，应该在激光治疗当天之前的 48 小时就开始预防病毒，而且预防工作通常应贯穿于整个再上皮化过程中（可采用代表性的抗病毒药物有：阿昔洛韦、泛昔洛韦或伐昔洛韦）。

前面已经提到过，Er：YAG 激光治疗的愈合时间要比 CO_2 激光短一些。可预料的治疗后即刻不良反应包括肿胀、红斑、浆液流出或渗出。这些不良反应会随着再上皮化的发生逐渐自发减少。红斑的严重程度与激光扫描的次数成正比。CO_2 激光治疗后，红斑通常会持续 1～6 个月，而 Alster 研究表明，Er：YAG 激光治疗后的红斑仅持续几个星期。

其他不良反应包括痤疮、粟粒疹、接触性皮炎（常见于局部使用抗生素或含香味油膏的患者）、感染（细菌性、病毒性以及真菌性）、色素沉着、色素减退、外翻以及增生性瘢痕。炎症后色素沉着是一种特别常见的不良反应，通常发生在激光磨削后 3～4 周。任何肤色的患者均可受累，但深肤色个体较具有代表性。色素沉着通常于几个月后自发消退；但也可局部使用美白霜加速其消退。

（关德立）

第五节 激光在整形外科中的其他应用

一、浅表血管性疾病

继 1981 年 Apfelberg 把氩离子激光用于浅表皮肤血管疾病的治疗之后，近年应用 480～630 nm 波长的激光治疗浅表的血管性疾病已较为普及，其原理主要是依赖选择性光热作用。毛细血管内血红蛋白在 580 nm 波长附近存在吸收高峰，而周围组织相对吸收的能量较少，同时兼顾脉冲长度与能量，既要达到血管闭塞，又希望尽量减少过高能量导致的热释放损伤周围组织。目前可选择激光治疗的体表血管性疾病包括葡萄酒色斑、各种类型的皮肤毛细血管扩张、草莓状毛细血管瘤、充血的增生瘢痕等。

1. 葡萄酒色斑（PWS） 又称鲜红斑痣，民间俗称"红胎记"。这是一种常见的先天性的毛细血管畸形，发病率约为 0.3%。多数病例的病理基础是在真皮的浅层或更深的层次存在畸形的毛细血管网，多数深度在 0.8 mm 以内。此类疾病出生时即部分或完全发现，以后随着身体生长成比例扩大，病灶未发现细胞增殖存在的依据，但畸形血管随着年龄的增长，在长期异常血流动力学的作用下，可能出现不同程度的扩张，65% 的患者在 40 岁前已出现增厚与不同程度的结节形成，以下为叙述方便，把未出现明显增厚或多发结节形成的浅表葡萄酒色斑称为普通型，而出现增厚或多发结节的称为扩张型葡萄酒色斑。

普通型葡萄酒色斑的治疗主要可以考虑选择性光热作用的激光治疗和光动力学治疗。

（1）选择性光热作用

1）脉冲染料激光（PDL）。研究表明，入血红蛋白的能量吸收谱线从高到低依次是 415 nm、577 nm 和 542 nm，但其穿透强度从高到低依次是 577 nm、542 nm 和 415 nm，因此 577 nm 是理论上的首选波长。自从 1985 年 FDA 批准脉冲染料激光器的临床应用以来，输出波长 585 nm、脉宽 450 ms 的脉冲染料激光得到日益广泛的应用，成为浅表血管性疾病激光光热作用治疗手段的代表。因为其波长与 577 nm 的血红蛋白 β 吸收峰接近，450 ms 的脉冲宽度所释放的能量足够导致靶血管内凝固，又要短于热弛豫时间。脉冲染料激光目前仍然是葡萄酒色斑的一线治疗方法。要求的治疗次数较多，每次治疗都有一定程度的减轻。通常治疗前后的消退程度通过反射比分光光度测量法可定量。治疗结果以一组 76 例的报道为例，患者平均经过 9.1 次（2～19 次）的治疗，平均达到 79% 的消退。另一组 118 例患者平均经过 6.6 次（2～18 次）治疗，15.3% 的患者最后达到几乎完全消退（即消退 90% 以上），65.3% 的患者到达大部分的消退结果（50%~90%），17.8%仅小部分消退（11%~49%），1.7%经过治疗后几乎没有反应（<10%）。现在认为，普通型葡萄酒色斑达到最大消退程度所需的治疗次数在各年龄组之间没有明显的区别，有报道认为利用脉冲染料激光治疗相对要求次数最多的是3~8岁年龄组，这与20世纪90年代初认为儿童期葡萄酒色斑易于治疗的观点不同。不少患者初次消退的程度较大，以后需耐心接受后续的治疗。

一组500例治疗后的并发症统计如下：2例出现萎缩性瘢痕，但未发现继发的增生性瘢痕，1%的患者出现长期的色素沉着，2.6%的患者出现暂时性的色素减退。因此，相对于以往的氩离子激光、铜蒸气激光等连续或准连续激光的选择性光热作用，脉冲染料激光的治疗十分安全，易于操作，并发症少，因此是目前使用最广泛的治疗方法。

由于以上第一代脉冲染料激光很难获得病灶的完全清除，部分病例出现治疗的耐受，近年来，通过对激光波长、脉宽、冷却系统的改进，产生了许多第二代脉冲染料激光即595 nm脉冲染料激光。激光波长增加，皮肤穿透深度更深，能够靶向作用到更深的畸形血管；脉宽增大且可调，能够根据不同的血管口径选择更优的脉宽。在增加了皮肤冷却系统后，可以增加激光治疗的能量的同时，很好地保护表皮，减少瘢痕的形成。另外，还增加了激光的光斑，可以高效均匀地进行治疗。多项研究显示595 nm脉冲染料激光加大脉宽后可以治疗对一代脉冲染料激光耐受的葡萄酒色斑，能够获得进一步的改善。

对经治疗接近完全消退的118例病例，5年后随访结果提示：约50%病例在3~4年出现血管再通和红斑复发的迹象。这一现象值得引起关注。

2）强脉冲光（IPL）。强脉冲光也已被用于治疗PWS。它不像激光系统，这些闪光灯产生非相干广谱光，波长在515~1 200 nm，并可设定各种脉宽。滤光片用来除去不需要的波长，可以到达更深层的血管。Raulin等报道了IPL治疗，28/40个患者达到70%~100%的清除，不同颜色的PWS达到100%病损清除的平均治疗次数不同，淡红色为4次，红色为1.5次，紫红色达到70%~99%清除需4.2次，但这一报道结果与其他学者报道有差距。IPL治疗PDL耐受性PWS的潜在作用已经被研究证实。Ho等前瞻性研究IPL治疗PWS，有40%患者获得>50%临床清除，长期并发症低，疼痛较轻，患者耐受好，不影响日常生活。使用Lumina-IPL治疗PWS，平均有效反应率为66%，颜色越深，消退越好，且远端病损比靠近头部区域反应差。也有学者自身对照比较强脉冲光和脉冲染料激光的疗效，结果显示强脉冲光可以获得和脉冲染料激光相当甚至更好的临床疗效。所有强脉冲光可作为对脉冲染料激光耐受的葡萄酒色斑的另一很好的选择。

非相干光源治疗参数的选择多种多样，很难进行标准化的研究，所以进一步的研究才能得到更有效的结论。

3）长脉冲Nd：YAG激光。近年长脉冲的倍频Nd：YAG激光成为选择性光热治疗的另一选择，其原理是血红蛋白在532 nm处也存在较大程度的能量吸收，而倍频Nd：YAG能比染料激光提供大得多的能量密度，组织可以接受的理想脉冲长度应比450 μs更长，在1~10 ms。初步的治疗结果认为治疗后不出现即刻的紫癜是主要的优点。这种治疗方法需要更多的实践方可定论。

4）双波长激光（595 nm PDL联合1 064 nm Nd：YAG激光）。研究发现，正铁血红蛋白对1 064 nm激光有吸收峰值，而且595 nm激光治疗后，治疗区域的血管中氧合血红蛋白大量转换为正铁血红蛋白，这使得1 064 nm激光的对靶血管的破坏能力可以提高4倍。所以将PDL和Nd：YAG联合使用可以使得低功率的1 064 nm激光低功率就可以获得有效治疗效果，并且减少并发症的出现。

但1 064 nm激光治疗窗有限，两者治疗的间隔时间，Nd：YAG的功率和脉宽的选择都有较为严格的要求。拥有 2 套激光系统，一个治疗头的双波长激光机器出现，使得更进一步精确调控 PDL 和 Nd：YAG 成为可能。目前有文献报道了这种双波长激光机器在白种人群中的应用于血管性皮肤疾病，对增厚型葡萄酒色斑疗效高于单独使用这两种激光的治疗，在亚洲人种的应用还有待进一步临床验证。

（2）光动力学治疗：或称光化学治疗，虽然在国外因为激光技术的高度发展，使葡萄酒色斑的光动力学治疗未引起重视，但实践的结果证明，光动力学治疗是不可缺少的另一重要治疗方法。

光敏物质在注入血循环后一定时相内，在血管内存在高浓度，即使在恶性肿瘤的光动力学治疗中，血管内皮细胞和肿瘤的血管系统也被认为是最重要的靶部位，此时用与该光敏物质的发射光谱相对应波长的光照射靶组织，被组织吸收的光子在光敏物质的参与下产生一系列的光生理与光化学作用，导致了靶组织中酶的失活、细胞的破坏，进而达到微小血管的破坏。

目前在各种光动力学治疗中常用的光敏物质有多种选择，其中使用较广泛的第一代光敏剂是血卟啉衍生物（HPD），国外同类产品为光敏素 II，国内为癌光啉（PSD－007），其不足之处是为卟啉混合物，纯度不够，排泄缓慢，易发生光毒反应，用药后需严格避光 1 个月，否则会出现日光性皮炎。因此，为解决以上缺点，出现第二代光敏剂，为血卟啉单甲醚（HMME）、苯丙卟啉（BHPD）、δ－氨基己酸丙酸（ALA）。第二代光敏剂的特点是大多为卟啉类化合物的衍生物，体内排泄快，光毒反应小，用药后仅需避光 1 周。此外还出现了二氢卟酚、红紫杉醇衍生物、叶绿素衍生物、酞菁等许多较新的光敏物质。

光源可选择非相干光和激光 2 类。非相干光即普通光源，早期治疗时常选择非相干光，如卤素灯、汞弧灯、氙弧灯、冷荧光灯等，其中尤其以高压汞弧灯加适当滤光片及冷却系统应用为多。但通过一系列滤光装置后，光的强度大为降低，激发效率不高。因此，除非对面积过大的肢体葡萄酒色斑，光动力学治疗的光源应首选激光，激光具有亮度高、单色性好等特点，临床可选择的激光器包括染料激光、铜蒸气激光、金蒸气激光、半导体激光、倍频 YAG 激光、高功率多路并联输出的氦氖激光、氩离子激光等。

葡萄酒色斑的光动力学治疗已被广泛应用，作者对 120 例病例经 2 年以上随访提示：经过 1~2 次治疗，27.1% 的治疗区域达到 90% 以上的消退，46.6% 的治疗区域达到大部分消退，24.6% 达到小部分消退，1.7% 治疗区域无明显反应，另 1 例出现小灶增生性瘢痕，无持久的色素改变。由于光动力学治疗的效果与解剖部位有关，如颈、颞、额、颊部的病灶易于到达较理想的治疗效果，但上唇、下颌区的病灶治疗效果较差。因此，上述的统计结果中未能完全除外选择偏倚。但可以看到光动力学法是一种十分有效的葡萄酒色斑治疗手段。

对 20 例随机选择的病例进行脉冲染料激光与光动力学治疗的自体对照，从而排除个体与解剖部位的治疗偏倚，光动力学治疗在多数部位达到更理想的单次及最终治疗效果。表现在术后色泽更自然、均匀，对色素的影响小且均能完全恢复，治疗次数少，对随访 4 年以上的病例提示无血管再通复发的现象。但光动力学治疗对治疗经验要求较高，影响治疗的环节多，治疗过程中患者较痛苦，治疗后的严重水肿及光毒反应等，导致其治疗的推广有所影响。

在葡萄酒色斑的治疗上，上述两种方法各有不同的适应证，如小面积或散在的病灶更适于激光治疗，婴幼儿、儿童无法耐受门诊光动力学治疗，可以接受激光治疗，此外，一些用光动力学治疗效果不理想的病例，仍可能经激光治疗达到较好的效果。葡萄酒色斑的治疗选择尚需更多的研究才能得到明确的定论。

上述治疗对仅存在轻度病灶扩张的葡萄酒色斑仍有效，但对于畸形血管已严重扩张，病灶明显增厚或广泛瘤状结节形成的患者，可选择整形外科手术治疗。但此类病灶也是氩离子激光治疗的首选对象。由于此类病灶对治疗后外观的要求较低，经过次数较少的非特异性光热作用治疗，如二氧化碳激光或Nd：YAG激光气化等，也可达到较明显的改善。

2. 婴幼儿血管瘤　婴幼儿血管瘤本质上是内皮细胞及毛细血管异常增殖而形成的良性肿瘤，常见于体表。根据新生血管在皮肤分布层次的不同，可能被称为浅表型、深在型或混合型血管瘤。由于以染料激光为代表的激光光热作用的有效治疗深度多在8 mm以内，所以，仅可能对浅表的鲜红色的毛细血管实现选择性破坏，而对更深在的病灶无效。也有报道使用长脉冲1 064 nm Nd：YAG激光治疗，可以治疗深在的广泛出血的血管瘤溃疡，但也存在很高的瘢痕形成风险。由于激光治疗仅是物理性的破坏，无法阻止增生期毛细血管瘤的血管新生与细胞增殖，加上婴幼儿血管扩张牵拉表皮导致皮肤菲薄，激光治疗极易损伤表皮，发生溃疡，形成瘢痕。鉴于激光治疗婴幼儿血管瘤的争议，有随机对照研究专门比较了婴幼儿血管瘤早期接受PDL治疗和未接受PDL治疗的情况，随访至1岁，结果显示病灶清除或残余病灶无显著差异，而激光治疗部位更易出现皮肤萎缩和色素减退；家长对这2组血管瘤的外观影响评价无差异，PDL治疗后唯一改善的就是红色消退较多。

因此，婴幼儿血管瘤接受脉冲染料激光等选择性光热作用治疗的适应证是：增生早期点状散在病灶，激光治疗后创面周围正常皮肤使得愈合较快；血管瘤溃疡创面，经积极换药后创面肉芽清洁，低能量脉冲染料激光的热效应可以促进溃疡创面的快速愈合，缓解疼痛；消退期血管瘤残余的毛细血管扩张，可采用激光治疗，能完全清除。另外血管瘤消退后残留的皮肤松弛和浅表瘢痕，可采用点阵激光治疗加以改善。

3. 静脉畸形　静脉畸形属低流量的脉管畸形，病灶常同时累及皮肤黏膜至深层的组织，无水乙醇的硬化治疗对深部病灶疗效极佳，可达到根治的效果，而对于浅表病灶，硬化治疗往往导致皮肤的坏死溃疡，形成瘢痕而影响外观。长脉冲Nd：YAG激光能选择性清除皮肤浅层病灶，同时不损伤表皮，经过3~5次的治疗，能达到良好的美容效果。位于黏膜的浅表病灶，亦可使用连续Nd：YAG激光或半导体激光直接热凝固治疗，产生的黏膜瘢痕不显著，经1~2次的治疗，获得病灶的完全清除，减少了原有病灶破溃出血的风险。

4. 其他体表血管性疾病　选择性光热作用激光治疗还对体表的多种血管性疾病有效，如毛细血管扩张的凝固、充血性增生瘢痕褪色等均有明显的显效，皮肤异色病、Kaposi肉瘤、化脓性肉芽肿、纤维血管瘤、疣也是治疗的适应证。

二、皮肤黑色素增多性疾病

皮肤黑色素增多性疾病包括真皮黑色素细胞增多性疾病，如太田痣与伊藤痣、蒙古斑、蓝痣、褐青色斑等，以及以表皮黑色素产生增多的疾病，如咖啡牛奶斑、雀斑、脂溢性角化、雀斑样痣等。这类疾病发生率高，又缺乏理想的治疗，一直是整形外科及皮肤科的一大难题，针对黑色素细胞的选择性光热作用的出现为这类疾病提供了较理想的治疗方法。

选择性光热作用激光治疗是黑色素增多类疾病的首选治疗方法。目前常用激光包括波长1 064 nm的Q开关Nd：YAG激光、波长755 nm的Q开关翠绿宝石激光、波长694 nm的Q开关红宝石激光、波长532 nm的Q开关倍频Nd：YAG激光，以及相对较少使用的波长510 nm的闪光灯泵浦脉冲染料激光。

由于黑色素对上述较大波长范围的激光均能较好吸收，Q开关激光提供的毫微秒级脉宽与瞬间高能实现了对黑色素颗粒的选择性光热作用，对其他皮肤组织的损伤很小，因此成为色素增生类疾病与深色文身的首选治疗方法。

1. 太田痣　本病于 1939 年由日本医生太田加以系统描述，故名太田痣。是东方民族常见的一种色素性胎记，发病率报道不一，一般在 0.15% ~0.8%，发病年龄的分布呈一大一小 2 个高峰，分别出现于婴儿期和青春期，1 岁以内发病者最多，占 61.35%；其次为 11 ~20 岁年龄段，约为 20%；20 岁以后发病少见。本病多见于女性，男女比例为 1 ：（2.5 ~4.0）。太田痣患者多无家族史，一般认为与遗传关系不大。日晒、劳累、情绪不好及月经与妊娠都可加重本病。

本病发病机制不明，可能系胚胎期黑素细胞移行异常所致。主要病理改变为真皮浅层和中层可见梭形、树枝状、星状的黑色素细胞，数量增多，分布于胶原纤维之间，故该病属于真皮色素增生性疾病。电镜观察可见真皮黑素细胞含大量黑素小体，平均每个细胞中含 104 枚成熟黑素小体，这也成为选择性光热作用的靶基。

太田痣临床表现为皮肤和黏膜的色素沉着，有时亦可累及其他脏器，实质上是一种综合征。皮损主要位于颜面部，三叉神经眼支、上颌支区域，颜色从褐色、青灰至青色、紫褐色或青黑色不等，上无毛发，边界不清，呈斑片状，周边可分布大小不等的斑疹。皮损的初发部位依次为下睑、颧、巩膜、颞、上睑。

根据皮损累及的广泛程度，Tanino 将皮损分为 4 型：①轻型，又分为轻眼眶型（淡褐色斑，仅限于上下眼睑）、轻颧骨型（淡褐色斑，仅限于颧骨部）、轻前额型（淡褐色斑，仅限于前额部）、轻鼻翼型（淡褐色斑，仅限于鼻翼）。②中型，深蓝色至紫褐色，分布与眼睑、颧骨及鼻根部。③重型，深蓝色至褐色，分布于三叉神经的第一、二支支配区。④双侧型，约占 5%，又分为对称型和非对称型。此外还有根据颜色分为褐色型和青色型；根据年龄分为早发型（出生数年后）、迟发型（青春期以后）。

太田痣可广泛累及眼、耳、鼻、口、咽喉等部位的黏膜。眼部色素沉着最为常见，巩膜、结膜、虹膜、视网膜、视盘，甚至球后脂肪组织及眼眶骨膜均可累及。其后依次为上腭、鼓膜和鼻黏膜。且太田痣累及范围越广泛，黏膜累及越多见。

太田痣最常见的眼部并发症是青光眼，其次是先天性白内障、原发性色素性视网膜炎、视盘海绵状血管瘤。皮肤并发症包括各类真皮色素细胞增生性皮肤病（如蒙古斑、蓝痣、伊藤痣等）、色素性斑痣、咖啡斑、葡萄酒色斑及毛细血管扩张症等。另外，还合并少见的疾病如恶性黑色素瘤等。

太田痣发生于颜面部，常给患者造成较大的心理压力，求治心情非常迫切。以往传统的治疗手段包括化学剥脱、冷冻、皮肤磨削、植皮术、连续式激光等，它们均由表皮破坏至真皮，不仅难以清除真皮黑素细胞，且对正常组织造成不可逆损伤，导致瘢痕形成、持久性色素异常等不良反应，疗效极不理想。20 世纪 90 年代各种新型 Q 开关激光器的相继问世，使得太田痣的治疗取得近乎完美的效果。但巩膜色素病变尚不能去除。

目前常用的激光器主要有 Q 开关翠绿宝石激光器（755 nm）、Q 开关红宝石激光器（694 nm）、Q 开关 Nd：YAG 激光器（1 064 nm）、Q 开关倍频 Nd：YAG 激光器（532 nm）。这类激光器均采用调 Q 技术，脉宽 4 ~100 ns。一般需要 3 ~7 次治疗，即可达到接近完全消退。每次治疗间隔 3 ~6 个月，每次治疗可在数分钟至数十分钟内完成，患者感受到皮肤受脉冲光束的拍击，术后疼痛多迅速消失。治疗的次数与病灶特点的关系最密切，而与上述激光波长的关系为次。从黑色素细胞内的黑色素颗粒在肉眼观察与黑色素细胞镜下分布的规律上看，当细胞分布于真皮浅层时，往往呈淡棕色或棕色，分布在真皮较深层时，表现为蓝色或灰黑色，同一颜色的深浅又与黑色素细胞的分布的密度有关，这一规律在进行治疗时判断预后及治疗次数十分实用。

太田痣治疗的对象是畸形分布的黑色素细胞，这些黑色素细胞仅存在数目上的增多，每次治疗存在"累加"的结果，因此治疗效果较可靠，未见复发的报道。由于太田痣分布在较深处，有些学者认为1 064 nm激光的穿透力最大，是更理想的波长选择，利用高能量密度治疗时可使治疗次数减少。

激光治疗后因表皮有部分爆破，应局部应用抗生素油膏预防感染，持续1~2周直至痂膜脱落。术后避免日光暴晒，使用SPF≥30的防晒霜。勿早使用化妆品。少数患者治疗后出现暂时性色素沉着，多在3~6个月自行消退。

上述激光治疗后罕见增生瘢痕、皮肤质地改变以及持久的色素改变等，因此，明显优于其他治疗手段，且激光治疗后极少出现复发。因此，选择性光热作用激光治疗是目前的首选治疗。

2. 雀斑　系常染色体显性遗传，主要见于曝光部位，雀斑的颜色受日光照射的量而异，冬季色浅，呈淡棕色，夏季色加深，呈棕色或暗棕色。大部分斑疹直径在1~2 mm，少数可大至数毫米，但一般都<5 mm，边界清不规则，数量不等，常成群分布。镜下表现为表皮基底层的黑色素增多，表皮突不伸长。黑色素细胞虽体积较大，树枝状突较长，但数目正常或减少。雀斑的组织病理学改变与咖啡牛奶斑、黄褐斑几乎相似，无法区分。

上述的激光选择性激光光热作用也可适用于雀斑的治疗。可以选择Q开关的短脉冲激光，波长选择那些能被黑色素很好吸收的波段。常用的激光设备包括：Q开关翠绿宝石激光（波长755 nm）、Q开关红宝石激光（波长694 nm）、Q开关倍频Nd：YAG激光（波长532 nm、1 064 nm）等，使用2~5 mm的小光斑。治疗简便、安全，多数经1~2次的治疗即可达到消退。1年后复发的病例较少，但是否会出现更长随访后的复发，尚无明确的结论。另外，还可选用强脉冲光治疗（波长一般为540~1 200 nm），经过3~5次的治疗，也可清除病灶。

治疗后患者往往有烧灼感，一般30分钟缓解；治疗处出现轻度红肿，一般在6~48小时消退；少数会出现紫癜。治疗后4~14天皮损以黑色薄痂的形式脱落。

值得一提的是，治疗后2~4周少数患者可能出现反应性的色素沉着，一般都是暂时的，大多可在4~6个月消退，少数可能需要9个月或更长时间。如治疗剂量过大可能会出现色素减退斑，多于6~9个月自行消退。1岁时发生不良反应需耐心等待其自然消退后再确定治疗计划。

治疗后10~14天不要化妆，可每天外涂抗生素软膏。更为重要的是避免日光照射，使用有效的防晒霜。

3. 咖啡牛奶斑　是先天性的皮肤淡棕色的斑块，是单纯的表皮色素增多的表现，它的发生及存在与曝光无关，在正常人群中发生率为10%~20%。

临床表现为出生就发现皮损，可发生在身体任何部位。皮损颜色可由淡褐色至深棕色，就像咖啡和牛奶以不同比例混合而呈现不同的深浅，同一皮损的颜色均匀一致。皮损大小不等，边界清晰。表面皮肤质地完全正常。本病常分为2型：①孤立性咖啡牛奶斑，皮损数量一般在3个以下，大小通常在0.5~1.5 cm。②多发性咖啡牛奶斑，常为一些多系统疾病的临床特征，多见于神经纤维瘤病及其他神经外胚层综合征患者。

镜下表现与雀斑十分相似，主要表现为表皮中的黑色素数量的异常增多，但黑色素细胞的数量是正常的，表皮附件黑色增加。电镜显示角质形成细胞内黑素小体的数量增加。

咖啡牛奶斑由于存在局部黑色素细胞代谢活跃等特点，使其治疗的结果有时难以预料。部分病灶可能经治疗后出现反应性的色素加深，使治疗难以继续。咖啡牛奶斑的治疗平均次数较多，一组34例大面积咖啡牛奶斑病例，经8.4（4~14）次治疗，达到完全消退，术后1年随访无复发。其中术后5例出现色素沉着加重，需等待反应性的色素加深自然消退后继续治疗。术后一般不出现色素减退或脱失、皮肤质地改变及瘢痕形成。

由于咖啡牛奶斑的黑色素细胞分布于表皮内，因此利用较短波长和较小的能量密度即可破坏表皮黑色素细胞，一般认为504 nm波长是较理想的选择，非特异损伤也较小，此外，510 nm的脉冲染料激光、532 nm的Q开关倍频Nd：YAG激光都是较好的选择，亦可使用选择性作用于黑色素的红宝石激光和翠绿宝石激光。

治疗后即刻可能出现表皮皮损，局部可能出现小水疱，部分患者治疗后出现暂时性色素沉着或色素减退，多需6个月左右的恢复。术后防护与雀斑相同。

4. 色素痣　又称痣细胞痣，是由痣细胞组成的良性新生物，是人体最常见的良性肿瘤。根据出现时间不同分为先天性和后天性。临床上根据色素痣不同发育阶段所形成的组织结构，可分为交界痣、皮内痣和混合痣3种。

后天性色素痣一般不需治疗，如为美容需要，<3 mm的痣可行激光、电离子或冷冻治疗去除。如色素痣增厚伴毛发生长，或者有恶变倾向的色素痣，需及早行手术完整切除，并密切关注病理。对于先天性浅表色素痣，在排除先天性巨痣的基础上，暂时不考虑外科手术切除病灶，可尽早选用激光治疗，以CO_2激光最为常用，从最初的连续型到后来的超脉冲CO_2激光，疗效明显，不良反应越来越少。新近的CO_2点阵激光的出现，能在更小创伤的基础上有效去除痣细胞，可经过10余次的治疗，获得良好的外观，是目前较好的方法之一。经验提示治疗时间越早，疗效越佳，并在治疗的间隔期，对部分增生的毛发进行脱毛治疗，能有效减少复发现象。对于残留较淡的黑色素痣，也可使用Q开关翠绿宝石激光、Q开关红宝石激光补充治疗。

黑色素痣经激光治疗后，创面的护理至关重要，需要保持创面的湿润环境，辅以抗生素软膏预防感染，促进创面的愈合。激光治疗后皮肤可能会残留色素改变，甚至瘢痕形成，需术前告知患者。另外，激光治疗黑色素痣增加痣细胞突变可能目前尚无明确结论。因此，激光治疗时应尽量彻底清除痣细胞。

5. 其他色素性疾病　除了上述的3种常见黑色素增多疾病外，老年斑也是常见的表皮黑色素沉着，通常可选择上述多种激光的选择性光热治疗，一般经1~2次治疗即可治愈。

黄褐斑是健康生育期妇女的常见的色素增多现象，可分为3型：表皮型、真皮型、混合型。主要对称发生于两颊和额部，有时呈蝶翼状，色素深浅可能与季节、日光、内分泌变化有一定关系。镜下表现是基底层的黑色素增加，但无黑色素细胞的增殖，即主要是黑色素形成活跃。一般认为黄褐斑不是上述激光治疗的理想适应证，首次治疗后常出现较长时间的反应性色素沉着，但待其自然消退后色斑可维持原状或稍显减退。近来有报道应用低能量密度的Q开关Nd：YAG激光多次治疗后，取得一定的疗效，但治疗的能量控制仍需注意。新近的点阵激光的应用，也有部分患者取得了一定程度的颜色消退。但由于黄褐斑是一个多因素的动态变化的皮肤疾病，治疗应以病因处理的基础上，辅以各类局部外用药物和激光治疗。

三、文身及外伤性文身

通常所指的文身是一种人工的化装，又称人工文身，职业文身常是由专业文身人员利用专用工具不可溶的颜料，如卡红、靛蓝、铬绿、钴蓝和汞等刺入皮下的装饰手法，形成各种花纹与图案。但目前在中国最常见的文身还是由非专业的人员用缝针将墨水刺入皮下形成的，多数是黑色或蓝色的。镜下可观察到真皮层内为主的色素颗粒及数量不同的嗜色素巨细胞积聚。

利用激光进行文身治疗的探索早在 20 世纪 60 年代初就已经开始，但在近几年内，随着选择性光热作用原理的推广应用及激光技术的发展，才成为文身的首选治疗。目前常用文身治疗的激光包括波长 1 064 nm 的 Q 开关 Nd：YAG 激光、波长 755 nm 的 Q 开关翠绿宝石激光、波长 694 nm 的 Q 开关红宝石激光、波长 532 nm 的 Q 开关倍频 Nd：YAG 激光及波长 510 nm 的闪光灯泵浦脉冲染料激光。

巨脉冲模式在短脉冲时间内提供了极高的能量，产生的瞬间高温使文身颗粒因热膨胀而破碎，碎片较大颗粒容易为组织中的巨噬细胞或其他炎症细胞所吞噬，最后被输送至局部淋巴结。此外，治疗过程中也有部分碎片经表皮消除。

对于黑色文身，上述的激光均可出现明显的效果，一般认为业余文身经过 3～5 次治疗多可消除，尤其是装饰性的文眉或眼线，色素颗粒分布表浅，多数经 1～2 次治疗即可消除。但多色职业文身可能需要更多的次数，较难完全清除，这主要是因为职业文身使用的是有机金属染料，且刺入部位较深。以一组 Q 开关翠绿宝石激光的治疗结果为例，业余文身与职业文身达到清除时的平均治疗次数分别为 4.6 次与 8.5 次。此外，职业文身中不同色彩的颗粒对激光吸收还与波长有密切关系。

专业文身往往包含多种颜色，需要多种波长，上述的任何一种 Q 开关激光都能有效地去除黑色或蓝色文身，治疗后的瘢痕或皮肤质地改变罕见。一般认为，绿色文身颗粒可选择 Q 开关翠绿宝石激光治疗，红色文身可选择 Q 开关倍频 Nd：YAG 激光，反之则无效。彩色文身如能选择合适波长的激光，经过多次治疗，多数能得到较理想的结果。值得注意的是某些患者文身处本身就存在瘢痕，或者业余文身造成皮肤损伤，即使激光治疗后能明显消除文身颜料，但皮肤仍会残留永久性瘢痕，需要进一步借助整形外科手术治疗。

另一类常见的文身是外伤性文身，即外伤性的粉尘沉着，主要是因为车祸、擦伤、爆炸等造成大小、密度不等的异物在皮肤及皮下的沉着，对于此类文身的治疗需根据异物的颗粒大小、色泽、深浅而定，较表浅的可以通过上述的选择性激光光热作用治疗达到理想的效果，但对于异物颗粒较大而密集的病例，可能难以奏效，只能选择整形外科手术治疗。

四、面部年轻化

皮肤老化可以归因于内源性的生理过程和外源性老化。由于遗传及不可抗拒的因素（如地心引力、机体重要器官的生理功能减退等）引起的皮肤内在性衰老称为自然老化，而由于环境因素如紫外辐射、吸烟、风吹及接触有害化学物质引起的皮肤衰老称为外源性老化。

皮肤老化的基本变化为出现皱纹。而光老化的特征在于上述变化限于光暴露部位，临床光老化的特点是：①皮肤质地的改变，如皮肤干燥、粗糙松弛、皱纹、毛孔扩大等。②色素性改变，如色素增加或脱失。③血管性改变，如表皮血管扩张等。这 3 方面的改变构成了光老化的全部症状，同时影响了皮肤的外观。

组织学上，光老化主要包括表皮变薄、黑素增多、真皮中细胞成分减少、胶原和弹性纤维减少、毛细血管排列紊乱、弯曲扩张等。但最具有特征性的变化还是真皮基质成分的变化，而基质成分中又以弹性纤维和胶原纤维最为重要，这两者的变性损伤导致皮肤出现松弛和皱纹。

显然要想逆转皮肤老化的临床表现，自然老化是生命体的基因程序性老化，目前还没有方法可以调控。而光老化是后天的外在因素导致的，其最主要的组织学提示我们选择合适的治疗方法来恢复真皮中各种成分至关重要。在机体创伤修复机制的启发下，我们可以借助外在的损伤或刺激启动真皮的自身修复机制，激发胶原合成与重塑，改善皮肤的质地。同时，还要改善皮肤色素性皮损和血管性皮损，从而达到年轻化治疗的目的。

1. 剥脱性嫩肤技术　　剥脱性嫩肤技术的原理就是通过各种物理化学的方法去除皮肤表皮后暴露真皮，然后刺激真皮组织启动皮肤修复机制，使皮肤内的成纤维细胞产生许多新生胶原蛋白，最终增加真皮内胶原数量并使它们重新排列，从而启动紧肤去皱的作用。同时光老化的许多色素的黑色素细胞都位于表皮基底层，在去除表皮的同时也去除了色素。真皮内扩张的血管在激光的热效应下也能凝固部分血管改善毛细血管扩张症状。

二氧化碳（CO_2）激光是最早应用于医学领域的激光之一。20 世纪 70 年代已开始使用的连续波长 CO_2 激光治疗的最常见并发症依次是增生性瘢痕，瘢痕疙瘩或创口经久不愈。80 年代末，人们仍利用低流量二氧化碳激光进行面部激光除皱，但易于产生瘢痕等严重并发症。随着上述高能二氧化碳激光的出现，超短脉冲与瞬间高能能导致治疗区域组织的受热气化，脉冲宽度短于热弛豫时间，大大避免了对周围组织的热传导，可以更精确地作用于目标组织而较好地避免周围组织的损伤。这种对组织的高选择性破坏技术已广泛应用到临床，如面部皱纹重塑、痤疮继发瘢痕的治疗、激光头发移植等。

在过去 20 年内，利用高能脉冲二氧化碳激光进行的激光面部除皱手术日益普及，尤其口周、眼周细小皱纹经此类激光手术后常可收到较明确的效果。治疗过程持续时间短，由于术中无出血，加上组织汽化后的无碳术野，便于术中对治疗深度及层次的判断。手术一般一次治疗即完成，术中需经过数次激光扫描，每次扫描通常均能达到特定的皮肤层次，这与各种激光的类型与参数有关。激光除皱手术的最常见的并发症是术后较长的红斑期及反应性的色素沉着，在国外文献中这些反应都能在数周，偶在数月即能完全自行消退，加上文化背景的影响，即使全面部治疗后的色素沉着可能能够接受，因此，细小皱纹的去除与面部表面重整在白色人种中已逐渐被接受。

黄色人种属Ⅲ、Ⅳ皮肤类型，治疗后存在明显的色素沉着，往往持续 6 个月以上，甚至 1 年后仍有色素痕迹，这对局部治疗，如口周、眶周治疗的患者的术后生活与工作带来不可忽视的影响，这种影响又使治疗时的扫描次数与能量均受限制，因此，术后皮肤绷紧的效果较难长期保持。随后出现的铒激光（Er：YAG）在除皱中的应用使上述的并发症有所改善，尤其是治疗后炎症性色素沉着显著改善，缩短了术后恢复期。由于水对铒激光的吸收要比 CO_2 激光强 10 倍，其能量转换率相当高，同时铒激光的穿透深度更浅，对皮肤的损伤更小，适用于精细磨削。尽管如此，铒激光和 CO_2 激光一样，在黄色人种的皮肤磨削应用中，仍会被一些常见的不良反应所困扰。比如延迟性红斑可持续 6~12 周，有些甚至可持续 12 个月；色素沉着可持续 3~6 个月；以及术后感染和瘢痕形成，严重阻碍了临床应用。

综上所述，在黄色人种中使用面部激光表面重塑应十分慎重，同时，在整形外科要求除皱治疗的患者多属绝对皮肤松弛，需要手术治疗。对面部，尤其眶周、口周微小皱纹的患者，在具备合适的术后条件、经过全面的术前谈话，方可考虑治疗。

2. 非剥脱性嫩肤技术　　为了避免以上剥脱性激光治疗后的不良反应，缩短愈合时间，减少停工期，同时又能高效地刺激新的胶原产生和改善肤质，非剥脱性嫩肤逐渐被人们所青睐。目前很多激光设备和光设备被用于实现这个目标。这些设备通常于表皮的预冷却和后冷却联合进行，以避免真皮受到热损伤时表皮也受损。真皮的热损伤会诱导成纤维细胞增生以及Ⅰ、Ⅲ型胶原纤维表达上调。一系列治疗后的数周至数月，在真皮中可以观察到胶原合成增加。具有较短波长的非剥脱性激光设备（如 532 nm KTP、PDL）或包含这样波长的宽作用光谱（如 IPL）可以额外地改善皮肤血管性和色素性皮损，从而全面改善皮肤老化。以下简要概述这些嫩肤设备的临床疗效。

（1）PDL 一直是治疗血管性皮损如葡萄酒色斑的标准治疗，在治疗中观察发现治疗区肤质会有所改善，这种肤质改善在没有血管性皮损的光老化患者中得到了验证。被美国 FDA 批准用于嫩肤。

（2）长脉宽 1 064 nm Nd：YAG 激光以黑色素、血红蛋白和水作为靶基，能在皮肤中有足够的穿透深度，对真皮进行选择性加热，从而刺激新的胶原合成。临床观察证实肤质、皮肤色泽和皱纹均得到轻度改善。

（3）1 540 nm Er：glass 激光是以水为靶基，并能穿透 0.4～2 mm 深的激光设备，前瞻性临床研究发现经该激光治疗后 6 个月随访可见皱纹缓慢而持续的改善。皮肤不良反应限于激光照射后暂时性红斑和水肿。

（4）1 320 nm Nd：YAG 激光为中红外线激光，配有喷雾冷却可以保护表皮。研究表明该激光可诱导新的胶原合成，改善皱纹，不伴有表皮汽化，术后不良反应轻微。

1 540 nm 半导体激光也是中红外线激光，其峰值能量较低，导致需要更长的暴露时间，这种延长的脉冲需要在脉冲到达之前、之中和之后进行制冷。前瞻性临床研究表明使用该设备后面部皱纹有轻度临床改善，美国 FDA 2003 年批准了眼周皱纹的治疗。

（5）IPL 不是激光，但其工作原理与激光一样，同样遵循选择性光热作用原理。波长为 500～1 200 nm 的强复合光，这种光本质上和日光非常接近，有可见光和红外线组成。依据不同的治疗要求，采用不同的滤光镜滤掉短波长光源，从而获得不同波段的光进行治疗。其治疗原理主要有两个方面：①特定光谱的 IPL 穿透皮肤后，被组织中的黑素及血管内的血红蛋白优先选择性吸收，在不破坏正常组织的前提下，使扩张的血管、色素颗粒、黑素细胞等破坏、分解，从而达到治疗毛细血管扩张、色素斑的效果。②IPL 照射皮肤深部组织后，产生光热作用，这是一种轻度可逆性损伤，由此启动皮肤组织的修复机制，导致深部的胶原纤维和弹性纤维发生重排，恢复弹性，最终使面部皮肤皱纹得以缓解，同时也有一定的缩小粗大毛孔的作用，临床上达到是皮肤年轻化的效果。

IPL 具有激光所不具备的特征：理想的光源波长、合适的脉冲宽度、大光斑以及多脉冲技术，因此对色素性、血管性和皮肤质地的治疗具有其自身优势。强脉冲光在临床的重要应用是被称为光子嫩肤治疗，IPL 能全面改善皮肤老化的各项临床表现，经过 1 个疗程 5 次治疗后，色素性皮损的有效率＞60％，甚至达到 100％；毛细血管扩张的有效率＞80％，有＞60％的人获得皮肤质地的改善，治疗后仅出现暂时性潮红，1～2 小时消退，治疗安全且不影响患者的上下班。

3. 点阵激光　尽管剥脱性激光和非剥脱性激光取得了一定的临床疗效，但是剥脱性激光同时发生瘢痕、色素改变等不良反应的风险较高，而非剥脱性激光降低了发生不良反应的风险，却疗效有限。为了克服以上 2 种激光治疗的不足，局灶性光热作用（FP）理论的提出为年轻化治疗的发展翻开了新的一页，基于这一理论的激光技术即为点阵激光，因在激光照射皮肤产生许多 MTZ 而得名。这一新技术的建立和进一步临床应用，从而建立起一种安全高效的嫩肤手段。

点阵激光的嫩肤原理：通常情况下我们认为，皮肤损伤后是否产生瘢痕主要取决于损伤深度。当损伤深度达真皮中层或更深的部位时，创面的组织缺损就有瘢痕组织代替。但日常生活经验发现，当皮肤损伤面积很小时（如适用细小针头进行皮肤穿刺时），皮肤并不形成瘢痕，微小组织损伤没有被瘢痕组织代替，而是正常组织填补了损伤区域。因此，只要皮肤组织损伤面积较小，周围存在足够多的可再生组织，愈合时就可避免瘢痕形成，而且这种对皮肤较深的创伤仍能有效地激发皮肤的修复机制。点阵激光正是从这一常见现象中创造出的一个全新的治疗方法，即保证了足够的组织刺激，又可快速修复而不遗留瘢痕。

自从 2003 年美国 FDA 批准了第一台非剥脱性点阵激光 Fraxel SR 以来，随着这一技术的逐步推广，出现了一系列的非剥脱性和剥脱性点阵激光。

不管是剥脱性还是非剥脱性点阵激光，在照射皮肤 24 小时后，MTZ 的表面已被正常的表皮细胞所覆盖，此时创面已无须防水；治疗后 7 天 MTZ 表面薄痂已基本脱落，皮肤恢复正常肤色或轻度红斑，此时已不影响正常生活。治疗后 3 个月的组织学发现热休克蛋白持续表达，证实真皮新生胶原的形成，皮肤改善的组织学征象。

由于点阵激光治疗的安全性大大提高，已在亚洲人群中广为使用，且应用范围逐步拓展，目前主要临床适应证为：光老化所致的皮肤色素改变；皮肤皱纹、松弛和毛孔粗大；各种原因引起的凹陷性瘢痕，尤其对于痤疮凹陷性瘢痕有着确切的临床疗效；还有皮肤膨胀纹或妊娠纹；面部黄褐斑也有一定的改善。

点阵激光治疗后短期不良反应包括：皮肤点状结痂呈古铜色改变、水肿、皮肤干燥、继发感染少见，罕见表面麻醉药的毒性反应。长期的不良反应包括：炎症后色素沉着（PIH），术后防晒是预防的关键；罕见增生性瘢痕形成，故治疗时避免光斑重叠，对于上唇等好发部位应适当降低能量。

总之，点阵激光所带来的临床适应证和疗效是传统剥脱性和非剥脱性激光无法媲美的，而且点阵激光也从原先的非剥脱性光源逐步发展到剥脱性光源，希望能够将传统剥脱性激光和非剥脱性点阵激光融为一体，提升临床疗效。因点阵激光临床应用时间较短，需要在今后的研究中不断优化治疗参数，在年轻化治疗中发挥更大的优势。

五、选择性脱毛

1963 年，激光开始应用于医学时，即有人曾经尝试过用当时的红宝石激光脱毛，但较成熟的治疗是在近年开始形成的。激光脱毛术是利用毛囊、毛球等毛发结构中的黑色素细胞对激光能量的选择性光热吸收而破坏，从而达到脱毛的目的。目前可选择脉冲翠绿宝石、红宝石激光及新型的半导体二极管激光等多种激光发生器，初步的报道提示每次治疗后的暂时性毛发脱落将持续 1~3 个月，如果要求长效的脱毛效果需要长期的门诊治疗。相对于以往的治疗，激光脱毛无疑易于操作，而又可能达到类似毛发电解术毛发破坏效果，是脱毛治疗的重要进展。这一方法减少了脱毛过程的痛苦。

通常使用的脱毛激光治疗均是根据选择性光热作用原理，在白色人种的临床应用中得到肯定的效果。但在有色人种，因其皮肤相对富含黑色素细胞，因此易于影响黑色素细胞的代谢，易形成皮肤非特异性损伤，如色素减退、皮肤质地改变等。因此，人们又根据毛囊与皮肤黑色素细胞体积上的差别以及热动力学参数的区别，设计了相适的脉宽等参数，从而对毛根的破坏实现了更高的选择性，称为选择性热动力学原理，增加了治疗的安全性。

治疗本身的长期效果尚需进一步观察外，此外，由于毛发的生长分为 3 期：生长期、退行期及休止期，只有生长期及部分退行期的毛发具有上述的黑色素分布及热动力学特点，因此，对未成熟的毛发作用不大，因此，激光脱毛一般需要反复治疗才能实现持久的脱毛目的。

六、激光在整形外科领域的其他应用

高能二氧化碳激光也是目前面部痤疮继发萎缩性瘢痕的较理想治疗方法。一组 50 例患者经过 1 次治疗后 81.4% 出现明显改善，治疗后的主要缺点是术后一定时期内出现红斑期与色素沉着，但多能自行消退。

激光在增生瘢痕的治疗上也已经显示其潜在价值，已证实脉冲染料激光可以改善增生瘢痕的充血状态，此外，利用激光对伤口愈合过程中血管形成的影响，是否能预防瘢痕的过度增生，也是一个重要的研究方向。

利用激光技术进行激光头发移植、美容手术的皮肤及组织切开等，不仅减少了术中出血，还缩短了手术时间。

总之，激光作为整形外科中的一种不可忽视的新的手段，已经为一些棘手问题提供了良好的方向，为整形外科提供了一个新的发展点。随着激光技术的发展与普及，其必将纳入整形外科的常规治疗范畴，因此，整形外科医师需要更多地掌握相关知识，与传统的手术治疗结合使用，才能为患者选择更合理、全面的治疗。

（关德立）

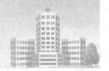

第八章　瘢痕的手术治疗

第一节　概述

几乎每个人在其有生之年，都可能会由于意想不到的创伤、炎症、烧伤或者涉及皮肤切开的外科操作而遗留下瘢痕。撇开瘢痕的成因不谈，创伤的愈合过程最终都将导致"正常"瘢痕或者其他病理性瘢痕，例如增生性瘢痕、瘢痕疙瘩或萎缩性瘢痕。

最初，正常的瘢痕表现为表面不规则的红斑，但随着创面继续愈合，瘢痕逐渐成熟，转变成皮肤色泽，表面也逐渐变得均匀平整。组织学表现中，正常瘢痕的透明胶原与皮肤表面呈平行排列，并伴随弹力纤维数量的减少。

增生性瘢痕色红、质硬，局限于切口或者原损伤部位。它们通常呈线形，其中有相当一部分瘢痕伴随感觉异常如瘙痒症状。增生性瘢痕通常在受伤后的1个月内出现，并随时间持续增长或者消退。增生性瘢痕可以发生在身体的任何部位，但更好发于那些经常受压迫或者受牵拉的部位。

瘢痕疙瘩在临床上被描述成超出原始损伤界限伸展的紫色结节，可伴随感觉异常。它们通常呈不规则形状，并可导致功能障碍。瘢痕疙瘩于原始皮肤受损后的数周或数年之内出现。好发部位包括耳垂，前胸、肩部以及后背。发生原因除了最常见的皮肤损伤外，还包括穿耳洞、擦伤、文身以及接种等。瘢痕疙瘩的转归很难定论，因为它不会自发消退，而且复发率很高，甚至会在数年后再出现，需要多次治疗。瘢痕疙瘩的形成有家族遗传性和人种因素，肤色较深的个体发生率较高。

增生性瘢痕和瘢痕疙瘩的胶原过度沉积，导致瘢痕组织形成，而萎缩性瘢痕则与此相反，其结缔组织破坏，伴随皮肤萎缩和纤维化。萎缩性瘢痕通常见于有痤疮史的患者，其他情况如水痘、手术和创伤也可导致萎缩性瘢痕。最近，有人提出根据瘢痕的宽度、深度和立体形状将痤疮瘢痕分成3种类型，命名为冰凿型、滚动型和车厢型。冰凿型瘢痕看起来窄而深，宽度随其深入皮肤而减少。滚动型瘢痕表面较宽，并有边界，使皮肤看起来像经过"滚动"一样。车厢型瘢痕同样具有宽的表面，局限于界限分明的垂直状边缘。

瘢痕的形成是组织受伤后愈合所经历的一个正常和必然的过程。但是，异常愈合或胶原形成的异常可以造成皮肤表面恢复不完全或者永久性结构异常。瘢痕通常在形成后1年达到一个稳定状态并且最终达到正常皮肤张力的80%。

在临床上能够被患者接受的瘢痕应该在厚度、颜色上与周围正常皮肤接近，而且质地柔软、比较

窄。常见的手术切口应该隐藏在皮下肌肉收缩时形成的皮肤张力线（RSTLs）中或与之平行（图 8 -
1）。外科手术前的准备和预防对于改善瘢痕非常关键。而且，充分了解所面对的异常瘢痕组织和修复
瘢痕的各类手术方法能够帮助皮肤科医生在与"丑陋"瘢痕的战斗中获胜。

这个章节将着重于瘢痕的手术修复。如果想要了解瘢痕的激光治疗，请参阅第七章第四节。

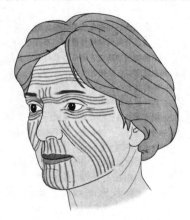

图 8 - 1　下层肌肉组织运动引起的 RSTLs

通常与肌肉纤维方向垂直。为了瘢痕的美应该平行或沿着 RSTLs 进行切开

二、临床瘢痕分类

从病因学方面来讲，有四类瘢痕需要修复：①设计糟糕的手术切口。②外伤引起的瘢痕。③愈合欠
佳。④疾病相关的瘢痕（表 8 - 1）。

表 8 - 1　异常瘢痕的病因学分类

分类	原因
设计欠佳	没有与 TSTLs 平行
	忽略了面部标记
	长线设计
	伤口缺少外翻而造成的凹陷瘢痕
外伤或不规则伤口	烧伤
	破碎
愈合不良	感染
	张力过大
	组织坏死或脱落
疾病相关	痤疮
	水痘
	瘢痕疙瘩

瘢痕畸形的类型决定了修复的手段（表 8 - 2）。

表 8 - 2　瘢痕畸形和治疗方法

瘢痕畸形	原因	治疗方法
突起	伤口张力	皮内注射皮质类固醇激素
	伤口边缘对合不齐	消除

瘢痕畸形	原因	治疗方法
	全厚皮片移植（过大）	梭形切除
		皮肤磨削
		激光磨消
增生性瘢痕/瘢痕疙瘩	遗传易患病体制	皮内注射皮质类固醇激素
	活动部位或张力过大	消除
	持续性炎症（感染或异物反应）	梭形切除
		放疗
		冷冻
		激光
		压迫治疗
凹陷性瘢痕	深部切除活检	梭形切除和缝合
	电烧灼或刮除	W 改形/深部纵褥式缝合
	伤口外翻不足	皮内缝合
	伤口愈合时有血肿或感染	充填
		皮下切开/皮下潜行分离
宽瘢痕	伤口张力过大	切除瘢痕并行 W 改形/深部纵褥式缝合和皮下缝合
长线性瘢痕	术前设计欠佳	W 改形
		几何折线法
		皮肤磨削
凹痕/冰凿型瘢痕	痤疮	环钻切除
	外伤	环钻移植
		真皮囊移植
		皮肤磨削
挛缩/网状瘢痕	横穿凹陷部位	Z 改形

设计糟糕的手术切口要么没有隐藏在皮肤张力线中，要么没有沿着美容结构单位的结合线，或者没有考虑到面部标志或诸如嘴唇或眼睑之类的游离组织缘。因此这些手术切口并不能很好地被掩饰并且在外观上非常明显。这些瘢痕的外观宽度不一、或凸起或凹陷，或增宽或收缩，或成片或呈线型。图 8 - 2 是各种瘢痕类型的示意图。外伤引起的瘢痕通常都不会有很好的外观，因为它们都是在诸如伤口或者烧伤后形成的，所以不可能通过事先的设计来改善。此外，烧伤后的瘢痕因为收缩会增加皮肤的张力并造成菲薄的萎缩性皮肤。幸运的是，一次简单的梭形切除或者瘢痕改形可以帮助将这些瘢痕隐藏到皮肤张力线中。

感染后的愈合欠佳、过大的伤口张力、异物的存在、组织坏死可以造成严重的瘢痕，特别是瘢痕疙瘩或增生性瘢痕。瘢痕疙瘩向伤口边界外侵袭生长，常伴有疼痛和瘙痒。这类瘢痕在受伤后平均生长 30.4 个月，并且经常复发，特别是在诸如肩部、胸部、肘部、上臂和面颊这些高风险部位。而增生性瘢痕通常在伤口范围里突起增生，经常在活动较多的部位形成。增生性瘢痕比瘢痕疙瘩形成的要早，通常在受伤后 4 周内便形成了；增生性瘢痕比瘢痕疙瘩更容易被外科手术改善，同时更容易随时间而消退。

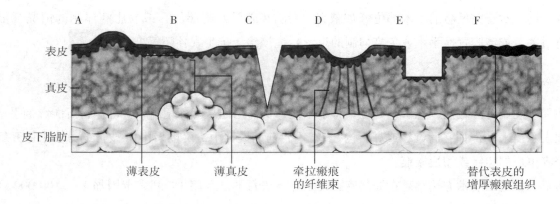

图 8-2　瘢痕亚型侧面观

A. 突起型瘢痕；B. 上皮和真皮变薄的萎缩性瘢痕；C. 冰凿型或凹陷性瘢痕；D. 滚动型瘢痕，注意纤维范围；E. 厢型瘢痕；F. 挛缩或网状瘢痕，增厚的瘢痕组织替代了上皮组织

诸如痤疮或水痘引起的急性炎症造成的疾病相关性瘢痕通常表现为萎缩性瘢痕。这些瘢痕表现为凹陷以及表面皮肤纸样菲薄，因为相关的炎症引起胶原被破坏导致皮肤萎缩。痤疮瘢痕在临床上可以进一步分类为冰凿型、滚动型和厢型瘢痕。冰凿型瘢痕是深点状的，而厢型瘢痕或深或浅，表现为皮肤上平坦的火山样瘢痕。滚动型瘢痕在皮肤上的范围不规则，形成不平的表浅皱纹结构。冰凿型和厢型瘢痕采用环钻切除的效果较好，而滚动型瘢痕则采用皮下刮除法、充填或者激光治疗的效果较好。环钻提升法同样可以用于治疗较宽较深（＞3 mm）的厢型瘢痕。

三、患者的选择

理论上，任何不理想的瘢痕都是可以修复的，但是只有现实中理想的效果才能被患者接受。在手术前的咨询中应该让患者认识到瘢痕不可能被完全去除而只能得到外观上的改善。

在施行瘢痕修复手术之前，有很多因素需要考虑，应该了解患者过去的治疗史及对先前手术治疗的效果。某些特定种族的患者诸如亚洲、西班牙和黑色人种被认为特别容易形成瘢痕疙瘩和增生性瘢痕。年龄也是一个重要因素，因为瘢痕疙瘩好发于 10～30 岁的人群中。还应该特别注意一些患有如埃勒斯-当洛斯（Ehlers-Danols）综合征和马方（Marfan）综合征等遗传性疾病的患者，患有垂体、甲状腺和甲状旁腺疾病的患者和有放疗史的患者。所有这些因素都可能导致瘢痕修复手术效果欠佳及瘢痕的不良愈合。

四、治疗策略

预防是最好的治疗措施。要彻底地将瘢痕修复到受伤之前的状态是不可能的，但是手术前仔细设计可以明显减少未来手术修复的需要。然而，时机是同样重要的。因为在愈合过程的早期进行手术修复会减弱伤口的愈合能力或引起增生性瘢痕。

应该在仔细评估瘢痕特性的基础上来选择手术治疗的策略，这些特性包括：瘢痕的颜色、质地、既往治疗的方法和时间、部位及趋势、范围、厚度和周围皮肤的质量。还应特别注意一些"困难"瘢痕，例如因割伤、坏死或大部分切除而造成的皮肤缺损，因为皮肤的松弛度明显地减弱了。瘢痕的手术切口应靠近原有的瘢痕，但不能正好在瘢痕的边缘上。

对于患者手术前的指导应该包括避免使用阿司匹林、非甾体消炎药、维生素 C、维生素 E 以及酒精等至少 1 周。对于高风险的手术部位（如腋窝、会阴和软骨暴露部位）或易患病体制的情况（如 2 年内进行过关节或瓣膜置换手术或免疫抑制的患者）应该给予抗生素预防感染。

五、一般外科原则

在局部浸润麻醉之前，患者站立位，将手术设计切口用记号笔标记出来。确保将可能影响手术的解剖标记表示出来（例如：唇红缘或鼻唇沟）。在手术前的设计中，可以采用 M 改形的方法来避开解剖标志、美容单位的边缘或缩短瘢痕。

本章所描述的手术方法都是在局部麻醉的条件下进行的。采用 1% 利多卡因加 1 ∶ 100 000 肾上腺素来收缩术区血管减少出血，从而改善手术视野情况。手术区域应该消毒铺巾。通常使用 Bard － Parker 15 号手术刀来进行切除手术。

具有清洁、新鲜健康边缘的伤口才能完美地愈合，这样的条件可以通过沿正确的方向减少伤口的张力、采用低反应缝合材料来实现。可采用深部纵褥式缝合来减少真皮层回缩并转换伤口边缘的张力，良好的深部纵褥式缝合可以使伤口外翻。采用悬吊缝合方法将推进的组织边缘锚定在骨膜上，可以减少诸如嘴唇和眼睑等游离组织缘的张力，并能再造出自然的皱褶或凹度。

推荐采用 4 － 0 可吸收缝线来关闭躯干或肢端高张力部位的皮下或真皮切口。在脸部的低张力部位则可以采用可吸收的 5 － 0 缝线来关闭真皮切口。4 － 0 不可吸收缝线可以被用来关闭躯干和肢端的表皮伤口，特别是用聚丙烯线进行连续皮内缝合可以减少针脚的痕迹。面部则可以用 5 － 0 或 6 － 0 的不可吸收缝线。尽管作为连续皮内缝合或在高张力部位可以保留更长的时间，但躯干上的缝线一般保留 2 周。脸部缝线一般保留 1 周。尽管足够的深部缝合更为有效，但过多的缝线增加了炎症反应。

术后护理对于瘢痕修复是否成功相当关键。在术后应用 24 小时弹力套来帮助止血。建议患者尽可能久地减少太阳照射和避免瘢痕部位的外伤和牵拉。如果有必要进一步改善外观的话，可以在瘢痕修复手术后 6～8 周采用激光进行皮肤磨削术。

（刘亚兰）

第二节　治疗技术

一、切除技术

（一）削除法

1. 适应证　削除法被推荐用于治疗小的皮肤凸起畸形和边缘凸起或不平的狭窄瘢痕。

2. 治疗原则　用利刃的剃刀或手术刀线性削切瘢痕直到其与周边皮肤在一个水平，但是要避免进入真皮深层。如果使用手术刀，通常可以帮助刻画突起的瘢痕边界以确保治疗不超出欲治疗的范围。精良的电外科学技术可以使瘢痕向周围皮肤过度得更为平滑，尽管这并不推荐应用于瘢痕疙瘩上。伤口可以二期愈合。

（二）梭形切除

也被称为椭圆形或瘢痕边界外切除法，这项技术遗留下细小的线性瘢痕隐藏在皮肤张力线皱褶中。

1. 适应证　梭形切除法很具通用性，可以应用于修复任何小于 2 cm 顺皮肤张力线的小瘢痕，也可以应用于中到大的瘢痕，尽管可能需要在间隔 6~8 周的时间里进行一系列的切除手术。这项技术的适应证可以是宽的、凹陷的或者突起的瘢痕。

2. 治疗原则　这项技术的目标是完整地去除瘢痕组织而不管其宽度或者深度。就像名字所写的那样，瘢痕就如同一个中央对角小于 30°的椭圆一样被去除。充分的皮下分离使伤口边缘更平整，并且减少了张力为伤口愈合创造了良好的条件。在图 8-3 中演示了梭形切除法。

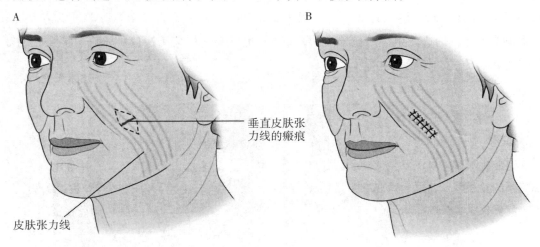

图 8-3 （A 和 B）梭形切除示意图。注意将瘢痕方向改向 RSTLs

3. 问题及解决方法

（1）深部缺陷：更深和范围更大的缺陷同样可以从这项技术中获益，尽管它们可能需要更多的结构上的支持来去除瘢痕。这可以通过将第一层缝合作为基底来实现，简单的可吸收缝线间断缝合就可以胜任这个情况。良好的皮肤对合依赖于深层垂直褥式缝合和后续的间断缝合或皮下缝合。皮下缝合技术更适合于非面部部位，因为当缝线遗留超过 1 周后它不会留下点状或线结瘢痕。

（2）瘢痕疙瘩和增生性瘢痕：修复瘢痕疙瘩时应尽量避免手术部位张力过高，因为这样会有很高的复发率（50%~80%）。消除所有可能的持续性感染源，包括皮脂腺囊肿、窦道和截留的毛囊。表面覆盖的未受累的表皮或上层真皮在切除了下层的瘢痕疙瘩胶原纤维并将上部真皮和表皮覆盖回去后可以作为皮片或皮瓣的来源。使用这项技术，为避免后续的感染不应皮下缝合而是采用表皮缝合。

（三）分次部分切除

1. 适应证　这项技术特别适用于在不影响周边组织结构的情况下治疗范围过大和弹性较差的瘢痕。

2. 治疗原则　采用常规的切除方法，部分切除瘢痕然后

通过充分的皮下分离将创缘拉拢。需要手术的次数由瘢痕的大小和生长部位决定，也与周边皮肤的弹性有关。如果需要超过 2 次的手术，则可以考虑采用扩张器的方法来减少切除术的次数。

二、瘢痕改形

瘢痕改形手术对于跨越解剖单位、破坏解剖关系的拉长的或片状的瘢痕有效。瘢痕改形也对改善长线性瘢痕有效。

1. Z 改形　这项技术通过转移三角皮瓣及改变皮肤张力线内瘢痕的方向来均匀瘢痕张力和收缩畸形。

（1）适应证：Z 改形有很多用处，它可以延长挛缩的瘢痕，去除网状和裂隙，复位面部解剖标记，提供毛发伪装，打断长的直线瘢痕（尽管其他的改形方法可以伪装得更好）。

（2）治疗原则：在切除瘢痕之前标记侧轴长度。去除瘢痕的主要部分形成中央轴，并且切取与中央轴一样长的三角皮瓣，虽然可能需要根据皮肤的张力而延长。可以根据原 22 个游离末端连线的位置来估计新 Z 中央轴的位置（图 8-4）。延长的长度取决于侧轴的角度；一般的规律是每增加 15°瘢痕就延长 25%（表 8-3）。瘢痕最终的长度大约超出原来长度的 3 倍，而且多个 Z 改形可以结合起来减轻组织的挛缩（图 8-5）。周边的组织潜行分离后，2 个三角皮瓣进行交叉换位。正确分离皮瓣对于保证尖端一定的张力和避免尖端坏死非常重要。

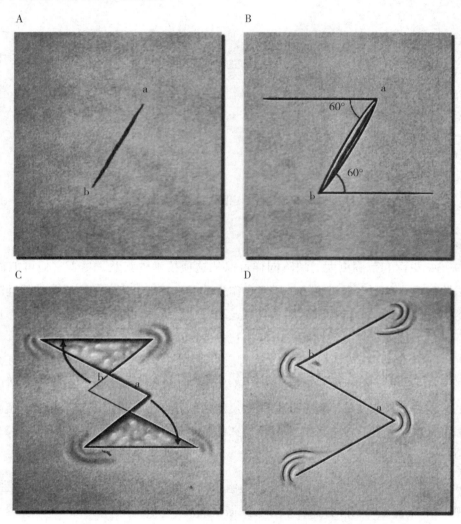

图 8-4 Z 改形。2 条与瘢痕等长的侧臂与 RSTLs 平行，用来形成转移皮瓣

A. a~b 的瘢痕；B. 切除瘢痕，形成两条侧臂与 RSTLs 平行的皮瓣，60°角可以延长伤口长度的 75%；C. 转移皮瓣；D. 改变方向后的瘢痕

表8-3　Z改形预期增加的组织量

Z改形角度（°）	增加组织量的百分比
30	25
45	50
60	75

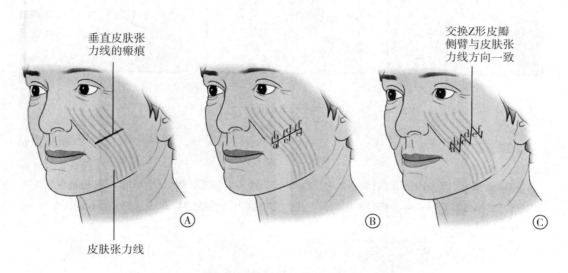

图8-5　Z改形系列

A. 与皮肤张力线相交的长瘢痕；B. 形成多个Z改形皮瓣，a和b交换，c和d交换，e和f交换；C. 最终交换侧臂的瘢痕与RSTLs方向一致

（3）禁忌证：避免应用于瘢痕疙瘩的修复，因为瘢痕疙瘩会沿着延长的瘢痕线生长，比原来更严重。

2. W改形　这项技术的优势是不会延长瘢痕的长度。尽管它比几何折线改形更缺乏伪装，但是它是个快速的手术方法。

（1）适应证：W改形可以应用于修复长而直的垂直于皮肤张力线的瘢痕（＞2 cm），或横穿下颌缘、面颊，或前额有弯曲突起的表面的瘢痕。这项技术对于挛缩的瘢痕和前额或颈部的短瘢痕有效。

（2）治疗原则：术前仔细设计是很有必要的，在原始瘢痕两边设计一系列交错的小三角皮瓣（多个小的"W"形）使得两边在瘢痕切除及创缘充分潜行分离后能够完全地交叉在一起。三角臂应该在3～5 mm长，并且末端应该小于30°，目的是避免一个突起的圆锥或"猫耳朵"效果。各个组成成分应该与皮肤张力线平行，尽可能地提供最佳的隐蔽效果。瘢痕组织应该完全地切除，并且为了无张力闭合应该广泛地潜行分离（图8-6）。W改形技术也能用于修饰曲线瘢痕（图8-7）。

（3）禁忌证：在皮肤松弛度差的地方关闭伤口可能会有问题。

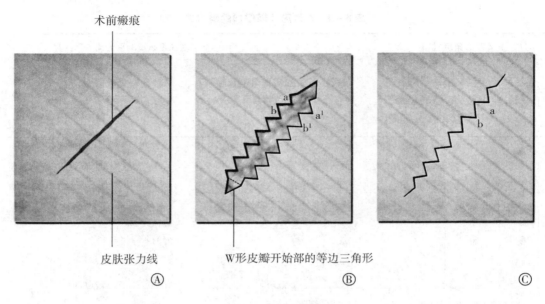

术前瘢痕

皮肤张力线

W形皮瓣开始部的等边三角形

Ⓐ   Ⓑ   Ⓒ

图 8-6 W 改形

A. 直线形瘢痕；B. 在伤口两边做一系列连续 W 交叉改形，注意 a 和 a¹ 及 b 和 b¹ 的相互对应关系；C. 切除瘢痕后形成一半平行于皮肤张力线的多个锯齿线交错成 W 形，注意 a 和 b 的位置

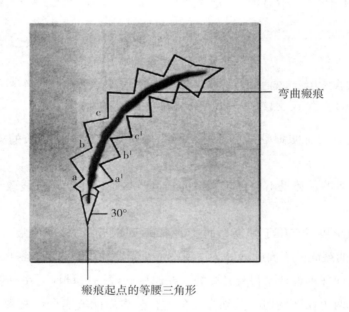

弯曲瘢痕

30°

瘢痕起点的等腰三角形

图 8-7 W 改形治疗弯曲形瘢痕

以 30° 角的等腰三角形作为两条平行线的开始，注意内圈切口的角度比外圈更尖锐而长度却相同，这就能让 a 和 a¹ 及 b 和 b¹ 相互交错

3. 几何折线闭合法 几何折线闭合法（GBLC）是一种最常用的瘢痕改形技术，在不延长瘢痕的前提下提供了最佳的修饰（无规律的），但是这个技术比较耗时，对手术者的技术也是一个挑战。

（1）适应证：同 W 改形术，这项方法适用于横穿或与皮肤张力线垂直的长、直的瘢痕。

（2）治疗原则：几何折线闭合法设计一系列不同的几何形状的皮瓣与伤口对侧呈镜像形状的皮瓣正好交错。几何形状的皮瓣应该形态不同且不规则，大小在 3~7 mm 并且距离瘢痕边缘 3~6 mm （图 8-8）。尽管深部部分老旧的瘢痕组织不必被切除，但是治疗区域应该被广泛地潜行分离以达到无张力闭合的目的。同 W 改形一样，切口的末端角度应该小于30°或者行 M 改形避免"狗耳朵"。

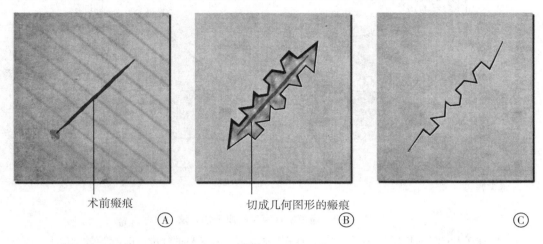

术前瘢痕

切成几何图形的瘢痕

Ⓐ Ⓑ Ⓒ

图8-8 几何折线法

A. 瘢痕；B. 设计不规则的钥匙齿样形状，示意图有所放大，实际上每个的大小只有 5~7 mm；最终尖
角形的瘢痕比圆形或椭圆形的瘢痕更隐蔽；C. 最终不规则的瘢痕尽可能地隐藏了原有瘢痕

（廖新成）

第三节 瘢痕的修复

一、皮下切开法

这项技术的作用是基于滚动型瘢痕的生理学特性，松解皮下牵拉表面组织的纤维条索。在缺陷区下
方适当的创伤促进新的结缔组织形成并提供额外的支持。在手术后的几个月里胶原一直在形成，这项技
术在12个月后能够对滚动型瘢痕提供50%的改善率。充填物也可以应用在皮下来改善残余的凹陷性
瘢痕。

1. 适应证　这项技术适用于滚动型痤疮瘢痕和其他在皮肤牵拉实验中能够改善的瘢痕。

2. 治疗原则　以小角度插入一根装在 3 mL 注射器上经过消毒的 18 号，3.8 cm（1.5in）Nokor Ad-
mix 针，针的斜面与皮肤平行。针应该刺入到皮下浅层，偶尔进入深层真皮。当针头在作广泛切割皮下
纤维条索动作的时候，另一只手应该帮助稳定术区（图8-9）。为了尽可能地松解纤维条索，最好能够
从多个穿刺点进入瘢痕组织。手术后应该紧压5分钟以加强止血。对于严重或范围太广的滚动型瘢痕，
可进行 3 次，每次间隔 6 周的皮下切割法。

3. 问题及解决方法　这项技术的不良反应有血肿、瘢痕增生和瘢痕复发。如果在愈合过程中的确
有瘢痕增生，可以根据瘢痕的硬度在皮损内注射曲安奈德（去炎舒松）3.3~10 mg/mL 直到瘢痕部位
变平。不良反应的风险随治疗部位的增多而增加。

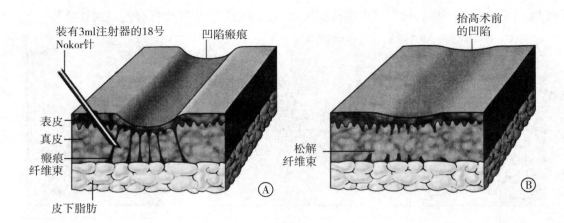

图 8 - 9 痤疮旋转瘢痕的皮下切开法

A. 带刀片的针头以锐角平行皮肤表面插入，来切断牵拉瘢痕的纤维；B. 瘢痕较术前平整及提升了

二、环钻切除

1. 适应证 环钻切除被推荐用来治疗冰凿样瘢痕或者深度的厢型瘢痕。

2. 治疗原则 在设计切口时沿着垂直于皮肤张力线的方向往外牵引，使得圆形的伤口成为椭圆形，于平行皮肤张力线闭合（图 8 - 10）。根据瘢痕的大小，选择 1.5 ~ 3 mm 的钻头。

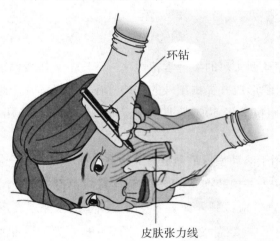

图 8 - 10 环钻切除法示意图

注意让副手帮助垂直 RSTLs 向外牵引皮肤，环钻工具与皮肤垂直并快速旋转去除瘢痕

三、环钻提升术

环钻提升术较环钻移植术最大的优势就是避免了颜色或质地的改变。

1. 适应证 环钻提升术适用于没有严重颜色和质地异常的宽（>3 mm）的厢型痤疮瘢痕。

2. 治疗原则 根据坑状瘢痕的内径选择钻头的尺寸。钻头以快速旋转的动作来松解被牵拉向下的瘢痕，并且用镊子来提升使得瘢痕稍高于周围皮肤，将塞子状瘢痕组织与下层组织分离，用皮肤黏合剂和胶带来保护伤口。

四、环钻移植

因为此项技术有较多的并发症，所以环钻移植技术仅仅作为二线治疗手段。

1. 适应证　适用于深层、不规则的瘢痕或片状厢型瘢痕，对于诸如前额部此类移动性较小差的部位效果较好，而对于口周之类活动性较大的部位效果不好。

2. 治疗原则　这项技术与环钻提升相似，但是用供区圆柱状组织来替换原有的组织而不是将原有缺损部位提升起来。在切除瘢痕后，从耳后切取等大或大约 0.5 mm 的皮片移植到受区。供区缝合并用皮肤黏合剂和胶带来保护伤口。

3. 问题及解决　手术的后遗症包括移植物不足，移植物凸起以及因为颜色和质地的差异造成的移植物比较显眼。

五、充填物治疗

（一）适应证

适用于滚动型痤疮瘢痕，真皮凹陷缺陷或简单的伸展性凹瘢痕。瘢痕越成熟及越软，治疗后效果越好。由于注射充填物引起的局部损伤，机体会产生一些胶原。因此用充填物治疗的瘢痕在第 1 次注射治疗后会变浅。冰凿型和水痘瘢痕对此治疗的效果并不好，因为它们趋向于形成过多的皮肤附属器。真皮充填物的充填位置如图 8-11 所表示。

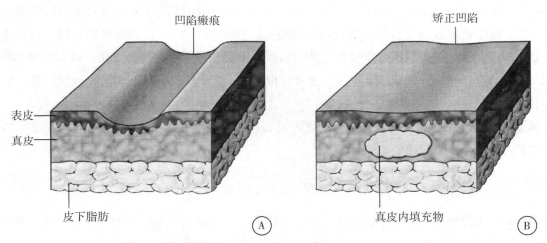

图 8-11　凹陷性瘢痕填充物注射位置

（二）充填物的种类

注射用充填物：牛胶原需要进行皮肤过敏试验。效果持续 3~18 个月，但是有自身免疫性疾病史的患者则应避免使用。也可以应用较少发生过敏反应的人胶原，但是其效果保持比较短，通常只有 3~4 个月。玻璃酸（透明质酸）是另一个选择，它不需要进行过敏试验，效果保持又比人胶原要长，通常可以保持至少 6~8 个月。含有颗粒状物质的充填物能够加重纤维化使得存在的时间更长。然而目前这样的充填物仍未通过 FDA 的审批或不能用于治疗瘢痕。为了防止形成硬结或刺激周围纤维化，充填物应小量地注射入深层真皮。长效充填物包括含有部分变性牛胶原的聚甲基烯酸甲酯微球、多聚左旋乳酸和医用硅胶。

六、真皮移植

这项技术在皮下切开后将从耳后取的真皮移植入相应的皮下腔隙中。尽管手术后效果取决于技术水平，但是这样的移植从理论上来讲具有一定优势，因为它们可以快速获得，不易排异，在表面皮肤与下层瘢痕纤维组织间形成永久的腔隙，而且可以被精确地应用于修复各类缺陷上。

在进行手术前 10 ~ 14 天，使用一根 18 号针头将瘢痕破坏，刺激其颗粒状组织并获得一些初期改善。取皮区通常隐藏在耳后沟中或颈部。在使用磨削、CO_2 激光或者手术刀去除了供区的表皮后，适用 3 mm 钻头或者长窄带切取真皮深至深筋膜。根据受区形态修整切取的真皮并将其放入先前用刺切除瘢痕后形成的腔隙中，缝合表皮伤口。

七、皮肤磨削术

1. 适应证　因为皮肤磨削术可以应用于治疗单独的皮损（痤疮、水痘、活盖）和凸起的瘢痕，所以常作为瘢痕修复末后 6 ~ 8 周的二线治疗手段，来治平整皮肤表面改善轮廓异常。

2. 治疗原则　先使用维 A 酸或 4% 氢醌 1 个月，促进表皮再生并且相应地减小术后炎症反应、过度色素沉着的风险。因为在治疗过程中颗粒会通过气传播或形成雾状，所以手术室中的工作人员应该采取适当的安全保护措施。局部麻醉（肿胀或冷冻剂）会形成一个坚固的表面而不使表皮肤变形。应该确保磨削部位没有任何干扰磨削机的东西（如头发、毛巾、纱布）。

磨削机一个由马达驱动的（2 万 ~ 3 万 r/min）的带有不同粗糙程度钻石磨头手柄的机器。手握持的方位应该与转轮转动方向呈 90°，并且沿着转轮转动方向向前。应该快速地磨削瘢痕，目的是穿透真皮乳突层中部或深部，保留网状真皮层和皮肤附属器以便实现无瘢痕的再上皮化。确保要羽化磨削区域的周边，使得治疗和非治疗区域过渡平缓。患者可以在 5 ~ 7 天内实现再上皮化，尽管红斑一般要持续 2 ~ 3 个月。

3. 禁忌证　避免用于患有活动性疱疹的患者或者在之前几年中应用过异维 A 酸的患者。这项技术同样会有术后炎症性色素改变的风险。

九、总结

如同本节中所提到的，治疗瘢痕的手术方法有很多。一些适用于治疗特别类型的瘢痕，它们也可以与其他手段相结合，来达到一个最理想的结果。充分掌握基本的外科修复手术方法可以帮助患者在可预期和有效的范围内最大限度地改善瘢痕的外观。

（贾立平）

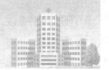

第九章　皮瓣及肌皮瓣移植

第一节　概述

皮瓣是指自身带有血供、包含皮肤与皮下组织或更深层次组织在内的复合组织块。将这样的组织块由身体一处转移至另一处的过程称为皮瓣移植。形成皮瓣的部位称为供区，接受皮瓣的部位称为受区。若将设计的皮瓣立即掀起并转移至受区，称为即时皮瓣移植；若将设计的皮瓣先经延迟手术，使其血供更加丰富后再行移植，称为延迟皮瓣移植。皮瓣自身携带血供的方式有 2 种：一种是与供区不完全分离，以"蒂"相连。"蒂"可为皮瓣的全层组织，也可为部分层次的组织，如皮下组织、肌肉、筋膜等，或仅为血管束。以此方式携带血供的皮瓣称为带蒂皮瓣，将其转移至受区的过程称为带蒂皮瓣移植。另一种皮瓣完全与供区分离，通过皮瓣的滋养血管与受区知名血管手术吻合的方式获得血供。以这种方式获得血供的皮瓣称为游离皮瓣，其转移过程称为吻合血管的游离皮瓣移植。

皮瓣移植后早期完全依赖自身携带的血供维持生存，以后随着愈合过程的进展，可逐渐从受区获得血供，同时对自身所带血供的依赖性逐渐减小，甚至可完全不需要，此时，如果有必要可将带蒂的皮瓣蒂部切断。

皮瓣移植是整形外科最基本、也是最常用的操作技术之一。其主要适应证包括以下几个方面。

1. 修复有骨关节、软骨、肌腱、重要脏器及血管神经裸露的皮肤软组织缺损创面。

2. 修复洞穿性缺损。

3. 修复血供不良创面，如放射性溃疡、慢性骨髓炎溃疡等。

4. 修复受磨压部位的创面，如足跟溃疡、压疮等。

5. 再造器官，如手指、耳、鼻、阴茎、阴道再造等。

6. 功能重建，如背阔肌肌皮瓣移植重建屈肘功能等。

除上述几方面外，对一些虽无重要组织结构暴露的创面，为获得良好的形态或功能效果，也宜选用皮瓣修复。

（田　浩）

第二节　随意型皮瓣

随意型皮瓣（random pattern skin flap）又称任意皮瓣。随意皮瓣与轴型皮瓣相对，指的是一类蒂部不含有知名血管、由肌皮穿支供血的皮瓣。按照皮瓣组织成分划分，随意性皮瓣属单纯皮瓣。随意皮瓣内仅含有真皮内血管网、真皮下血管网，有时也带有皮下血管网，虽然由肌皮穿支血管供血，但与真正意义的穿支皮瓣在设计原则、转移方式上存在较大不同，应当加以区别。

一、随意皮瓣设计原则及注意事项

随意皮瓣设计遵循皮瓣设计的一般原则，通常采用逆行法设计，切取面积略大于受区创面。随意型带蒂皮瓣因皮瓣不含有知名的动、静脉，移植时依靠皮瓣的蒂部提供营养，因此，皮瓣蒂部的宽度直接影响到移植皮瓣的长度和面积。为保证移植皮瓣的成活，移植皮瓣的长度与蒂部的宽度应有一定的比例，否则皮瓣的远端会由于血液供应不足而坏死或部分坏死。随意型带蒂皮瓣的长宽比约为（1~2）:1，一般而言1.5:1较为安全。如果皮瓣的长轴与体表血管走行方向一致，则皮瓣的长宽比例可达3:1；如在血供丰富的头面部、会阴部则可达4:1或5:1。

切取带蒂皮瓣应遵循无菌和无创操作原则，止血彻底。皮瓣经皮下隧道转移时，隧道应宽敞，以免皮瓣蒂部受压、过度扭曲或遭受牵拉，带蒂皮瓣移植后一般不采用加压包扎方式，尤其在蒂部，通常采取皮瓣下放置引流的方式预防积血或积液。远位带蒂皮瓣移植术后，供、受区肢体应固定牢靠，避免皮瓣撕脱。带蒂皮瓣移植后，如果需要断蒂，一般在术后3周左右实施，为安全起见，在皮瓣断蒂之前应进行血流阻断试验，阻断蒂部血流1小时后皮瓣无血供障碍发生，即可安全断蒂。对带蒂皮瓣进行晚期休整，一般在术后2~3个月进行。

随意皮瓣设计灵活，临床应用广泛，按照皮瓣转移方式划分，随意可分为局部皮瓣、邻位皮瓣和远位皮瓣三大类，临床绝大多数的局部皮瓣均属随意皮瓣。

（一）局部皮瓣

局部皮瓣是在受区邻近部位形成的皮瓣，具有皮肤色泽、质地与受区一致，皮瓣转移操作简便，一次手术即可完成转移修复等优点。局部皮瓣按照转移轨迹可进一步分为推进皮瓣与枢轴皮瓣2类。

1. 推进皮瓣（advancement flap）　又称滑行皮瓣（sliding flap），是以滑行推进的方式自供区移动到受区的皮瓣。皮瓣设计在软组织缺损的邻接部位，经切开、分离等操作形成皮瓣，利用皮瓣自身及缺损周边皮肤软组织的弹性和松动性，以近直线的方向滑行推进，移动到受区覆盖创面，修复缺损。

推进皮瓣有矩形推进皮瓣、V-Y推进皮瓣、双蒂皮瓣、Burrow楔形皮瓣、皮下蒂皮瓣（风筝皮瓣）、A-T皮瓣等几种常见形式。

（1）矩形推进皮瓣（rectangle advance flap）：是以皮肤缺损的一侧创缘作为皮瓣远侧游离缘，沿缺损区创缘两侧做平行的辅助切口，由远及近剥离，形成矩形的单蒂皮瓣，皮瓣向缺损区滑行推进，覆盖创面、修复缺损。矩形推进皮瓣适用于全身多部位创面的修复。

H形皮瓣（H flap）又称双侧推进皮瓣，是2个矩形推进皮瓣的组合形式。缺损两侧相向设计2个矩形推进皮瓣，缝合后切口呈"H"形，H形皮瓣转移过程中，由于缺损两侧皮肤组织的弹性和移动性不同，2个皮瓣并不一定会合于缺损的中央。H形皮瓣常用于前额、上唇、下睑等部位皮肤软组织缺损的修复。

（2）V-Y推进皮瓣（V-Y flap）：皮瓣供区以"V"形切口切开皮肤，利用皮下组织的松动性将皮瓣向受区推进后以"Y"形缝合。V-Y皮瓣属推进皮瓣，在皮肤缺损或错位组织邻接部位设计等腰三角形切口，沿设计线切开皮肤、皮下组织，形成一块下方连于皮下组织而周缘游离的三角形皮瓣，皮瓣向前推进以闭合缺损或纠正组织错位，继发缺损直接对边缝合。V-Y皮瓣主要适用于皮肤缺损修复、错位组织的复位、组织长度的延长等。

（3）双蒂皮瓣（bipedicle flap）：形成于皮肤缺损邻接部位、蒂部位于两端的条形皮瓣。双蒂皮瓣以缺损的一侧创缘作为皮瓣的一边，平行此线，依照缺损范围，在缺损旁一侧正常皮肤组织部位设计切开线，切开、剥离形成皮瓣，以滑行推进方式覆盖创面。皮瓣转移后产生的继发缺损可通过皮片移植的方式加以修复。双蒂皮瓣凭借两端蒂部获得血供，因此其长宽比例可增大1倍。双蒂皮瓣主要适用于头皮、面颈部、四肢、指端等部位的梭形创面的修复。

（4）Burow楔形皮瓣（Burow's wedge flap）：Burow楔形皮瓣是推进皮瓣的一种常用变化形式，其闭合创面主要是靠皮瓣的推进运动，几乎不包含旋转成分，故将其划归为推进皮瓣。基本的Burow楔形皮瓣是将三角形缺损的一条边延长切开，与延长线远端缺损对侧切除约为原发缺损面积1/2的三角形皮肤，经潜行剥离形成皮瓣，利用皮肤的弹性，使两三角形缺损的两边逐渐对合、修复缺损。因皮瓣移动过程中，三角形缺损的2条边相对不动，因此，该皮瓣特别适合于一侧有重要解剖结构的缺损修复，例如，用Burow楔形皮瓣修复上唇、眉部的缺损极为适合，很少带来重要解剖结构的移位，造成面容改变。

（5）A-T皮瓣：A-T皮瓣是一种双侧推进皮瓣。常用于修复三角形的皮肤缺损。基本的A-T皮瓣是在三角形缺损的一边向两侧延长切口，并在两侧延长线远端、缺损对侧各切除一小块三角形皮肤（Burow三角），经剥离形成皮瓣，利用皮肤弹性，使三角形缺损两边对合修复创面。

2. 枢轴皮瓣　枢轴皮瓣是指围绕某一轴心点通过旋转方式转移至受区的一类皮瓣。其旋转弧的半径为皮瓣的最大张力线。旋转皮瓣、易位皮瓣及插入皮瓣等均属枢轴皮瓣。

（1）旋转皮瓣（rotation flap）：以旋转的方式自供区转移至受区的皮瓣。皮瓣在缺损创面外缘邻接部位形成，经切开、分离掀起后，将其轴线按顺时针或逆时针方向旋转一定的角度转移到受区，修复缺损创面。

设计旋转皮瓣时，所做弧形切口长度一般应为缺损区宽度的4倍。皮瓣旋转轴点至皮瓣最远点的长度应等于或略大于旋转点至创面最远点的长度，以减少旋转轴线上的张力，避免皮瓣转移后其远端不能抵达创面最远端、遗留部分创面得不到覆盖。

旋转皮瓣可适用于全身各部位缺损的修复，尤其适用于三角形或圆形缺损。旋转皮瓣覆盖创面的移动轨迹不单纯是旋转，也包含一些推进成分，如果皮瓣皮肤的弹性好，皮瓣就主要通过旋转的方式覆盖创面，在弧形切口远端形成"猫耳"就较小；如果皮瓣皮肤的弹性差，皮瓣覆盖创面运动中包含的推进成分就多一些，就容易在缺损区旋转轴点及弧形切口远端形成"猫耳"。

旋转皮瓣覆盖缺损后，皮瓣的弧形切口中段会产生不等边的梭形继发缺损：如果皮瓣的弹性和厚度足以承受轻度的张力，继发缺损可采用等分缝合技术闭合，即采用中点缝合的方式，把不等长的部分平均分配到整个切口，从而形成最小的褶皱。另一种闭合继发缺损的技术是在长边远侧切除一个Burow三角，不但可以纠正两边不长，还有利于动员周围皮肤，特别是与皮瓣运动垂直方向上的皮肤。若皮瓣旋转至受区的张力过大，则可在最大张力线方向切断皮瓣蒂部的一小部分，即所谓的"逆切"，使皮瓣蒂部宽度减小，增加皮瓣的旋转能力，但该法使皮瓣的底部变窄，牺牲了一部分血供，发生血供障碍的风险就相应增加。

（2）易位皮瓣（transposition flap）：皮瓣形成于缺损一侧，整体绕蒂部轴点以侧向旋转的方式移动到受区。易位皮瓣供区的继发缺损可直接缝合或植皮修复，适用于全身多种创面的修复。易位皮瓣有以下几种常见形式

1）经典易位皮瓣：以皮肤缺损的一侧创缘作为皮瓣一侧游离缘，设计位于缺损侧方的矩形皮瓣，

皮瓣整体向侧方旋转以覆盖创面、修复缺损，供区通常需要皮片移植封闭。

2）菱形皮瓣：菱形皮瓣是根据它所覆盖的缺损的形状而命名的。在菱形缺损的一侧设计与缺损面积相同的菱形皮瓣，通过旋转和推进相结合的方式覆盖缺损区，可用于身体各部位，常用于面部外侧缘、前额部、颊部、鼻部及颏下区缺损的修复。典型的菱形皮瓣是在菱形缺损的一侧，在菱形的短对角线方向延长切口，延长线与短对角线等长，再于延长线远端平行延长线邻边切开，经剥离、形成皮瓣，采取旋转和推进相结合的方式直接覆盖缺损区，可用于身体各个部位缺损的修复。

Dufourmentel 皮瓣是菱形皮瓣的一种变化形式，是在菱形缺损短对角线与缺损一边的角分线上做辅助切口，与短对角线等长，依据皮肤松动性取适当夹角设计皮瓣另一边，切开后形成皮瓣，经旋转、推进至受区封闭缺损。Dufourmentel 皮瓣与菱形皮瓣的原理是相同的，都是利用缺损短轴垂直方向上松弛的皮肤来闭合缺损，也可将其视为一类特殊的 Z 成形术。由于 Dufourmentel 皮瓣较 Limberg 皮瓣的旋转角度小，设计更为灵活，因而在实际中有更多的应用。

3）对偶三角皮瓣，又称"Z 成形术"，切口设计呈"Z"形，"Z"字中轴和两臂等长并呈一定夹角，切开及掀起皮瓣后，两三角形皮瓣交换位置缝合。

对偶三角皮瓣在整形外科有着广泛的用途，可用于松解蹼装和条索状瘢痕挛缩及肢体或管道结构的环状狭窄、矫正组织错位等。用于松解蹼装、条索状瘢痕挛缩或环状狭窄时，"Z"字的中轴位于瘢痕的挛缩方向或环状狭窄上，两对偶三角皮瓣交错移位后可使中轴方向的长度增加，从而使挛缩或狭窄得到松解。理论上，当"Z"字的中轴长度不变时，随着臂与中轴夹角的增大，两皮瓣交错转移后中轴方向的长度也逐渐增加。例如，当夹角为 30° 时，中轴延长 25%；夹角为 45° 时，中轴延长 50%；夹角为 60° 时，中轴延长 75%。但实际操作中因皮肤弹性形变，实际延长效果往往小于理论值。

Z 成形术有一些变化类型，例如连续 Z 成形术、四瓣成形术、五瓣成形术，由多对小的三角瓣代替了一对大的三角瓣，其松解瘢痕的原理与 Z 成形术相同。

4）双叶皮瓣（bilobe flap）：皮瓣分为 2 叶，共用一蒂，以邻接皮肤缺损的瓣叶修复创面，其继发缺损以第 2 个瓣叶修复。双叶皮瓣的第 1 个瓣叶在圆形缺损的切线位上，瓣叶大小宽度与原发缺损相当，长度略长，转移修复原发缺损；第 2 个瓣叶与第 1 个瓣叶垂直，大小约为后者 1/2，转移修复前一瓣叶继发缺损，供区直接对边缝合。双叶皮瓣因 2 叶共蒂，需要皮瓣蒂部有可靠的血供条件，转移时应避免蒂部过度扭转。双叶皮瓣主要适用于面颈部创面的修复。

（3）插入皮瓣（interpolation flap）皮瓣供区与受区间有正常组织相隔，转移时需跨过或穿过相间隔的组织。插入皮瓣的蒂部可以是全层皮肤组织，或者是皮下组织、血管等。插入皮瓣的转移方式有跨越相间组织上方及通过皮下隧道转移两种方式。插入皮瓣主要适用于颅面部软组织缺损、眉再造、四肢创面的修复等。

（二）远位皮瓣

远位皮瓣是在距受区较远部位形成的皮瓣，可分为直接、间接或吻合血管的远位皮瓣。直接远位皮瓣是指通过肢体移动使缺损区直接得到修复的带蒂皮瓣，如移植至上肢、手部的腹部带蒂皮瓣、交腿皮瓣、邻指皮瓣等。间接远位皮瓣是指经过中间站获得血供后转移至受区的带蒂皮瓣，如通过手腕部携带法转移至面、颈部的腹部管形皮瓣。间接远位随意皮瓣均需 2 次以上手术方可完成皮瓣移植过程。

交叉皮瓣（cross flap）：是指用于修复对侧对应部位皮肤软组织缺损的带蒂皮瓣。位于四肢的皮肤软组织缺损，可通过肢体移动跨过躯体中线，在对侧肢体形成带蒂皮瓣修复缺损，称为交臂皮瓣

（cross arm flap）或交腿皮瓣（cross leg flap）；位于口唇、眼睑的软组织缺损，可在对侧形成带蒂全层组织瓣修复缺损，称为交唇皮瓣（cross lip flap）、交睑皮瓣（cross eyelid flap）；手指的皮肤软组织缺损以邻位手指的带蒂皮瓣修复，称为邻指皮瓣（cross finger flap）。交叉皮瓣设计通常采用逆行法，皮瓣供区可拉拢缝合或以皮片修复。用交叉皮瓣修复软组织缺损符合"同物相济"的原则，皮瓣组织构成、质地与缺损十分接近，因而可获得良好的修复效果。

（吕庆兵）

第三节　管形皮瓣

管形皮瓣（tubed skin flap）简称皮管，即在形成与转移过程中将皮瓣卷成管状而得名。

皮管作为整形外科传统的治疗方法至今仍有一定的应用价值，其优点：①皮管在形成与转移过程中卷成管状，完全封闭，无创面暴露，不易发生感染。②皮管在形成时相当于手术延迟，血液供应比较充分，后期修薄后还不致影响血供。③修复后挛缩机会也较少。④皮管蒂较长，转移比较方便灵活，身体许多部位的皮肤、皮下脂肪均可被转移至需要的部位。⑤由于已形成圆柱形，更适合于耳轮、鼻小柱、阴茎、手指等的再造，是扁平皮瓣无法替代的。

缺点是：①不能一期修复。②手术次数多，疗程长。③有时需行肢体固定制动，对老年人不太适合。

一、适应证及供区选择

1. 耳、鼻等器官不全缺损的修复或耳、鼻再造，可选用颈斜皮管、颈横皮管、耳前皮管、上臂内侧皮管等。

2. 拇指或手指再造，多选用胸肩峰皮管。

3. 外生殖器如阴茎、会阴再造，多选用腹部皮管，其次为股部（大腿）皮管。

4. 头面颈或下肢较大面积缺损的修复，可选用胸腹联合皮管或背胸腹联合皮管，有时长达 40 cm。

二、手术方法

（一）皮管的设计

首先要选择好部位，如在下胸及腹侧壁，则以拟修复创面的大小为依据，其长宽比例一般不超过 2.5∶1，但颈部或其他血液循环较好的部位可增至 3∶1。

（二）皮管的形成方法与步骤

首先沿设计绘好的两条平行切口线切开，深达皮下脂肪层，仔细找出深筋膜平面，在深筋膜浅面剥离。剥离宜先从一侧开始直至对侧切口线位置后，再切开对侧皮肤下脂肪组织，使两侧相通。

皮瓣剥离完成后，剪去皮瓣边缘突出的脂肪颗粒，将皮瓣卷成一实心的管形。必要时可放置负压引流。

关于供区创面的封闭，一般皮管形成后的创面宽度若在 7~8 cm，多可直接拉拢缝合。

大型皮管若供区创面过宽，无法直接缝合时，可移植中厚皮片或全厚皮片以修复供区创面。

皮管长宽比例超过 3∶1 时，可在皮管的一侧，即平行切口的一侧留一条 1~2 cm 宽的皮肤桥不切断，使皮管的血供不仅可来自两端，而且可来自桥部。经过 2~3 周后，在确定阻断桥部的血供不会影响皮管血液循环时，即可将桥部切断，缝合成全管状。

三、皮管携带转移

皮管形成后如果不能一次转移到拟修复的缺损处，则需先肢体携带、转移，也可以转移到身体固定的部位。在完成皮管转移后仍需尽可能将其修复回原来的状态。皮管转移受区需具备以下条件：

1. 皮管一端转移到此处后能建立充分的血液循环。

2. 所形成的切口不致妨碍局部的外观或影响今后的功能。

3. 部位适当，皮管可顺利转移至拟修复的区域。

4. 切口的方向及形状必须合适，便于转移。转移受区常用的切口为半月形切口或为铰链式皮瓣。

四、皮管的血液循环训练

为了在反复转移过程中确保皮管血供安全，断蒂前必须经过充分的皮管血液循环训练。其原理是：将拟断蒂端皮管的血液循环暂时阻断后，此端血压降至0，并由于缺血、缺氧而产生一些血管活性物质与代谢产物，如内皮素、一氧化氮、乳酸等，可促使血管扩张或刺激新生毛细血管生长，这样有利于另一端的血流顺利到达拟断蒂端。一般皮管血液循环阻断训练先从数分钟开始，然后逐渐延长，若延长至1小时以上皮管仍无缺血表现，说明此时皮管已能从一端供血至整个皮管而无血液循环障碍，即可安全断蒂转移。方法有以下几种。

（一）橡皮筋阻断法

此法是用一条橡皮筋，将其环绕拟切断的皮管一端，再将橡皮筋的两端同时穿过一长约1 cm的硬质橡皮管，适度拉紧橡皮筋后用止血钳将橡皮筋夹住即可，皮管的血液供应即被阻断。如皮管颜色无改变，阻断时间可逐渐延长，第1天可夹5分钟，以后再10分钟、15分钟，每天可训练1~3次，直至夹住1小时以上无肤色变化及水肿时，表明皮管已能从保留端获得足够的血液供应，即可行皮管断蒂转移。该法压力比较均匀，用纱布在皮管周围衬垫后不易直接伤及皮管；缺点是要想将皮管下方皮肤多携带一些则不可能。

（二）肠钳阻断法

在较宽的皮管转移时，可用肠钳套上两根软橡皮管作为皮管血液循环训练的工具，操作时皮管上也应衬上1~2层纱布，且钳夹的力量适可而止，肠钳不宜全扣死，以防皮管损伤。

（三）特制的皮管（瓣）血供阻断训练夹

特制的皮管（瓣）血供阻断训练夹简称皮管（瓣）血供阻断夹，由2块夹片及2根螺丝组成，通过拧紧螺帽，即将2块夹片夹紧。用时皮管皮肤表面亦应用纱布保护，2块夹片内方亦应有海绵衬垫。

（四）血压计或充气止血带法

用一气囊式血压计袖带束缚于携带皮管肢体的近侧端，充气的压力超过肢体的动脉收缩压即可，观察皮管颜色与温度的改变。如肢体远端麻木发凉后，皮管也发凉，颜色呈灰暗或紫灰色，则表示皮管远离肢体一端的血供尚未建立。如皮管远离肢体一端颜色、温度正常，表示皮管血供已来自受区。若整个皮管颜色、温度正常，甚至接近皮管处的肢体，表示皮管已建立了良好的血液循环。此法应每天进行1~2次，并逐步延长阻断时间，一方面可观察血供建立的情况，另一方面也可以促进血液循环的建立。

（五）延迟手术

这是一种常用而且效果比较确切的方法。常采用分次延迟切断的方法，每次切开 1/3 ~ 1/2，并将切开处切口内的血管结扎止血后缝合，经过 5 ~ 7 天后可行再次延迟或直接断蒂转移。经实践证明，此法安全可靠，可达到促进另一端血管代偿性扩张，并增加血液供应的目的；另一优点是还可以超出皮管蒂根部，延迟携带一片皮瓣，扩大修复范围。

五、皮管的转移

皮管形成后 3 周，经过血供阻断训练，证实皮管的一端切断后不会发生血液循环障碍时，便可以切断，并在所需要的长度处剖开，切除皮管中心的纤维束，摊平皮管，即可转移至拟修复处，分层缝合。必要时在修复处新缝合的皮瓣下放置负压引流。因此，不难理解皮管的形成与转移，一般要经过 2 ~ 3 次或以上的手术。除非皮管在形成时，另一端可以直接覆盖修复缺损区从而行直接转移外，一般情况下，均需经过血流阻断试验，证实血供建立良好后方可断蒂转移。

（胡　强）

第四节　轴型皮瓣

轴型皮瓣（axial pattern skin flap），即皮瓣内含有知名动脉及伴行的静脉系统，并以此血管作为皮瓣的轴心，使之与皮瓣的长轴平行。

一、血供类型

随着对皮瓣血供研究的不断深入，轴型皮瓣的临床应用范围不断拓宽，皮瓣的种类亦在不断增加，归纳起来其血供类型如下。

（一）直接皮动脉

直接皮动脉起自深部动脉干，通过结缔组织间隙，穿出深筋膜后在皮下组织内走行一段距离，行程与皮肤表面基本平行，沿途发出一些分支，浅出供应皮下组织及皮肤，可有 1 ~ 2 条伴行静脉。

常用的直接皮动脉皮瓣有：①以颞浅动脉为轴的颞顶部皮瓣、额部皮瓣。②以胸外侧皮动脉为轴的胸外侧皮瓣。③以腹壁浅动脉、旋髂浅动脉为轴的腹股沟皮瓣（即下腹部皮瓣及髂腰部皮瓣）。④以耳后动脉为轴的耳后皮瓣。⑤以枕动脉为轴的枕部皮瓣。⑥以示指背桡侧动脉为轴的示指背皮瓣（也称旗状皮瓣）等。

（二）知名动脉血管干分支皮动脉

知名动脉血管干分支皮动脉由知名动脉主干发出小皮支穿出深筋膜后，再分出一些细小的分支供养皮下及皮肤，分支间可形成广泛的血管网，将知名动脉干分离出来，并与皮瓣长轴相平行形成的皮瓣，也属轴型皮瓣的一个类型。其优点是：供瓣面积大，动脉主干位置恒定，口径粗，远近两端皆可用于吻合，适合于游离移植和带蒂转移。

此类皮瓣有：①以桡动脉干分支皮动脉或以尺动脉干分支皮动脉为血供的前臂皮瓣。②以足背动脉干分支皮动脉为轴的足背皮瓣。③以胫前动脉干分支皮动脉为血供的小腿前部皮瓣。④以胫后动脉干分支皮动脉为轴的小腿后内侧皮瓣等。在切取此类皮瓣时应注意将主干血管从深部肌间隙中剥离出来，注意保护主干与分支间的连续性，否则可能出现皮瓣血供障碍。

（三）肌间隙或肌间隔皮动脉（间接皮动脉）

以肌间隙或肌间隔皮动脉为轴心动脉的皮瓣，其知名动脉发出较大分支在深部走行一段距离后才发出皮动脉，经肌间隙或肌间隔，再穿入深筋膜至皮下组织及皮肤。此类血管属间接皮动脉，多是主干的二级或三级分支，口径比较细，常做带蒂转移，如做游离移植，需沿皮动脉向近端、深部分离，以获得适于吻接血管口径。临床上已应用的肌间隙、肌间隔分支皮动脉（间接皮动脉）皮瓣有：①以旋肩胛动脉皮支（亦称浅支）或以旋肩胛动脉为血供来源的肩胛皮瓣。②以胸肩峰动脉皮支为轴的锁骨下皮瓣。③以腓动脉穿支为血供的外踝上皮瓣。④以尺侧上副动脉为轴的臂内侧皮瓣等。

（四）肌皮动脉

皮肤血供来自其下方肌肉的多数穿支，而肌肉的血供又来自深部单一或节段性的血管束。这些动脉主干均较粗大，贯穿肌肉时除发出众多的肌支外，还发出很多穿支，垂直穿过深筋膜至皮下，形成血管网，供养皮下组织及皮肤。

以进入肌肉的血管束为蒂，将肌肉（或剔除肌肉后的穿支血管）连同皮下组织和皮肤一并完整地掀起，形成肌皮瓣或轴型穿支。目前临床已应用的皮瓣有：①不带阔筋膜张肌的股外侧皮瓣，从肌纤维中将旋股外侧动脉升支剥出，连同肌肉表面的皮肤和皮下一并取下。②蒂部带少许背阔肌，将胸背动脉连同背阔肌起始部 2 ~ 3 cm 的肌纤维（或剔除肌纤维）形成背阔肌穿支皮瓣。③以臀上动脉浅支或臀下动脉发出的穿支为蒂的臀部皮瓣。④以腹壁下动脉为蒂的胸脐皮瓣。

（五）终末支皮动脉

此类终末支皮动脉与直接皮动脉的不同点是：直接皮动脉没有肌支、关节支等，单独供养皮肤；而终末支皮动脉同时有供养骨、关节等深部组织的分支，如手指、足趾的指、趾动脉即属此种类型。应用时需结扎关节支，仅保留终末支皮动脉。由于不论手指与足趾均有双侧血管供应，故在临床上可以形成指、趾侧皮瓣转移修复手、足部较小的创面，如常用的中指桡侧或环指桡侧的血管神经束岛状皮瓣转移修复拇指指腹缺损，或用以改善皮管再造拇指后感觉较差及循环不足等。

二、优点及适应证

轴型皮瓣优点：①含有与皮瓣长轴平行的知名血管，血液循环丰富，成活长度显著优于随意型皮瓣。②应用方式灵活、简便，易于掌握，多数情况下不经延迟即可直接转移。③由于血供丰富，抗感染能力强，皮瓣应用范围较宽，包括有污染、感染的创面修复。

其适应证进一步拓宽。可用于凹陷性缺损的修复，并进行功能重建与器官再造，明显减少了肢体创伤的截肢率，屈肘、屈指功能重建效果有了明显提高。除用于鼻、阴茎再造外，还可用于舌、唇、咽喉、食管、乳房、阴囊、阴道等再造。

三、皮瓣选择的原则及注意事项

（一）皮瓣选择的原则

1. 首选距受区较近的，肤色、质地、厚度相匹配的，且转移方便的皮瓣。

2. 根据组织缺损与修复的需要，决定选择一般皮瓣还是复合组织瓣。解决创面覆盖仅用一般皮瓣即可；需要肌肉功能重建的，应选用带有运动神经的肌皮瓣；需要恢复感觉功能的应选有感觉神经的皮瓣；有骨缺损的，则应选用骨肌皮瓣。

3. 皮瓣切取后对供区的功能与外形无明显影响，应尽可能选择比较隐蔽的部位。

4. 选择血管恒定、变异较小、易于切取的皮瓣，尽量选择不损伤主干血管的分支皮动脉皮瓣。

5. 条件许可，尽可能选择皮瓣带蒂移植。

（二）注意事项

1. 了解血管走行，掌握好剥离层次。轴型皮瓣的皮动脉均有穿出深筋膜这一共同特点，一般应在深筋膜与肌膜之间仔细剥离，注意保护皮动脉，切勿损伤。

2. 如发现血管蒂不够长或血管口径太细，须沿血管走行向近端、向深部追寻，有时需将肌肉切开，或沿肌间隙、肌间隔寻找。

3. 如皮瓣的范围需要超越皮动脉的供血范围，在操作时需仔细保留另一皮动脉穿支的完整性，不要破坏血管网，血流可通过吻合支，确保皮瓣的成活。

（蒋　辉）

第五节　经吻合支跨区供血的反流轴型皮瓣

一、概述

（一）概念

在特定的解剖区域，当该轴型皮瓣的血供被切断后，皮瓣的血供可由邻近轴形动脉通过细小吻合支跨区流入而获得。这种由动脉经吻合支反流注入失去血供的轴型皮瓣，称为反流轴型皮瓣。

（二）反流轴型皮瓣的原理与临床意义

反流皮瓣改变了轴型皮瓣原有的血供方式，即切断、结扎皮瓣中原有的轴型血管，迫使皮瓣血供由另一轴形血管，经过口径细小、数目较多的吻合支，跨区反流灌入并滋养该皮瓣，从而改变了皮瓣的血管蒂位置，或是通过这种方式形成了更长的血管蒂，能做更远部位的带蒂转移。反流轴型皮瓣的形成需具备2个基本条件：①供血动脉有足够灌注压，使血流能通过细小的吻合支去供应另一轴形皮瓣的营养。②皮瓣的静脉回流有保证。

二、耳后乳突区反流轴型皮瓣

（一）应用解剖

颞浅动脉顶支与耳后动脉的吻合区域位于耳郭上方的颞筋膜层，其下界距耳上极2.0~4.2 cm，上界距耳上极4.9~9.0 cm，上下界间距为3.0~4.5 cm，前后宽度约3.0 cm。吻合支有2~4条，外径为0.3~1 mm。吻合方式有2种：一是梯状吻合，吻合支较粗大；另一种是网状吻合，吻合支较细小，部分耳后乳突区皮肤血供除来自耳后动脉外，还有颞浅动脉顶支发出的耳后支，呈垂柳状下行，分布于耳后乳突区皮肤。在筋膜蒂部，于耳后动脉与颞浅动脉之间将筋膜切开可延长蒂部达12~20 cm。

（二）适应证

该皮瓣适用于全鼻及部分鼻再造、全眶再造、眼窝成形、睑再造、睑外翻及鼻背唇颊缺损的修复。

（三）手术方法

1. 术前设计　用超声多普勒血流仪探查颞浅动脉和耳后动脉的行径，以亚甲蓝（美蓝）标记。根据修复部位所需皮瓣的大小、形状设计乳突皮瓣，范围自发际缘至颈部。该皮瓣还可与额部皮瓣或头皮皮瓣共血管蒂联合应用。

2. 手术操作

（1）沿乳突皮瓣上缘（约耳后发际线的位置）做皮肤切口，向前延伸越过颞浅血管，切口随后沿颞浅血管前缘向后上颞顶部方向延伸约 8 cm，并在此切口远端另做一横形切口，整个手术切口呈"Z"字或"工"字形。在皮下向切口两侧锐性剥离，翻开头皮瓣，充分显露颞浅血管顶支和延伸至颞部的耳后动、静脉，及两者间的吻合网。

（2）皮瓣形成：在颞浅动、静脉前方 1 cm 和耳后动、静脉后方 1 cm 处切开颞筋膜，两切口在 2 组血管吻合网的远端交汇。在颞深筋膜下、胸锁乳突肌腱膜和耳郭软骨浅面掀起包含颞浅动、静脉及耳后动、静脉的筋膜蒂皮瓣。

（3）如果需要较长的蒂，可在筋膜蒂部颞浅血管和耳后血管之间，从耳郭上极处向上剪开筋膜蒂 3～6 cm，以延长蒂部的长度。

（4）在耳前切口与面部受区间剥离皮下隧道，皮瓣经隧道转移至面部受区，缝合蒂部头皮，皮瓣供区游离植皮封闭创面。

三、颈横动脉供血的颈肩背反流轴型皮瓣

（一）应用解剖

颈横动脉的出现率为 100%，向后外走行，分别发出 3 主支：①颈浅皮动脉，肩胛舌骨肌上缘发出一皮支——颈浅皮动脉，分布至锁骨前胸区及肩项颈区，并与颈横动脉浅支、枕动脉相吻合。②深支，颈横动脉继续向后外行近肩胛提肌前缘处，分为深浅 2 支，出现率为 100%。深支行于肩胛提肌和菱形肌深面，与本皮瓣关系较小。③浅支，在斜方肌前缘，发出 3 支重要分支，即升支、外侧支和降支。升支穿出斜方肌后分布至颈项部皮肤。外侧支分布于肌肉与肩胛区浅筋膜。降支在斜方肌深层走行一段后穿出肌层到皮肤，与肋间后动脉皮支、旋肩胛动脉皮支相互吻合，在第 7 颈椎水平线两侧，降支分支跨中线互相吻合。此支（即颈横动脉浅支分出的降支，以下简称为颈横动脉降支）与颈肩背反流轴型皮瓣形成的关系较为密切。

（二）临床应用

1. 设计原则

（1）确定皮瓣转移时血管蒂旋转轴心位置以颈横动脉降支穿出斜方肌的位置为皮瓣血管蒂的轴心点。如蒂部需要前移，则可自轴心点携带血管周围的肌肉，呈血管肌袖状连同血管蒂一起向前解剖至颈根前侧，使皮瓣转移的血管蒂旋转轴心前移。

（2）肩背部皮瓣位置的设计已应用的有 2 种：①皮瓣设计靠外侧时，应以颈横动脉降支至旋肩胛动脉皮支的走行分布为皮瓣的主轴，形成的皮瓣范围自颈肩至旋肩胛动脉皮支所分布区域的皮肤。②皮瓣设计靠背中线时，应以颈横动脉降支与后肋间动脉穿支相吻合形成的血管链为皮瓣的主轴，形成的皮瓣范围自颈部至肋间动脉皮肤穿支所分布区域的皮肤。

2. 操作要点

（1）血管探查：用多普勒超声血流仪定出降支穿出斜方肌的位置及其走行，并根据上述 2 种皮瓣的选择，测定三边孔旋肩胛血管或后肋间动脉穿支的位置。

（2）估计缺损的组织量及所需蒂长度：可按 Gillies 创用的逆行设计法设计皮瓣。根据所测血管的位置及血管主轴的方向、缺损面积的大小和形状，在颈肩背区以反流血管为轴，画出皮瓣范围。考虑皮瓣有一定的收缩率，故皮瓣面积要放大 10%。

（3）确定皮瓣宽度：皮瓣蒂部宽度一般在 4 cm 左右即可。旋转有困难时，亦可前移蒂部，形成肌袖血管蒂的岛状皮瓣转移。

（4）不要损伤血管蒂：在深筋膜层深面，将皮瓣自远端向蒂部掀起，做肩峰与第 7 颈椎连线时，注意不要损伤血管蒂。

（5）蒂部处理：当皮瓣逆行掀起至血管蒂位置时，注意保护血管，勿使其裸露，以免发生痉挛，同时观察皮瓣的血液循环情况。皮瓣血液循环正常，旋转长度足够，则可直接转移至创面。若需要皮瓣继续向远方转移而蒂部不够长时（常因设计时未将皮瓣蒂长度延长 2～4 cm 所致），可自血管蒂处带肌袖继续向前方解剖，以利于皮瓣向远方转移。肌袖宽度约为 4 cm。

（6）供瓣区处理：①仅做一侧颈肩背反流轴型皮瓣，宽度<13 cm 者，多可做皮下潜行剥离后直接缝合。②做两侧颈肩背皮瓣者，一侧可直接缝合，另一侧则需植皮。

（7）术后上肢要固定：术后上肢内收向后固定，以利于供瓣区愈合。

四、眶上动脉供血的反流轴形耳郭复合组织瓣

（一）应用解剖

颈内动脉血流可以经滑车上动脉、眶上动脉→吻合支→颞浅动脉额眶支→颞浅动脉主干→颞浅动脉耳支，为临床应用以眶上动脉经吻合支跨区供血的岛状反流轴形耳郭复合组织瓣带蒂转移，一期修复鼻翼缺损提供了解剖学依据。

（二）临床应用

1. 术前用多普勒超声血流仪检测眶上动脉、颞浅动脉有关分支的走行位置，根据鼻翼缺损情况和耳支血管位置，设计耳郭瓣。

2. 手术可在局部麻醉下进行。鼻翼缺损区的瘢痕应予切除，以创造有良好血液循环的受床。

3. 解剖血管蒂时要沿颞浅动脉→颞浅动脉额支→额眶支切开皮肤，显露血管，注意保留血管走行轴两侧组织不少于 0.5 cm，并在血管轴旁不少于 0.5 cm 处切开额肌及筋膜，以保护血管，形成血管周围含有少量额肌和筋膜的蒂。

4. 按计划切取带蒂的耳郭复合组织瓣，经较为宽大的额部、鼻部皮下隧道，将耳郭瓣转移植于鼻翼缺损处。

五、阴部内动脉供血的股会阴沟皮瓣

（一）应用解剖

股会阴沟（阴股沟）位于尿生殖三角的外侧与股内侧根部交界的皱褶处。该处及其两侧附近皮肤的血供，是由阴部外动脉供给的。阴部内动脉为髂内动脉前干的一个终末支，在穿出尿生殖膈下筋膜以

前，发出会阴动脉；其主干则延续为阴蒂动脉。这些动脉不仅在同侧之间互相吻合，并且与对侧的同名动脉或其他分支动脉（如尿道动脉）互相吻合。会阴动脉的分支还与毗邻的阴部外动脉的分支互相吻合，沿腹股沟下行分布于股会阴沟，形成一丰富的血管吻合网。

股内侧股会阴沟反流皮瓣是由阴部内动脉供血，血流经吻合支反流注入阴部外动脉，而获得营养的皮瓣。

（二）临床应用

股会阴沟皮瓣在临床上已成功地用于阴道再造。

1. 皮瓣设计　用多普勒超声血流仪测定会阴动脉走行作为皮瓣设计的参考。在双侧股会阴沟偏股内侧处，设计一长 10 cm、宽 5 cm 的皮瓣，皮瓣远端可达腹股沟，蒂部应含有会阴动脉。为了便于供瓣区直接缝合和避免未来阴道口的环状挛缩，皮瓣近端的皮肤切口应呈"W"形。

2. 形成人工阴道腔穴　在阴道前庭相当于阴道口部位做"X"形切开，并用手指沿膀胱、尿道与直肠之间形成人工阴道腔穴。

3. 皮瓣形成与转移　按设计形成一蒂在下端的股会阴沟皮瓣，注意皮下蒂部周围组织应尽可能予以保留，切勿伤及会阴血管。在皮瓣蒂部和阴道口之间做皮下隧道，将皮瓣经皮下隧道转移至人工阴道腔穴口。

4. 人造阴道的形成　皮瓣对合缝合，形成一个远端闭合而蒂端敞口的筒状皮瓣。将筒状皮瓣做套叠式翻转送入腔穴内。皮筒蒂端开口的边缘与阴道口边缘缝合，从而形成一个由股会阴沟皮瓣作为衬里的新阴道。

5. 人造阴道的处理　新阴道内填以碘仿纱条，股会阴沟供瓣区可直接缝合。

六、颏下动脉蒂的对侧颏颈皮瓣

（一）应用解剖

颏下动脉为面动脉的一个恒定分支。面动脉行至下颌下腺后上处发出该支。颏下动脉发出后，沿颌下腺上缘，距颌下腺约 1 cm 向前内走行于下颌舌骨肌浅面，除发出肌支供应颈阔肌、二腹肌、下颌舌骨肌外，尚发出 3~5 支皮支供养颏部皮肤，皮支动脉的出现率为 100%，与对侧颏动脉以及舌下动脉、下唇动脉均有吻合支沟通，形成丰富的皮下血管网。

（二）临床应用

颏下部位相对隐蔽，皮肤色泽、质地与面部皮肤近似，利用反流颏下皮瓣可延长蒂部，从而延长皮瓣转移范围。

1. 用激光多普勒血流仪在两侧下颌骨下缘、咬肌前缘处的下颌下腺上缘探测到面动脉搏动后，继续沿下颌骨下缘下 1 cm 左右处向前探测颏下动脉的走行，用亚甲蓝标记，以供皮瓣设计时参考。皮瓣宜以双侧颏下动脉走行连线为轴。

2. 根据缺损面积的大小与形状，在颏下区设计皮瓣，注意蒂的长度要足够，其蒂部的旋转中心可设在下颌下腺窝前缘。

3. 亦可同时带上颈阔肌，形成血管肌肉蒂的反流轴形皮瓣或肌皮瓣。

4. 皮瓣可做成岛状，或蒂部窄小而远端宽大。范围可包含整个颏下区及其毗邻约 1 cm 的颏颈皮肤。

5. 双侧血管蒂可以作为互蒂。

（崔 磊）

第六节 带蒂皮瓣的转移、断蒂与修整

一、皮瓣转移

将皮瓣从供区转移至拟修复部位，称为皮瓣转移。按时间，可分为即时转移和延迟转移；按方法，可分为直接转移和间接转移。

（一）即时转移

皮瓣的形成与转移在同 1 次手术中完成，称为即时转移。显微外科吻合血管的游离皮瓣移植是即时转移修复的典型例子。

（二）延迟转移

皮瓣需要经过一次以上的延迟手术才能完成，皮瓣的完全形成及转移还需另一次手术完成，称为延迟转移。

1. 皮瓣延迟术选择　①随意型皮瓣若皮瓣长宽比例超过 2∶1 时，需考虑先做延迟手术以保证安全。②长的皮管一般先做皮管形成术，然后再次手术将一端转移至修复区，更长的皮管在形成时为保证安全还要"留桥"，中间需做 1 次断桥手术后才能转移。③轴形皮瓣超出轴型血管供血范围时，远端多携带的部分也要先延迟。

2. 延迟手术目的　使皮瓣内的血管发生符合血供需要的方向改变，同时使血管扩张增粗，并增加侧支血液循环，以确保皮瓣转移后的安全。

3. 延迟手术方法　设计延迟皮瓣，只切开皮瓣 2 个边或第 3 边的一部分。切开皮肤、皮下组织直至深筋膜浅面，切断切口中的血管，结扎或电凝止血，自深筋膜浅层剥离，止血后原位缝合。

4. 延迟手术原理　延迟术后皮瓣内血管构筑的变化主要是血管排列方向和血管管径的改变。当切开剥离后，皮瓣两边的血管被切断，从基底来的穿支血管也被切断，迫使皮瓣血供从两端的蒂部获得；同时皮瓣内部分动脉失去血管舒缩功能的神经控制，失去张力，管径扩张增粗，血管内压力下降，易于通过吻合支，接受来自蒂部有正常神经支配、压力较高的血液灌注。这些变化主要发生在皮下浅筋膜层内的真皮下血管网，术后逐渐改变，至 10～14 天逐渐成熟。

（三）直接转移

由供区能直接转移至受区，不经过中间站的辗转移植，称为直接转移。是不经过中间站的一种转移方式，可以减少手术次数，缩短治疗时间，并省去皮瓣在辗转移植过程中的损耗。因此，临床上应尽量优选这种方法。

（四）间接转移

皮瓣或皮管形成后，需要经过中间站才能转移至受区，称为间接转移。在治疗选择上，间接转移只能用于缺损或畸形的晚期修复或器官再造。

皮管的间接转移方法一般有 3 种，即腕部中间站携带法、跳行法和蠕行法。

1. 腕部中间站携带法　皮管形成后，一端经血供训练后即可切断，断面常为圆形或椭圆形。手术

— 201 —

时最常采用的方法是，用皮管的断端在腕部桡侧适当部位的皮肤上做一血印，手术切开其周径的50%，形成"铰链"，即恰好能与皮管断端互相吻合。

这种设计增加了接触面积，增强了血液循环，且活动度较好。当皮管与前臂建立了新的血液循环后，经过另一端的皮管夹持血供训练，便可切断另一端，将皮管通过前臂携带至头面及下肢等身体任何部位。

2. 跳行法　将皮管两端分别依次转移，有如步行，逐步转移至需修复的部位，称为跳行法。

3. 蠕行法　该法以分别使皮管两端交替接近和分开，逐渐移行至需要修复的部分，状如尺蠖的蠕动而得名。

跳行法与蠕行法已较少使用。

二、皮瓣断蒂术

不少皮瓣在转移至受区后，经过3周左右，就与受区重新建立了血液循环，这时将皮瓣蒂部切断，并切除剩余组织或缝回原供区，这一手术操作过程称为皮瓣断蒂术，也是完成皮瓣移植手术的最后一道程序。

（一）断蒂的时间

皮瓣转移后，若无继发出血、血肿形成，无感染，无血供障碍等并发症时，一般可在3周左右断蒂。最好在断蒂前5~6天开始进行断蒂试验。

（二）断蒂的方法

断蒂切口的确定一般按预先设计施行，但到具体实施时，还要仔细计算，设计切口线时可偏向供皮区侧，以防皮瓣面积不够用。断蒂时宜先切断1/2，观察一段时间，若皮瓣无缺血或淤血等血供不良表现，即可完全断蒂。如有可疑，宜暂时中止，待1周后再完全断蒂。

三、皮瓣的修整

皮瓣或皮管转移至缺损区，经过2~3个月，若无须进行深部组织修复仅外形臃肿者，可考虑采用去脂修整术。大型皮瓣的去脂术往往需分次进行，每次仅去除一部分。

经彻底止血、放置负压引流后即可缝合，最好术后能适度加压包扎，以减少渗出及无效腔形成，促进静脉回流，使创面愈合后皮瓣平整。

（郭兰君）

第七节　躯干部肌皮瓣移植

一、斜方肌肌皮瓣

（一）应用解剖

1. 斜方肌的形态

斜方肌位于项背部，是大而薄的三角形扁平阔肌，两侧合在一起为斜方肌，按肌纤维的走行方向，将其分成上、中，下三部分。上部起自上项线的内1/3，枕外隆突，项韧带和 C_4，C_7，肌纤维向外下走行，止于锁骨的外 1/3；中部起自 C$_7$ 和上六个胸椎棘突，肌纤维水平向外走行，止于肩峰和肩胛冈上缘；下部起自下六个胸椎棘突，肌纤维向外上走行，止于肩胛冈下缘的内侧。此肌麻痹或缺失时肩下垂、肩部内外旋转和外展上抬受限，上肢会产生疼痛、麻木或感觉异常。有人从功能和美学上把斜方肌划分为上部和下部，上部附着于锁骨的外 1/3 和肩峰，形成项背部，从功能和美学上是斜方肌最重要的部分，它提起肩峰和肩胛骨上引，下半部附着于肩胛冈外侧，降低和收拢肩胛骨，因有菱形肌、前锯肌协同发挥前述作用，所以，它的缺失对肩部功能影响不大。

斜方肌的肌长（14.04±4.95）cm，肌腹长（10.79±3.45）cm；肌厚（0.92±0.49）cm，降部和水平部的起点交界处两个三角形腱膜长（3.03±0.72）cm，升部止点处的腱膜长（6.82±1.55）cm。降部和水平部的肌束在起点端较薄，向止点方向走行时逐渐增厚。在斜方肌三个亚部中，水平部肌最厚［水平部的上部肌厚（1.72±0.44）cm］，升部肌最薄［升部的下部肌厚（0.39±0.12 cm）］，升部肌束自上而下由短到长，升部的上部肌长（9.45±0.95）cm 和肌腹长（7.24±1.14）cm 均最小，升部的下部肌长（23.72±2.16）cm 和肌腹长（16.90±2.41）cm 均最大。斜方肌各亚部或同一亚部内不同部位的肌长、肌腹长和肌厚均各不相同。斜方肌整个肌肉的表面积为（239.77±32.71）cm^2。斜方肌降部和水平部两亚部的表面积之和为（132.55±25.42）cm^2，降部与水平部在项韧带与上部胸椎棘突起点处的腱膜面积为（13.73±4.30）cm^2。斜方肌升部的表面面积为（107.22±14.81）cm^2，升部在止点处的腱膜面积为（8.41±2.10）cm^2。

2. 斜方肌的血供

（1）斜方肌的动脉：斜方肌的动脉主要来自颈横动脉及其分支，此外，营养斜方肌的血管还有枕动脉、椎动脉、颈深动脉、最上肋动脉及肋间动脉背外侧支，在斜方肌的外侧缘有肩胛上动脉的分支。

颈横动脉起源于甲状颈干者占 58.33%，起源于锁骨下动脉者占 40%，起于肋颈干 1.67%，颈横动脉的全程分为颈、背两段。颈段，南起点到斜方肌前缘，长 47.0 mm，外径 4.0 mm；背段，由斜方肌前缘到颈横动脉深浅支分歧点处，长 63.1 mm、外径 3.4 mm。颈段起源不恒定，行径位置变化较多，背段行径位置恒定，易于解剖暴露。颈横动脉自发出后行向外上方，越过斜角肌、膈神经及臂丛神经，经肩胛舌骨肌进入枕三角。枕三角由中斜角肌、臂丛神经及肩胛提肌围成，系寻找颈横动脉颈段的标志。背段于肩胛骨上角外上方 15.1 mm 处分歧为深、浅两支，此点可作为肌皮瓣的旋转点。翻开斜方肌确定肩胛肌和肩胛骨上角后，即可见颈横动脉及其分支。

颈横动脉浅支的出现率为 100%，浅支除分布到斜方肌上、中部外，还发出分支供应肩胛提肌、肩胛舌骨肌下腹、冈上提肌等。紧贴斜方肌下行的浅支，并分为四大分支：升支、横支、降支及肩胛冈支。升支，分布于斜方肌上部，长 49.5 mm，外径 1.9 mm；横支，分布于斜方肌中部，长 48.3 mm，外径 1.9 mm；降支，分布于斜方肌下部，长 135.6 mm，外径 2.3 mm；肩胛冈支，分布于肩胛冈上缘处基底部，长 48.6 mm，外径 2.2 mm。颈横动脉深支出现率为 100%，发出后绕过肩胛上角，于脊柱缘前沿菱形肌附着部深面下行，与浅支分支吻合，参与营养斜方肌中、下部，并与其他动脉分支吻合形成广泛血管网。

（2）斜方肌的静脉：斜方肌的同流静脉为各支动脉的伴行静脉，以颈横动脉伴行静脉为主要回流静脉。颈横静脉多行于颈横动脉下方，少数行于颈横动脉的上方，个别行于动脉的前方；静脉背段与动脉紧密伴行，静脉颈段与动脉逐渐分开，至锁骨上方多数汇入颈外浅静脉，少数汇入锁骨下静脉，汇入端外径 4.3 mm，背段中点外径 3.6 mm，深支外径 2.4 mm，浅支外径 2.7 mm，浅升支外径 2.3 mm，浅横支外径 2.4 mm，浅降支外径 2.7 mm，浅肩胛冈支外径 2.6 mm。

3. 斜方肌的神经

斜方肌主要受到副神经和颈$_{3,4}$神经支配。副神经是斜方肌的主要支配神经，属运动神经；颈丛与副神经之间的交通支变异较大，为混合神经，以感觉神经为主。副神经于乳突下方（5.2±1.8）cm处胸锁乳突肌后缘穿出，跨过颈后三角区斜向外后下，行向斜方肌深面筋膜，36.7%发出分支向上支配斜方肌上部，主干在斜方肌深筋膜深面蜿蜒走行，在肩胛冈水平转向下平行于肩胛骨内侧缘下行，在肩胛冈下方（5.0±1.5）cm进入肌肉成为终末支。副神经损伤可造成垂肩、耸肩及肩外展受限。副神经受损后保留颈丛三、四到斜方肌的分支对斜方肌功能的恢复具有一定意义。在进行颈淋巴结清扫中几乎都会损伤副神经，而在制备斜方肌肌皮瓣的同时不进行颈部淋巴结清扫，一般不会损伤副神经主干。

颈三、四神经的分布范围较小，支配斜方肌靠近上部前缘的肌纤维。颈三神经长52 mm，粗度2.0 mm；颈四神经长58.3 mm，粗度为1.9 mm，颈神经前支在斜方肌前缘附近与副神经会合，支配其表面皮肤的感觉功能。

4. 斜方肌表面皮肤的血供

斜方肌表面皮肤系多血供来源。①颈横动脉浅支分布于斜方肌表面皮肤上、中部的外侧缘。因此，斜方肌上、中部的皮肤除可与肌肉一起制成肌皮瓣外，还能以颈横动脉浅支为蒂制成皮瓣。②肋间动脉后支的肌皮穿支，分布于斜方肌表面皮肤的内侧份。③颈横动脉的深支肌皮穿支，分布于斜方肌表面皮肤的下端部分，连同浅降支血管可形成下部斜方肌肌皮瓣。④枕动脉的肌皮穿支分布于斜方肌上部内侧份的表面皮肤。各血管之间存在着广泛的吻合支，相互沟通血液循环，形成斜方肌表面皮肤的跨区供血的血循环特点。

（二）适应证

斜方肌肌皮瓣系多源性血供，诸血管在皮下形成丰富的血管网，故只要保留其中一支血管，即可保障较大面积的皮瓣血供；同时该肌皮瓣组织量大，可满足不同类型的组织缺损修复。应用时可制成上斜方肌肌皮瓣、外斜方肌肌皮瓣、下斜方肌肌皮瓣及斜方肌复合组织瓣等多种类型，其适应证较广。

1. 外伤所致头面部及颈部组织缺损。如：头皮撕脱伤后大面积颅骨外露、面颈部重要血管神经外露等。

2. 颌面部及颈部大面积瘢痕挛缩的修复。

3. 头颈部各种肿瘤扩大切除后组织缺损。

4. 颌面部及颈部放射性溃疡及各种炎性病灶切除后的组织缺损。

5. 肌皮瓣可以去除表皮后用于充填半面萎缩症的凹陷畸形。

（三）皮瓣的设计与应用

1. 上斜方肌肌皮瓣

上斜方肌肌皮瓣较早由Demergasso报道应用修复口腔缺损，同时应用该瓣携带肩峰及肩胛冈形成复合组织瓣修复伴有下颌骨缺损的颌面部畸形。Arivan应用该肌皮瓣行颈段食管重建获得成功。Pertotri将上部斜方肌制备成岛状组织瓣修复颌面部缺损，功能和外形均较满意。但当用于颌面及颈部时，由于该瓣蒂部较短，且易损伤副神经，供区多需皮片移植，有损于肩部功能和外形，故其应用受限。

（1）皮瓣设计：上斜方肌肌皮瓣主要利用斜方肌上部肌纤维表面皮肤设计，血管蒂以颈横动脉浅升支为首选，其终末支与枕动脉的降支相互吻合，故亦可选用枕动脉为血管蒂。皮瓣以肩锁关节为中心设计，前切口线沿斜方肌前缘，后切口线与前切口线基本平行，上界最高可达乳突区，远端止于肩峰，肌皮瓣的形状及面积可根据所需修复的缺损情况灵活掌握。皮瓣的长宽比例一般为（2～3）：1，该肌皮瓣主要包括斜方肌的上部肌纤维及其表面覆盖的皮肤，其近端1/3为肌皮瓣，远端2/3为筋膜皮瓣。该肌皮瓣不经延迟可达30 cm×7 cm大小，可以修复咽部、颊部、颈部及下颌面部的缺损；肌皮瓣经延迟术后面积可增大至35 cm×8 cm，可修复口底前部及鼻缺损。肌皮瓣转移后供区宽度不超过8 cm时，一般可直接拉拢缝合。

（2）皮瓣切取：切开皮瓣的周边，在深筋膜层分离皮瓣远端部分，形成筋膜皮瓣，此时可见数根较粗的肌肉穿支血管进入皮瓣，应妥为保护。当游离至颈肩角处时，切断斜方肌，于该肌深面层次进行分离，形成肌皮瓣，术中要注意将皮肤与筋膜缝合，以免撕脱肌皮穿支血管而影响皮瓣血供，通过皮下隧道或切开皮肤将肌皮瓣转移至受区。供区可直接缝合或游离植皮修复。

上斜方肌肌皮瓣并非完全是一个轴形皮瓣，而主要依靠多数颈部、枕部等血管穿支及其吻合支形成皮瓣，严格地讲属于任意皮瓣，因此，转移范围受到一定限制为其不足，同时在分离皮瓣远端时在深筋膜层次进行，至颈肩角处转入斜方肌深面分离至蒂部，在分离过程中易损伤副神经，故该肌皮瓣的临床应用受到限制。

2. 外侧斜方肌肌皮瓣

外侧斜方肌肌皮瓣较早由Dcmergasso报道应用于颌面部缺损修复。Guillamondgui将该肌皮瓣远端超出肩锁角外6～8 cm，远端皮瓣较薄，用于颈段食管再造及咽部修复，尤其适合于已放射治疗后的患者，因为肌肉组织血供丰富，利于术后愈合。同年，Gantz将该瓣蒂部的肌肉部分切断，形成肌肉血管蒂，成为岛状肌皮瓣，由于该瓣较厚，尤其适合于较深组织缺损的修复，而且转移灵活。Kenyeres应用外侧斜方肌携带肩胛冈及部分肩胛骨内侧缘形成复合组织瓣，肩胛冈活骨块修复颧弓缺损，肩胛骨内侧缘修复眼眶外侧壁缺损，皮瓣部分修复面部皮肤缺损，术后外形良好，但皮瓣色素较深为其不足。Netterville将该岛状肌皮瓣远端部分形成任意筋膜皮瓣，用于修复口腔及鼻部缺损，效果良好。

（1）皮瓣设计：外侧斜方肌肌皮瓣主要利用斜方肌中部的肌纤维及表面皮肤形成肌皮瓣，并可延伸到斜方肌上、下部的外侧份，肌皮瓣的血管蒂选用颈横动脉浅支或浅横支。此肌皮瓣的旋转轴心在颈横动脉的近端，亦即颈横动脉浅、深支分歧点处。旋转弧度半径可达15～20 cm，包括血管蒂的长度和所携带的肌皮瓣长度。它可修复的范围包括腮腺、嚼肌区、耳前后、颧颊区及下颌骨体部，同侧口底及颌下区。皮瓣设计可分为Gantz法和Guillamondgui法两种。

1）Gantz法：该法皮瓣的旋转轴心点位于颈横血管束的近心端，以颈横血管束的长轴延线作为皮瓣的长轴，根据受区情况在斜方肌外上方设计皮瓣并标记。

2）Guillamondegui法：该法皮瓣的旋转轴心点亦位于颈横血管束的近心端，不同的是皮瓣设计时以肩锁关节为中心，根据受区的情况标出皮瓣的切取范围。

（2）皮瓣切取

1）Gantz法：沿设计线切开皮瓣四周，由外向内在斜方肌深面进行分离，注意勿损伤颈横动脉束，保留部分肌肉组织包绕血管束形成肌袖血管蒂。在斜方肌深面，血管继续行径在疏松结缔组织中向后向外下行一段距离，可以用手指在血管深面的疏松组织中分离，不可在血管与肌肉之间剥离，以免肌皮穿支断裂，形成肌皮瓣后转移至受区。如皮瓣宽度不超过8 cm，一般均能原位缝合。

2）Guillamondegui法：皮瓣切取步骤同Gantz法，只是分离肌皮瓣远端时，在深筋膜层进行，这部分不含肌肉为筋膜皮瓣，至肩锁关节时离断斜方肌，于其深面继续向内分离肌皮瓣。供区往往需游离皮片移植修复。

Gantz 手术方法简便灵活，其皮瓣全长均带有较厚的肌肉，血供好，适合修复缺损组织量大而且较深的病例；而 Guillamondgui 法的肌皮瓣可超过肩锁关节，其远端部分不带肌肉，较薄，近端皮瓣带有肌肉蒂，较适合于凹陷不明显的缺损修复，如颌面部肿瘤行病灶切除加颈部淋巴结清扫术，皮瓣部分修复颌面部皮肤缺损，而近端肌瓣部分可以覆盖颈部裸露的大血管神经。可根据临床修复需要选择肌皮瓣类型。

3. 下斜方肌肌皮瓣

Baek 和 Mathes 分别报道以颈横动脉为主要血供的下部斜方肌肌皮瓣修复颌面部缺损；此后 Rosen、田敖龙及袁中华等先后对该肌皮瓣进行解剖学及应用研究，将皮瓣远端设计到距肩胛下角下 10～15 cm 处，使修复范围扩大到眶周及枕部；Urken 及 Netterville 又分别对该肌皮瓣的应用解剖、手术方法及命名等方面做了阐述；宁金龙以颈横动脉浅降支为蒂设计下斜方肌肌皮瓣，远端达肩胛下角下方 17 cm 处，皮瓣远端可达颅顶及前额发际线处，覆盖范围较大，皮瓣远端超出斜方肌范围，将其命名为"超长下斜方肌肌皮瓣"；百束比古报道以颈横动脉浅支为蒂的颈背部筋膜皮瓣可达 33 cm×15 cm；如将该筋膜瓣远端的脂肪组织去除形成真皮下血管网薄皮瓣长宽比例可达 5 ∶ 1；靳开荣提出以颈横动脉深支为蒂形成下斜方肌肌皮瓣，但深支行走于肩胛骨内侧缘深面，分离较困难；章建荣报道颈横动脉为蒂的颈背反流轴形皮瓣，强调皮瓣设计部位应尽量与主血管轴方向一致。下斜方肌肌皮瓣已成为颌面外科修复中的较好皮瓣设计。

（1）皮瓣设计：主要利用斜方肌下部肌纤维及其表面皮肤构成肌皮瓣，血管蒂多选用颈横动脉浅降支。从棘突与肩胛骨内侧缘之间画一中垂线，即可作为颈横动脉浅降支的体表投影及下斜方肌肌皮瓣的中轴，肩胛上角外上方 1.5 cm 为旋转轴心，根据受区的远近和缺损范围，确定皮瓣的位置及大小，皮瓣远端可延伸至肩胛下角下 15～17 cm，皮瓣两侧与肌肉同宽，皮瓣面积可达 36 cm×13 cm。下斜方肌肌皮瓣适用于颅顶、中上颌面部及颈部缺损的修复，基本上可满足颅颌面外科的修复需要。根据临床需要亦可设计为双侧下斜方肌肌皮瓣应用，其总面积可达 36 cm×25 cm 大小。

（2）皮瓣切取：切取皮瓣时远端自深筋膜层分离，至斜方肌下端时将其包含在皮瓣内，于斜方肌深面向上沿肩胛骨内侧缘找到颈横动脉浅降支，然后沿血管束两侧各约 2 cm 切断斜方肌，形成肌肉血管蒂，分离至颈根部即形成下斜方肌肌皮瓣，术中尽量不损伤深层的菱形肌，以免影响肩部功能。供区不超过 10 cm 时一般可原位缝合或行皮片移植。

4. 全斜方肌肌皮瓣

将全部斜方肌组织及表面皮肤掀起形成肌皮瓣，可以选用颈横动脉浅支为血管蒂并保留其他各主要分支，以肩胛上角为中心设计皮瓣，由于术中需将斜方肌起止点全部游离，使斜方肌功能全部丧失，影响肩部功能，故临床较少使用。

5. 斜方肌复合组织瓣

指斜方肌肌皮瓣同时携带肩胛骨形成骨肌皮复合组织瓣，该复合瓣以肩胛上角外上方 1.5 cm 处为其旋转轴心点。如果切取带肩胛冈的复合瓣，可以肩胛冈为轴心，保留颈横动脉浅支肩胛冈支为蒂；如切取肩胛骨脊柱缘的复合瓣，可以脊柱缘为轴线设计，选用颈横动脉深支为蒂。斜方肌复合组织瓣临床上主要用于修复伴有骨质缺损的皮肤软组织缺损。

6. 斜方肌联合肱三头肌长头移位重建肩外展功能

臂丛神经损伤经过神经修复手术后三角肌功能没有恢复者，或因损伤时间过长（超过 2 年）丧失了行神经修复手术时机的患者，可用肩周附近有功能的肌肉移位重建肩外展功能。目前常用于移位的肌肉有斜方肌、背阔肌、胸大肌等。

（1）手术指征：斜方肌及肱三头肌长头肌力在四级以上是进行该手术的基本条件。肱三头肌长头的神经支配主要来自 C_7 神经，斜方肌的神经支配来自副神经，该手术对 C_5，C_6 神经根、臂丛神经上干损伤或节段性明显的脊髓灰质炎患者适用。全臂丛神经损伤的患者经手术治疗或自然病程恢复后，斜方肌及肱三头肌长头肌力达，四级以上者也可行该手术。行神经修复或神经松解的患者需术后观察两年以上，仍无肩外展功能或虽有肩外展动作但外展角度 $<30°$，且肩外展上举被动至少 $>90°$ 者可考虑行该手术。

（2）手术方法：患者取侧卧位，患侧向上。于肩峰上方沿斜方肌在锁骨上缘、肩峰外侧缘和肩胛冈上缘止点处做 U 形切口。由肩峰下到三角肌粗隆做纵形切口。分离皮下组织后，暴露四边孔，分离出大圆肌、小圆肌及肱三头肌长头，注意腋神经的走行，避免损伤。拉开小圆肌下缘，暴露肱三头肌长头的起点及其附着点——盂下结节，用骨刀将肱三头肌长头的起点连同盂下结节凿下后，向肌肉的远端游离，注意保护肱三头肌长头的血管神经入肌点。在斜方肌表面掀起 U 形皮瓣，沿锁骨及肩胛骨上缘切断斜方肌止点，远端部分携带约 $3\ cm\times4\ cm\times0.5\ cm$ 大小肩峰的骨块，再自远端向近端分离斜方肌下份，并保护好副神经及血管直至颈根部。于三角肌粗隆近端纵行切开三角肌，显露出肱骨大结节，于肱骨大结节处凿出一骨毛糙面。将肩关节外展 $90°$ 以上，将与斜方肌连同的骨块置于此处，用 $1\sim2$ 枚螺钉固定。将游离后的肱三头肌长头经三角肌后缘纤维下方的隧道内移位至肩峰，在肩峰及盂下结节上分别打洞用钢丝横褥式缝合固定，或将肱三头肌长头的腱性起点与肩峰用肌腱缝线缝合固定。术后采用肩肱石膏外固定，将肩关节固定于前屈上举 $120°$ 位置八周。后分三次，每次间隔两周，将上肢逐渐放下，同时指导患者行肩外展功能锻炼。

（四）岛状斜方肌肌皮瓣制取后对肩臂功能影响

目前尚未见岛状斜方肌肌皮瓣制取后对肩臂功能及生活质量影响的相关报道，临床缺乏统一的观察指标和标准。有临床研究发现，岛状斜方肌肌皮瓣制取修复颌面部组织缺损后，患者可能出现不同程度的肩臂功能障碍，对患者的生活、工作等方面有不同程度的影响。大多数患者出现肩周组织疼痛，尤其在晨起、承重、运动时疼痛加剧。肩周疼痛的原因可能是制取岛状斜方肌肌皮瓣后斜方肌的结构和形态受到了破坏，失去了吊肩旋肩功能，产生了垂肩以及肩胛骨异常旋转、移位等肩周功能失调，造成臂丛和肩周其他肌肉组织的牵拉和过度紧张；另一方面也可能与颈淋巴清扫时切断副神经和颈丛神经有关，使肩周组织失去了神经支配，导致肌功能紊乱。

二、胸大肌肌皮瓣

（一）应用解剖

1. 胸大肌形态

胸大肌是覆盖于前胸部的一块扁状肌，呈扇形，起自锁骨的内侧半、胸骨和第 $1\sim6$ 肋软骨等处。各部肌束聚合向外，以扁腱止于肱骨大结节嵴。根据胸大肌的起点及血管神经分布特点，可将其分成锁骨部、胸肋部和腹部三部分。锁骨部起自锁骨前内侧端，起端宽约 $5.86\ cm$，厚约 $0.75\ cm$，肌腹长约为 $12.3\ cm$，止端宽为 $4.79\ cm$，厚为 $0.66\ cm$，止腱长 $0.69\ cm$。胸肋部起自胸骨外侧半上六个肋软骨前方，腹部起自腹直肌前鞘前叶，亦可起自胸肋骨远前侧，胸肋部与腹部仅在起点端分界明显，肌腹处无分段的自然界限，起点宽为 $19.9\ cm$，厚为 $0.34\ cm$，上缘长 $15.2\ cm$，下缘长 $21.3\ cm$，止腱长

3.54 cm，宽 5.45 cm，厚 0.17 cm。三部分纤维向外侧集中，以扁平腱止于肱骨大结节嵴。止腱分前、后两层，前层由锁骨部及胸肋上部纤维组成，后层由腹部及胸肋下部纤维组成。胸大肌在其他协同肌参与下，可使肱骨内收、旋内和前屈，如上肢固定可上提躯干，也可上提肋以助呼吸。

2. 胸大肌的血供

（1）胸大肌的动脉：胸大肌的血液供应主要有三个来源，即胸肩峰动脉的胸肌支及三角肌支、腋动脉的胸肌支、胸廓内动脉的前肋间动脉和穿支。此外，胸最上动脉和胸外侧动脉的分支也供应胸大肌。这些血管在胸大肌的各部之间，以及各部肌肉内部，都有广泛的吻合。

胸大肌皮瓣常利用的血管为胸肩峰动脉，它起于腋动脉第二段，亦可起自第一段。起始处外径 2.8 mm，动脉向前内行，经胸小肌上缘，穿出胸锁筋膜后，分为三角肌支、胸肌支、肩峰支和锁骨支。胸肩峰动脉发出胸肌支之前，干长为 1.2 cm。

三角肌支：是胸肩峰动脉行向外侧的直接延续，它在入三角肌前除发出肩峰支外，还发出 1～3 个小支分布到胸大肌锁骨部的外侧份。三角肌支外径 2.1 mm，游离段长度（发出分支前的一段）为 1.4 cm。

胸肌支：行向下内方，全长为 12.3 cm，沿途发出 2～8 个小支后穿入胸大肌。其主要分布于胸大肌的胸肋部，亦可分布到胸大肌的腹部，并与胸廓内动脉的穿支在肌内形成侧支吻合。胸肌支外径 1.7 mm，游离段长度 3.7 cm，是胸大肌的主要血供来源。胸肌支缺如时，可由胸外侧动脉或外侧胸肌支代替。

锁骨支：为胸肩峰动脉的小分支，部分为双支型（占 24%）。少数锁骨支可起自三角肌支或胸肌支。该支行向内侧，主要分布于胸大肌锁骨部的内侧份，在肌内与来自三角肌支的分支形成侧支吻合。此外，锁骨支还发出小分支分布到锁骨内侧、锁骨下方和胸锁关节。锁骨支外径 1.2 mm，游离段长度为 1.4 cm。

（2）胸大肌的静脉：胸肩峰动脉的分支均有静脉伴行，一般为一支，少数有两支。它们单独或几支合干后泄入腋静脉或头静脉，而不是汇合成一条总干。

3. 胸大肌的神经

Taylor 根据肌肉的神经支配特点将肌皮瓣分为：1 型，单一无分支神经支配型，如阔筋膜张肌皮瓣；2 型，单一有分支神经支配型（即在将要进入肌肉时才发出分支），如股外侧肌皮瓣；3 型，多支共干神经支配型，如胫前肌皮瓣；4 型，多支异干神经支配型，如胸大肌皮瓣。通过对肌肉神经支配类型的理解，可以预测供区肌肉的功能能否被保留，供区肌肉能否作为动力载体恢复受区的部分功能，以及数个功能性肌皮瓣能否同时转移。

胸大肌由胸外侧神经和胸内侧神经支配，分别发自臂丛神经外侧束（C_5、C_6、C_7）与内侧束（C_8、T_1）。锁骨部与胸肋部的神经主要来源于胸外侧神经的分支。腹部来自胸内侧神经的分支，这与其他两部的神经主要来源于胸外侧神经的分支不同，而与胸小肌的神经支配同源。其走行也有两种形式：一种是自胸内侧神经发出后，经胸小肌深面直接进入胸大肌腹部。另一种形式是由胸内侧神经发出，穿胸小肌后进入胸大肌腹部。

4. 胸大肌表面皮肤的血供

胸大肌表面皮肤的血供主要来自胸廓内动脉的穿支，此外胸肩峰动脉在胸大肌表面发出许多外径在 0.3 mm 以下的肌皮穿支，它们与胸廓内动脉穿支和胸外侧动脉的皮支吻合形成皮下血管网，共同支配胸大肌表面皮肤。

虽然胸肩峰动脉的胸肌支是胸大肌皮瓣的血管蒂，但是实际上该血管并未进入胸大肌皮瓣的皮岛内，皮岛的血供主要来自胸大肌的次要供血来源即前肋间动脉的穿支。当胸大肌皮瓣翻起时，所有的肋间穿支血管都被切断，此时，胸肩峰动脉的胸肌支则成为皮岛的唯一血供来源，该血管通过其与第四、五、六肋间穿支血管间的吻合支达到对整个胸大肌皮瓣皮岛的供血。

（二）适应证

1. 修复口腔颌面、肩颈部及上肢皮肤软组织缺损。

2. 口腔及咽部洞穿性缺损时作为衬里，舌及食管等再造。

3. 胸大肌功能正常者，利用其转位术治疗小儿麻痹后遗症，臂丛神经损伤所致三角肌、肱二头肌瘫痪重建肩关节外展及屈曲肘关节功能。

4. 肌骨瓣或肌皮骨瓣用于修复下颌骨缺损，肱骨骨不连等，尤其伴有皮肤缺损者。

（三）手术方法

在设计胸大肌肌皮瓣时，应根据手术需要，在胸大肌的三个部分找出独立的主要血管神经束。如：锁骨部的血管神经束应是胸肩峰动脉的三角肌支及其伴行静脉和胸前外侧神经的锁骨支；胸肋部的血管神经束应是胸肩峰动脉及其伴行静脉和胸前外侧神经的上胸肌支；腹部的血管神经束应是胸肩峰动脉的胸肌支及其伴行静脉和胸前内侧神经。胸大肌表面覆盖的皮肤有许多肌皮穿支血管供应。这样，胸大肌的三个部分都可解剖分离出血管束，并可分别或联合切取三个部分的胸大肌皮瓣。临床上常用胸大肌胸腹部皮瓣和胸大肌锁骨部皮瓣。

1. 胸大肌胸腹部皮瓣

（1）皮瓣设计：自肩峰至剑突画一连线 ab，自锁骨中点做垂直于 ab 的连线 cd，其交于点 o，cob 即为胸肩峰动脉的体表走行标志。以 cob 为中心轴，根据受区需要及所需蒂部长度，画出切取肌皮瓣的范围，其内侧可至胸骨旁，外侧可至腋前线，上至锁骨，下至肋骨边缘，足以满足颌面部及颈部的缺损所需修复的组织量（图 9 - 1），也可根据修复缺损的需要设计为不同蒂部进行转移（图 9 - 2）。

（2）皮瓣切取：先沿血管轴的方向切开肌蒂部皮肤，于浅筋膜下向两侧分离 3 ~ 4 cm，再沿皮瓣外侧缘切开皮肤和胸大肌全层，在胸深筋膜深面分离肌皮瓣，将此筋膜连同其浅面的胸大肌一并掀起，然后于胸大肌深面向血管轴的两侧向上做钝性分离直至蒂部。翻开部分胸大肌，寻找位于其深面的血管神经束，确认血管神经束后，即可沿设计线切开皮瓣内缘皮肤和全层胸大肌，皮瓣掀起时，沿四周将肌肉与皮下组织暂时缝合，以免肌肉与皮肤组织因牵拉而滑脱，影响皮瓣血供。在肌皮瓣蒂部，于血管神经束两侧 2 cm 平行切开肌肉，形成肌袖包绕血管神经束。如患侧行颈淋巴结清扫术，肌蒂可适当增宽，既可覆盖裸露的颈动脉又弥补了颈部外形上的缺陷。位于锁骨部深面的血管蒂不带有肌肉组织，其余部位的血管蒂带有宽约 3 cm 的肌肉，这样便形成了带有肌肉血管蒂的岛状肌皮瓣。

皮瓣的转移有以下几种方式。

血管蒂起始处的内侧经锁骨上转移：岛状肌皮瓣制备完成后在胸大肌肌纤维附着于锁骨处分离出一个裂隙，该裂隙内侧点距胸锁关节 1 cm，长 5 cm。在肌肉血管蒂起始处的内侧，胸大肌锁骨部的深面转移岛状肌皮瓣，血管蒂以通过该裂隙的最近途径经锁骨前方转移至颈部。血管蒂由裂隙的穿出点到皮岛的近缘的长度，为肌肉血管蒂的有效长度。

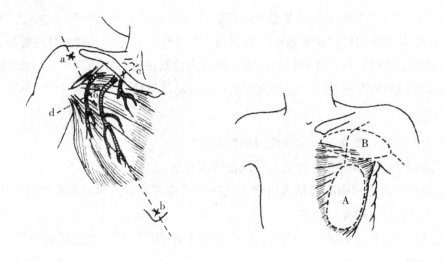

图9－1　胸大肌皮瓣的设计图　　　**图9－2　不同蒂的胸大肌皮瓣设计**

　　血管蒂起始处的内侧经锁骨下转移：岛状肌皮瓣制备完成后，于锁骨后方分离出一个裂隙，内侧起于锁骨上窝内侧点，长5 cm。在肌肉血管蒂起始处的内侧，胸大肌锁骨部的深面转移岛状肌皮瓣，血管蒂以通过该裂隙的最近途径穿过裂隙经锁骨下转移至颈部。血管蒂在裂隙穿出处到皮岛的近缘的长度，为肌肉血管蒂的有效长度。

　　血管蒂起始处的外侧经锁骨上转移：岛状肌皮瓣制各完成后，在肌肉血管蒂起始处的外侧，皮瓣穿过胸大肌锁骨部与胸肋部内上方的深面转移，三角肌胸大肌间沟处做一个隧道，该裂隙上端起于锁骨下缘，长5 cm。皮瓣通过三角肌胸大肌间沟处形成的分裂间隙，到达头颈部；同时，血管蒂以通过该裂隙的最近途径穿过裂隙经锁骨上转移至颈部，血管蒂由裂隙穿出处到皮岛的近缘的长度，为肌肉血管蒂的有效长度。

　　2. 胸大肌锁骨部皮瓣

　　（1）皮瓣设计：根据修复缺损需要划出肌皮瓣的范围，上界可达锁骨下缘，下界至腋皱襞平面，内界至胸骨旁，外界接近三角肌前缘（图9－3）。

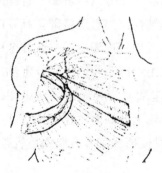

图9－3　胸大肌骨部皮瓣

　　（2）皮瓣切取：先从胸骨旁第二肋骨上缘开始，经锁骨下向外达胸大肌在肱骨的止点，做皮瓣上缘切口，将肌筋膜与皮瓣的皮缘缝合固定。沿头静脉将胸大肌与三角肌分开，静脉留于三角肌一侧。向上将胸大肌上缘游离到位于锁骨上的起点外侧，做骨膜下剥离，使其起点全部游离。在三角肌、胸大肌和锁骨之间的三角内，沿头静脉向上分离，在肌肉上缘即可见到胸肩峰动脉的胸肌支及其伴行静脉和胸前外侧神经，予妥善保护。切开皮瓣下缘，找出胸大肌锁骨部与胸肋部间的肌沟，顺肌纤维方向分离，将胸大肌锁骨部与胸壁及胸小肌分开，此时即已形成带血管神经蒂的胸大肌锁骨部肌皮瓣。肌皮瓣转移修复受区缺损，供瓣区可直接缝合或游离皮片移植修复。

（3）全胸大肌皮瓣：以胸肩峰动脉的主干为蒂，可将胸大肌锁骨部及胸腹部合并形成全胸大肌皮瓣。其优点是可提供大面积的组织瓣，也可依据胸大肌血管神经的分布特点，制成几个指状的肌瓣加以利用，用于修复前臂肌群缺损有独到之处。缺点是供区缺损大、毁形明显且完全丧失胸大肌功能，临床应用较少。

（4）胸大肌胸肋部肌蒂骨（膜）瓣骨缺损：依次切开皮肤、皮下组织，显露胸大肌胸肋部起始附着处，钝性分离其上、下缘，用薄骨凿掀起胸骨外板，切开肋软骨骨膜，骨膜下分离，由内下至外上游离肌蒂，并仔细分离从胸肋部后方进入的包括胸肩峰动脉胸肌支及伴行静脉和胸外侧神经的神经血管束。受区准备妥当后，将肌骨（膜）瓣翻转180°经皮下隧道至肱骨骨折处，胸骨块移植入骨缺损处，骨膜包绕骨折端，妥善固定。

（四）供区功能影响

胸大肌在上肢运动、呼吸运动，以及在胸部外形的塑造中均有很重要的作用，胸大肌锁骨部在肩关节内收与前屈运动时起主动作用。因此，术中对胸大肌锁骨部肌纤维的保护十分重要，胸大肌岛状肌皮瓣转移术中应避免损伤胸外侧神经锁骨部支和胸肋部支的上部分支，以避免剩余的胸大肌失去神经支配而丧失功能。胸大肌锁骨部肌腹较长，起止部位具有较大的宽度和厚度，从肌构筑学上具有提供较大的力量和速度的潜力，所以利用有限的一部分胸大肌而使胸大肌的上半部分的功能不被破坏，则可以保存胸大肌的一部分功能，切取胸大肌的一部分后，由于众多协同肌肉的作用，对臂的正常活动不致造成明显影响。

三、背阔肌肌皮瓣

（一）应用解剖

背阔肌肌皮瓣是移植背阔肌及其表面的皮肤及皮下组织。胸背动、静脉是该皮瓣的供养血管；运动神经是与血管伴行的胸背神经。

1. 肌肉解剖

背阔肌是背部的一块扁平的范围宽阔的三角形肌肉，位于胸侧部及下半背部的皮下。背阔肌的起始部分的腱膜为腰背筋膜的后层，起于下部六个胸椎，全部腰椎及骶椎和棘上韧带，以及髂嵴的后部，其腱膜部分在季肋下部移行于肌腹部分，呈扇形向上，止于肱骨小结节及大圆肌前的结节间沟。背阔肌起于胸椎部分的腱膜为斜方肌所覆盖，背阔肌前缘下部与腹外斜肌及前锯肌交锁，中下部附着在前锯肌表面及下四根肋骨，背阔肌中部以上的前缘下方，为疏松的结缔组织，易于前锯肌分开，并构成腋后线的隆起，肌肉前缘向上只有疏松结缔组织与胸壁相连，并构成腋窝后壁，肌腹继续向上呈一束肌肉及肌腱，止于肱骨。背部背阔肌的上缘部分肌束起于肩胛下角。肌肉长约30 cm，宽18~20 cm。

2. 血管解剖

（1）胸背动脉及其伴行静脉：肩胛下动脉在腋动脉下方约3 cm处分出旋肩胛动脉及胸背动脉两个终末支，胸背动脉的外径为1.6~2.7 mm。有两条伴行静脉，外径3~4 mm。

胸背动、静脉位于背阔肌的内表面肌膜下行进，位于肌腹前缘后方2~3 cm处下降。胸背动脉通常情况下分为外侧支及内侧支两大分支，分布于背阔肌的内侧或外侧，有时内、外侧支外径相似，有时内侧支偏大，但较多的是外侧支偏大。内侧支及外侧支各有 2～3 分支，在背阔肌肌腹中部的内表面的肌腹下前进，该血管称之为胸背动脉的节段动脉，及伴行的节段动静脉，构成背阔肌各独立又互相吻合的血供系统。

胸背动、静脉及其内外侧支在背阔肌内表面肌膜下有数十条可见的小分支进入肌腹，并穿过肌腹进入皮下，供养皮肤。这是制成背阔肌肌皮瓣的解剖基础。

（2）胸背动、静脉的直接皮支：胸背动、静脉尚有 2～3 支直接皮动脉，是经过肌腹进入皮肤，可被制成没有肌肉的"肌皮瓣"，实际应称之为胸背动脉皮瓣，供移植。Angrigianl 发现第一直接皮支位于腋后壁下 8 cm，背阔肌前缘后方 2～3 cm 处，穿过肌腹进入皮肤，血管直径为 0.4～0.6 mm。第二穿支位于第一穿支下方 2～3 cm 处，直径在 0.2～0.5 mm，有时还会有第三支直接皮动脉出现。

（3）胸背动、静脉的吻合支：背阔肌的胸背动、静脉，有分支与供养前锯肌、大圆肌、腹内斜肌、腹外斜肌、斜方肌、腹直肌的血管互相吻合。实质上是胸背动脉与胸外侧动脉、旋肩胛动脉、胸肩峰动脉、颈横动脉的降支、肋间动脉、腰动脉、腹壁上下动脉、旋髂浅深动脉、腹壁浅动脉的分布区所供养的皮肤、皮下组织、筋膜、腱膜组织及肌肉和骨组织之间有互相交叉的供养关系，这种血供结构使应用背阔肌肌皮瓣移植时，可联合上述动脉供养的组织块一并移植。构成范围更为广阔，种类更多的联合组织移植供区。

背阔肌还直接接受来自肋间动脉及腰动脉的供养，特别是第 9、10、11 肋间后动脉的外侧支及肋下动脉，这是外径较粗的皮动脉，有时可达 1 mm 以上，可应用此动、静脉，制成吻合血管的侧腹壁游离皮瓣供移植。因此，以肋间后动脉的外侧支的穿出处为轴心，制成逆行旋转的背阔肌肌皮瓣，修复胸腹壁或乳房的组织缺损。

（4）胸背神经：背阔肌的支配神经是来自臂丛后索的胸背神经，在肩胛下肌表面下降，在胸长神经的后方，位于胸背动脉的后外侧，在背阔肌的内表面肌膜下方，与动、静脉紧紧伴行下降，胸背神经也同样分出内侧支及外侧支，内、外侧支又分出 2～3 支背阔肌节段神经，支配背阔肌各个部分。由于神经紧随动、静脉分布于肌肉内，因此，在手术过程中只要保护好动静脉不受损害，也可使神经受到保护，制成带血管神经的节段肌瓣供移植。

（5）血管神经蒂：胸背动、静脉及神经的起始部分，构成移植背阔肌的血管、神经蒂，在通常情况下，其蒂长为 5～8 cm，易于供游离移植，应用节段背阔肌肌瓣移植时，其血管神经蒂较长，其血管神经蒂包括胸背动、静脉、神经主干，并包括其内侧支或外侧支和部分节段动、静脉、神经在内，因此可制成 12～17.5 cm 长的血管神经蒂部，用于晚期面神经瘫痪的面部肌肉动力重建。

（二）适应证

1. 带蒂移植

（1）胸腹壁缺损的修复；压疮及骶尾部创伤的修复。

（2）屈肘、伸肘功能重建。

（3）面部、颈部皮肤及皮下组织缺损的修复。

（4）乳房再造。

（5）颈部或部分胸段食管缺损的再造（管状背阔肌肌皮瓣）。

（6）慢性脓胸空腔的充填。

2. 吻合血管的游离移植

（1）面、颈部肿瘤切除或外伤后皮肤缺损的修复。

（2）头皮撕脱伤等头皮皮肤缺损的修复。

（3）上、下肢或躯干部、皮肤皮下组织缺损的修复。

（4）肢体运动功能丧失的肌肉移植运动功能重建。

（5）脓胸、肢体慢性骨髓炎等无效腔的充填及治疗。

（6）咽、喉腔的再造或部分食管缺损的修复及再造等。

（7）面部瘫痪肌肉动力重建。

（8）骨肌皮瓣移植可用于面部、胸部、四肢的骨、皮肤缺损的修复。

（三）手术方法

1. 皮瓣或肌皮瓣的设计

（1）血管、神经的体表投影：于腋窝后壁下方，扪及背阔肌前缘，在背阔肌前缘后 2.5 cm 处画一平行于背阔肌前缘的垂线，该线即是胸背动、静脉，神经及其外侧支的相对体表投影。

（2）后背阔肌肌皮瓣的设计：以背腰部皮肤为主要供区的背阔肌肌皮瓣，称之为后背阔肌肌皮瓣，这是最常选用的背阔肌肌皮瓣的术式。皮瓣主要部分位于背部。皮瓣设计如下：在腋窝下方 2.5 cm，与背阔肌前缘后方 1.5~2.5 cm 垂直线的交叉处，设计点 A，即胸背动、静脉及神经蒂的体表投影点，于骶髂关节上缘设计点 B，A、B 两点之间的弧形连线构成肌皮瓣的纵轴，根据受区的需要决定皮瓣的大小及形态。皮瓣的宽度在 6~8 cm，供区可拉拢缝合。皮瓣的设计宜略大于受区皮肤缺损范围，即增加 1~2 cm 宽度及长度，在皮瓣纵轴两侧，用亚甲蓝绘出要切取皮瓣的范围，切取的范围可达 15 cm × 35 cm。该皮瓣多半用于游离移植，也可带蒂移植，用于修复胸腹壁组织缺损（图 9-4）。

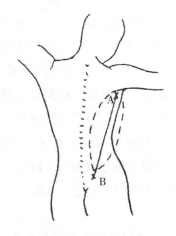

图 9-4 后背阔肌肌皮瓣设计（AB 轴是设计皮瓣的纵轴）

（3）横行背阔肌肌皮瓣：是上半背部横行的背阔肌肌皮瓣，可用于乳房再造或胸壁缺损的再造。有人利用此肌皮瓣制成管形背阔肌肌皮瓣，用于修复食管癌术后部分颈部胸部食管缺损的再造（图 9-5）。该肌皮瓣的设计的点 A 如上所述，在腋窝下方 2.5 cm，背阔肌前缘后方 1.5~2.5 cm 处，点 B 设计在肩胛下角下方 3~5 cm 处，A、B 两点的连线构成肌皮瓣的横轴并向脊柱中线延伸。根据受区需要，在横轴上下用亚甲蓝绘制出肌皮瓣切取范围及形态。

（4）逆行背阔肌肌皮瓣：是以腰动脉或肋间后动脉为滋养血管，带蒂移植的背阔肌肌皮瓣移植，用于修复腹壁缺损或骶尾、髂区的压疮或其他原因造成的皮肤大范围缺损。皮瓣设计方法为以腋中线第十肋间设计点 A，上述肌皮瓣设计的点 A 为本皮瓣的点 B，即腋窝下方 2.5 cm，背阔肌前缘后 1.5 ~ 2.0 cm处，本皮瓣的点 A，实际上不是一点，而是一个区域，即第 9、10、11 肋间及肋下动脉穿出的区域，A、B 两点的连线构成该皮瓣的纵轴，肌皮瓣设计在皮瓣轴的两侧。先做蒂部血管探查，如果在腋中线与第 9、10、11 肋下交界处有外径在 0.6 ~ 1.0 mm 的动脉发现，选择其中条件最好的血管作移植皮瓣的蒂部，即可制成长 200 倍、宽 100 倍于血管外径的皮瓣移植，而不会发生移植皮瓣坏死，即 200D = 移植皮瓣的长，100D = 移植皮瓣的宽度（D = 血管外直径）。如外径 1 mm 的血管蒂，可制成的移植皮瓣的长度至少可达 20 cm，宽度可达 10 cm，移植后不会发生移植皮瓣坏死。

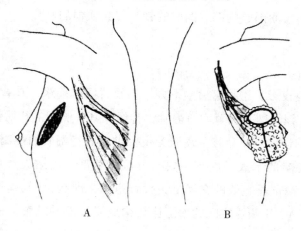

图 9 - 5　横形背阔肌肌皮瓣
A. 用于乳房再造；B. 制成管形皮瓣，修复颈部食管缺损

（5）前背阔肌肌皮瓣：是以侧胸部及侧腹壁的皮肤作为供区的背阔肌肌皮瓣，实际本肌皮瓣为背阔肌肌皮瓣及下腹部皮瓣的联合移植，可制成上身体上最大的游离皮瓣的供区之一，皮瓣的点 A 也是腋窝下方 2.5 cm，与背阔肌前缘后 1.5 ~ 2.5 cm 垂直线交界处。点 B 位于腹股沟韧带下方 2.5 cm，股动脉搏动处，A、B 两点的连线构成该皮瓣的纵轴，皮瓣设计在皮瓣轴的两侧，该皮瓣可游离移植，宜吻合胸背血管及腹壁浅或旋髂两套血管，也可制成带蒂移植，以胸背血管为蒂，或以腹壁浅或旋髂浅血管为蒂，进行旋转移植，为保证移植皮瓣全部成活，在蒂远端的皮瓣宜做血管吻接，很有经验的医师，在皮瓣制作及设计上做精确处理，皮瓣远端血管有时不吻接也能使移植皮瓣全部成活。前背阔肌肌皮瓣也可将点 B 设计在耻骨联合上方白线外侧 3 cm 处，即腹壁下动脉的投影区，制成背阔肌、腹直肌联合肌皮瓣移植（图 9 - 6）。

（6）分叶及节段背阔肌肌皮瓣：根据背阔肌的内在血管解剖，用一血管神经蒂制成两块或多块皮瓣或肌皮瓣移植，称之为串联皮瓣。背阔肌还可制成背阔肌节段肌瓣移植及节段分叶肌皮瓣移植做肌肉动力重建。

（7）联合背阔肌肌皮瓣：是背阔肌肌皮瓣与相邻近的皮瓣制成一块皮瓣移植或制成分段或分叶皮瓣进行移植。可以有一神经血管蒂，也可以是两个以上的血管神经蒂，在临床上可选择的联合背阔肌肌皮瓣移植，即背阔肌肌皮瓣加肩胛旁皮瓣或肩胛骨皮瓣移植、背阔肌肌皮瓣加腹直肌肌皮瓣移植、背阔肌肌皮瓣加胸大肌肌皮瓣移植、背阔肌肌皮瓣加斜方肌肌皮瓣移植、背阔肌肌皮瓣加下腹壁皮瓣或骨皮瓣移植，以及背阔肌肌瓣加前锯肌肌瓣移植等。这些皮瓣的设计则根据不同的联合方式进行具体的设计

（图9－7）。

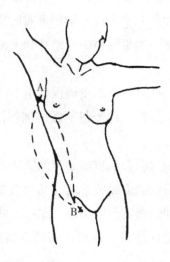

图9－6　前背阔肌肌皮瓣设计（AB轴是设计皮瓣的纵轴）

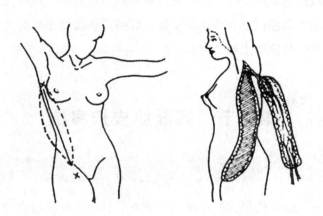

图9－7　联合背阔肌肌皮瓣，与下腹壁皮瓣联合

（8）延伸背阔肌肌皮瓣：是一种后背阔肌肌皮瓣游离移植的术式，将后背阔肌肌皮瓣完全切取下来，在切断的胸背动、静脉间移植静脉，延长胸背动、静脉蒂部，使背阔肌肌皮瓣向远端延伸，以修复骶尾部、下腹部或髂股部皮肤缺损。

2. 肌皮瓣的切取

（1）体位：前或后或横行背阔肌肌皮瓣的切取宜采用侧卧位或半侧卧位，臂外展，前屈90°，并屈肘，将肘及前臂固定在支架上。

（2）血管探查：背阔肌肌皮瓣设计完成后，在肌支瓣设计线的前上部，即背阔肌前缘，做6～10 cm长的切口，切开皮肤，皮下组织，直达胸壁肌肉肌膜表面，暴露背阔肌前缘，用食指及中指在背阔肌前缘下方疏松结缔组织内做钝性分离，此间隙很疏松，当示指深入到背阔肌下2～3 cm处，即可扪及胸背动脉的搏动，探清动脉搏动情况，通过触诊，手术医师了解胸背动脉的直径及走向，然后切取皮瓣。

（3）皮瓣切取方法及解剖层次：胸背动脉情况探明后，全层切开肌皮瓣设计线的前边缘，用电刀由远向近心端，由前向后在胸壁肌肉表面掀起背阔肌及其附着在表面的皮瓣，在季肋下方及腰筋膜区，背阔肌移行到腱膜，并与腹外斜肌起点交错在一起，此处宜用电刀边切开，边止血，减少术中出血。在第 9～11 肋间处有较为粗大的肋间后动脉的外侧支，后方有腰动脉，宜予以结扎。当肌皮瓣远端解剖完成后，再解剖胸背动脉血管神经蒂，如果有手术放大镜则可对胸背动脉、静脉做精细解剖，特别对瘦小的妇女或儿童，用手术放大镜解剖，使手术更为精确。结扎到大圆肌的血管及旋肩胛动脉，使移植的肌皮瓣有较长的血管、神经蒂。

待受区的血管、神经解剖完成后，即可切下肌皮瓣供移植。

如果是背阔肌皮瓣带蒂移植，则对血管、神经蒂不做精细解剖，保留肌肉止点，或切断肌点均可，根据需要而定。

联合肌皮瓣的切取方法：较为常用的联合肌皮瓣是背阔肌肌皮瓣加下腹壁皮瓣；背阔肌肌皮瓣加腹直肌肌皮瓣。患者采取半侧卧位，使切取肌皮瓣侧垫高。切取背阔肌肌皮瓣加下腹壁皮瓣游离移植时，先分离背阔肌肌皮瓣，分离胸背血管神经蒂，予以切断，结扎，并标记之，再向下腹部延伸切口，直达腹外斜肌表面，掀起下腹部皮瓣，待受区准备完成后，切断下腹壁皮瓣的血管蒂（腹壁浅或旋髂浅血管），然后进行游离移植。

切取背阔肌肌皮瓣加腹直肌肌皮瓣时，可以先分离背阔肌肌皮瓣，也可先分离腹直肌肌皮瓣，为了保证这两块肌皮瓣能联合取下供移植，要特别注意保证好脐周的腹壁下动脉的穿支不受损害，为此，一侧脐周的腹直肌前鞘需包括在移植肌皮瓣之内。

（舒海宁）

第八节　四肢肌皮瓣移植

一、小指展肌肌（皮）瓣

小指展肌肌皮瓣带有一支恒定的尺神经小指展肌分支。具有良好的动力功能，主要用于大鱼际肌瘫痪的功能重建，以恢复拇指的对掌功能。

虽然皮瓣面积不大，肌体体积小，但解剖结构恒定，操作简便，具有一定的临床使用价值。但该皮瓣切取后小指将失去外展功能。

（一）应用解剖

小指展肌起自豌豆骨和豆钩韧带，肌纤维斜向下内，止于第五近节指骨基底部的尺侧结节，恰好在侧副韧带附着处的远端。并且有一部分移行于小指的指背腱膜。小指展肌平均长 7.4 cm，肌中部平均宽 1.7 cm，厚 0.7 cm。具有屈和外展小指的功能。肌肉血管神经来自尺动脉和尺神经深支，尺动脉在钩骨钩处位于尺神经的桡侧，发一深支与尺神经的小指展肌支伴行作为血管神经束，在钩骨下方平均 1.0 cm 范围内进入小指展肌。其浅层皮肤除接受深层肌肉来的肌皮穿支外，另外直接从尺动脉发出的筋膜支平均 3.8 支，供应小鱼际区的皮肤。尺神经深支有 1～2 支。其中的一支在豆钩管内发出后直接进入该肌。根据解剖特点可单独形成肌瓣、皮瓣或肌皮瓣。

（二）适应证

1. 小指展肌位于小鱼际区内侧的一块长肌，一般作为肌瓣转移重建拇指对掌或外展功能，或肌皮瓣转移，同时修复大鱼际区的软组织缺损。

2. 该皮瓣较长，转移后可以到达腕部及前臂下部，因此，前臂远侧的神经松解或神经瘤切除术后可提供一个良好的神经血管再生床，用于解除顽固性疼痛的神经瘤。

3. 对腕部放射性溃疡、屈肌腱的粘连等提供较好的修复材料。

（三）手术方法

1. 皮瓣设计　根据受区皮肤软组织缺损的面积、距离在小鱼际区尺侧设计皮瓣，皮瓣的旋转轴位于钩骨钩处，单纯做肌瓣转移，在手掌尺侧缘做"S"形切口防止垂直瘢痕挛缩增生。

2. 皮瓣切取　沿设计线做皮瓣一侧切口，切开皮肤、皮下组织至小鱼际筋膜，见到小指外展肌后将皮瓣缘与小鱼际筋膜暂时性固定，以防止皮瓣与小鱼际分离。尽量在靠远侧切断小指展肌腱性附着点，可以延长该肌的腱性部分。在屈小指短肌 1 cm 处应仔细解剖寻找由深面入肌腹的血管神经蒂。为增加肌皮瓣转移幅度可游离起始部的血管、神经，动脉可逆行向上带上一段尺动脉，神经可借助显微镜做束间分离。最后做皮瓣近侧切口，形成血管神经蒂小指展肌肌皮瓣供游离移植用（图 9 - 8）。如重建拇指对掌功能，肌瓣起点保持在原来位置，在拇指掌指关节桡侧做 2.5 ~ 3.5 cm 长的纵形切口，切开大鱼际筋膜后，暴露外展拇短肌的腱性部分和拇指背侧的伸腱装置，然后通过隧道将小指展肌引至鱼际隆起部并将远端的腱性部分固定在外展拇短肌及伸肌装置上，以达到拇指对掌或内收，外展的功能重建的目的。单纯肌瓣供区可直接缝合。肌皮瓣转移后供区创面用全厚皮片修复。

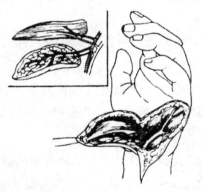

图 9 - 8　切取小指展肌肌皮瓣

二、腹直肌肌皮瓣

（一）应用解剖

腹直肌位于腹壁正中线两侧，中间被腹白线分隔，前后被腹直肌鞘包裹，上端附着于剑突前面及第 5 ~ 7 肋软骨，下端附着于耻骨嵴以下的耻骨体前面。腹直肌的前面借腱划与腹直肌鞘前壁紧密相连。腱划多为三个，位于脐平面以上，少数第三腱划位于脐平面之下。中国成年人腹直肌平均长 30 cm，上宽下窄，上段宽约 7 cm，下段宽约 2 cm。腹直肌鞘后壁的下部有明显的半环线，其体表投影相当于脐耻间距下中 1/3 交点平面的上、下 1 cm 范围内。半环线以下无腹直肌鞘后壁。

腹直肌肌皮瓣血供主要来自腹壁上、下动脉。腹壁上动脉为胸廓内动脉的直接延续，经胸肋三角下达腹直肌，在腹直肌后穿入肌质内，于脐附近与腹壁下动脉的分支吻合。腹壁上动脉的起点平第六肋间隙，或平第七肋软骨或其下缘，血管起点至肌门平均长 46 mm，动脉外径为 2.1 mm，伴行静脉两调，外径 2.8 mm。腹壁下动脉约于腹股沟韧带上方 1 cm 处发自髂外动脉的内侧壁，在腹股沟韧带内 2/5 与外 3/5 交界处，于腹横筋膜后向内上方斜行，越过腹直肌外侧缘后在肌后方上升，于半环线的前方进入腹直肌鞘内，在腹直肌鞘后叶与肌质之间上行，至脐旁附近形成终末支，并与腹壁上动脉及肋间外侧动脉皮支吻合。据 Moon 报道，半环线以上腹壁下动脉与腹壁上动脉的吻合形式有三种类型。Ⅰ型：腹壁下动脉以一支主要肌内动脉上行与腹壁上动脉吻合；Ⅱ型：腹壁下动脉约于半环线处以两支肌内动脉与腹壁上动脉吻合；Ⅲ型：腹壁下动脉以三支肌内动脉与腹壁上动脉吻合。腹壁下动脉于每侧腹直肌鞘的前面均有排列较为整齐的内、外两组穿支，内侧穿支管径较小，行程较短，供养腹直肌前面的皮肤；外侧穿支多从腹直肌鞘中 1/3 部穿出，呈放射状斜向外上方经浅筋膜到皮下，供养腹前外侧皮肤。在这些穿支中，以脐旁穿支较粗，一般有 2~3 支，其中有一支最为粗大，多从腱划处穿出前鞘进入皮下，称为脐旁皮动脉，是脐旁皮瓣的主要供养血管，其外径为 0.2~0.8 mm。该动脉走向与肋骨平行，指向肩胛骨下角。腹壁下动脉起始直径平均为 3.4 mm，伴行静脉两条，直径平均为 2.5 mm。

（二）适应证

1. 乳房缺损畸形的修复与再造　乳房因良性肿瘤切除或恶性肿瘤如乳房癌根治术后，一侧乳房缺损、胸壁畸形，选用 TRAM 皮瓣带蒂转移或 DIEP 皮瓣吻合血管移植进行修复与再造。

2. 胸壁缺损畸形的修复与再造　以腹壁上血管为蒂的腹直肌肌皮瓣用于创伤、肿瘤切除、放射性损伤等所致胸壁皮肤软组织缺损的修复及胸腔手术后感染或胸骨骨髓炎的治疗等。由于腹直肌肌皮瓣有良好的血供，可提供皮瓣的面积及组织量大，因此，胸壁病变切除范围较少受修复所需皮瓣大小的限制，有利于彻底切除病灶。

3. 食管缺损的再造　以腹壁上动脉为蒂的腹直肌肌皮瓣和胸三角皮瓣联合构成胸壁外皮管，用于颈、胸段食管缺损的再造。

4. 会阴部组织器官缺损的修复与再造　以腹壁下血管为蒂的腹直肌肌皮瓣可带蒂转移，用于髂、腹、腹股沟、股部中上段皮肤软组织缺损的修复。经改造设计成的脐旁皮瓣，用于会阴部器官如阴茎、阴道、阴囊等的再造。

5. 以腹壁上动脉为蒂的腹直肌肌皮瓣及以腹壁下动脉为蒂的脐旁皮瓣　均可作为游离组织瓣吻合血管远位移植用于头面部、四肢软组织缺损的修复，也可作为腹直肌前鞘皮瓣游离移植，用于跟腱 - 皮肤缺损的一期修复重建等。

（三）手术方法及步骤

以腹壁上血管为蒂的腹直肌肌皮瓣最常用于乳房再造及胸壁缺损的修复。其设计形式常可分为四个类型，即垂直腹直肌肌皮瓣、横形上腹直肌肌皮瓣、横形下腹直肌肌皮瓣及"L"形腹直肌肌皮瓣。

本节以腹壁下血管为蒂的脐旁皮瓣行阴茎再造为例，描述设计及切取的手术方法。

1. 脐旁皮瓣设计　以脐下 3 cm、旁开腹中线 2 cm 为起点，该点至肩胛骨下角为轴线设计皮瓣。皮瓣由 a、b、c 三个部分构成，皮瓣 a 形成尿道，皮瓣 b 形成阴茎体，皮瓣 c 作为再造阴茎的蒂瓣。

2. 手术步骤　硬膜外麻醉，取平仰卧位。先在 ab 邻接处切除一条 10 cm×0.5 cm 表皮和真皮。然后全层切开皮瓣外侧部分皮肤至腹外斜肌腱膜浅面，向脐掀起皮瓣。在距腹直肌鞘外侧缘 1~2 cm 处，可见 2~3 支较粗大的脐旁穿支进入皮瓣。选用最粗大的 1~2 支作为皮瓣的轴形血管加以保护，注意务必包含脐旁皮动脉。按设计将整个皮瓣及脐下腹正中切口切开，显露腹直肌前鞘。然后在选用的穿支旁开 1~2 cm 处，梭形切开前鞘并向下延长切口，在腹直肌与后鞘之间显露腹壁下动、静脉，并循血管向髂外动脉始发点追溯解剖，直至所需血管蒂的长度。注意，在脐旁穿支穿出腹直肌及前鞘处，解剖该段血管蒂且带肌袖 1~2 cm，以免损伤血管蒂。至此形成以腹壁下血管及其脐旁穿支为蒂的岛状脐旁皮瓣，将其转移至再造阴茎受区。皮瓣 a 皮面朝里，间断皮内缝合卷成尿道，皮瓣 b 皮面朝外，包绕尿道间断缝合形成阴茎体，两皮瓣间植入肋软骨或硅胶棒作为支撑物。在距原尿道外口 1 cm 处环形切开皮肤及皮下组织，两侧切缘略做皮下分离。其内侧切缘与再造尿道近端切缘以皮内缝合吻接尿道，再造尿道远端切缘与阴茎体远端切缘缝合形成新的尿道外口。将支撑物近端与残留阴茎海绵体或耻骨联合前筋膜缝合固定，完成阴茎再造。腹直肌鞘切口以"8"字法缝合，供皮瓣区直接缝合或以中厚皮片移植闭合创面（图 9 - 9）。

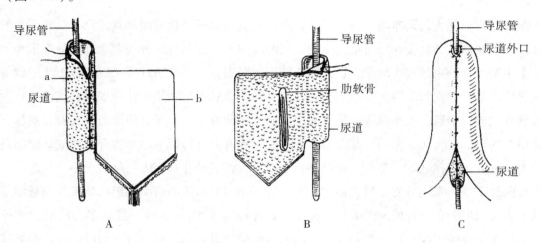

图 9 - 9　阴茎成形术

A. 尿道成形；B. 支撑组织置入；C. 阴茎体成形

（四）注意事项

1. 以腹壁上动脉为轴心动脉的一侧腹直肌携带上腹部横行腹直肌皮瓣时，同侧非腹直肌表面的皮肤组织血供，可由腹壁上动脉的分支上腹壁浅动脉、肌皮穿支与外侧肋间动脉分支的交通吻合支供应，而超过中线的对侧皮肤组织血供仅来自其真皮下血管网。因此，上腹横行腹直肌肌皮瓣的对侧皮肤组织切取范围，以不超过对侧腹直肌外缘为宜。主下腹部形成横行腹直肌肌皮瓣时，其超过中线的皮瓣远侧部分血供亦较贫乏，术后该部极易发生坏死，术中如发现局部血供不良，应果断予以修剪。

2. TRAM 皮瓣用于乳腺癌术后乳房再造及胸壁瘢痕或缺损修复时，有单蒂、双蒂腹直肌肌皮瓣转移两种方式。单蒂法通常选择对侧腹直肌为蒂，其优点是可避免患侧因术后放疗对血管造成的损伤而影响肌皮瓣的血供，增大肌蒂的旋转角度，避免扭曲和张力过大，切取肌皮瓣后对腹壁抗腹压作用削弱程度较轻；缺点是肌皮瓣最远端（Ⅳ区）的血供常难以保障。双蒂法由于有两侧腹壁上动脉供血，因此能保障整个肌皮瓣的血供；其缺点是肌皮瓣在转移过程中的旋转角度和灵活性均会受到一定限制，扭曲程度及张力相对较大，且切取肌皮瓣后下腹壁薄弱显著。

3. 腹壁半环线以下无后鞘组织，切取腹直肌肌皮瓣后膜壁薄弱，特别在采用双蒂法的病例尤为显著，术后容易发生腹壁疝和腹壁膨出。术中必须对保留的前鞘采用加强缝合整形或用生物材料补片修补，以减少并发症的发生。

4. 应用 DIEP 皮瓣移植术前使用多普勒或双向扫描探测确定穿支血管的位置和大小。术中先做皮瓣紧靠创面侧的有限切口将皮瓣向一侧提起，寻找主要的穿支血管。根据穿支血管具体情况，再将皮瓣进行调整。在发现更大的穿支血管前，保留每一个出现的穿支血管，在遇到一个更大的穿支血管后，才切断电凝先前遇到的小穿支血管。选用最好的穿支血管（通常为脐旁皮动脉），直径越大越好（直径应 > 1 mm）。

5. 在形成肌皮瓣过程中，随时注意防止皮肤组织与肌肉分离。一旦损伤肌皮穿支，将导致肌皮瓣的皮肤组织坏死。

三、臀大肌肌皮瓣

（一）应用解剖

臀大肌为四方形强大的扁厚肌，内侧缘以较宽的短腱起自髂骨臀后线及其骨面、骶骨下部的后面和尾骨的背面，以及骶结节韧带和腰背筋膜等处。肌纤维向外下方斜行，分为上半部肌纤维束和下半部肌纤维束。上半部肌纤维束越过大转子，以腱膜连续于髂胫束，下半部肌纤维束以厚腱板止于股骨臀肌粗隆。臀大肌的主要滋养血管为臀上动脉和臀下动脉。臀上动脉出梨状肌上孔分成深、浅两支，深支在臀中肌深面分支供养臀中肌、臀小肌等；浅支在梨状肌上缘和臀中肌后缘之间浅出，在臀大肌深面分支入肌，主要供养中上部臀大肌、髂嵴后部及邻近的皮肤，并有分支与臀下动脉吻合。浅支动脉出梨状肌上孔处外径为3 mm，伴行静脉1~2支，外径略粗于动脉。臀下动脉是髂内动脉前干终末支之一，出梨状肌下孔后行向外下方，发出分支至臀大肌中下部。臀下动脉穿出点的表面投影在髂嵴与坐骨结节之间垂直连线的下1/3与中1/3交点处的内侧。动脉穿出处外径为3.5 mm，伴行静脉多为两条，外径粗于动脉。臀大肌受臀下神经支配，臀下神经在臀下动脉内侧出坐骨大孔，后与臀下动脉伴行，经梨状肌下孔伴行血管入肌。

（二）适应证

1. 带蒂肌皮瓣转移可用于修复邻近部位皮肤肌肉软组织缺损及治疗骶尾部、坐骨结节、股骨大转子区压疮。

2. 双侧臀大肌肌瓣带蒂转移可用于肛门括约功能的重建。

3. 吻合血管肌皮瓣游离移植可用于乳房癌切除术后乳房再造等。

（三）手术方法及步骤

1. 臀大肌上部肌皮瓣　以髂后上棘与股骨大转子尖端的连线为纵轴设计皮瓣。该线相当于臀上动脉走行的体表投影，其上、中1/3交界处相当于臀上动脉出梨状肌上孔处，作为肌皮瓣旋转轴点。按设计先做皮瓣外上方切口，在髂后上棘与股骨大转子连线上寻找臀大肌和臀中肌间隙，钝性分离两肌之间的疏松结缔组织，掀起臀大肌即能见到走行于肌肉深面的臀上动脉浅支，应加以保护。在臀大肌深面向远侧钝性分离至与髂胫束移行部，做远侧肌皮瓣切口，切开皮肤及臀大肌移行部。根据血管走行情况做内侧切口，切开皮肤、筋膜，分离臀大肌，由远而近掀起肌皮瓣至臀上动脉浅支的血管神经蒂部。最后切断臀大肌的内侧附着部，形成臀上动脉浅支为蒂的肌皮瓣，即可供岛状转移。如做成游离肌皮瓣，则循浅支解剖一段血管蒂，于适当部位断蒂即可供吻合血管远位移植。

2. 臀大肌下部肌皮瓣　在髂嵴与坐骨结节连线的中、下1/3交点处稍内侧，距髂嵴约12 cm，距坐骨结节约5 cm，此点相当于臀下动脉出梨状肌下孔处。以骶骨中部至股骨大转子连线为纵轴设计皮瓣，上界为髂后下棘至大粗隆之间的连线，下界平臀沟，外至大粗隆，内至髂后下棘垂直线。在皮瓣上界切口至大粗隆处垂直纵行切开皮肤及筋膜，钝性分离臀大肌，在梨状肌下缘解剖臀下血管束及臀下神经，并加以保护。按设计由外向内切开皮肤、筋膜，切断臀大肌下部在各部的附着处，掀起以臀下血管神经为蒂的臀大肌下部肌皮瓣，供岛状转移。如沿血管神经走行解剖一段蒂并在适当部位离断，即可供吻合血管神经游离移植。

3. 全臀大肌肌皮瓣　沿臀大肌边缘设计皮瓣。按设计线切开皮肤、皮下组织及外侧的阔筋膜，显露臀大肌外缘。切断外下方臀大肌的肌腱部，于臀大肌深面钝性分离臀大肌、臀中肌间隙，由下向上掀起肌皮瓣，直至找到臀上血管束及臀下血管束。游离出臀大肌在骶骨的附着处并切断之，形成以臀上、臀下血管为蒂的全臀大肌肌皮瓣，即可做岛状转移。如同时保留两套血管束影响肌皮瓣的旋转，可结扎切断臀上血管，仍能保证全臀大肌肌皮瓣的血供。如需游离移植，可将两条供养血管各解剖一段，根据受区情况选择一个血管蒂或两个血管蒂，在适当部位断蒂即可供吻合血管远位移植。

（四）注意事项

1. 术中应严格按解剖层次切取肌皮瓣，臀大肌与臀中肌之间为一层疏松结缔组织，在此间隙内很容易将两者分离，不易损伤营养血管，出血也少。

2. 切取肌皮瓣带蒂转移时，应小心分离臀上动脉浅支，术中不宜暴露臀上动脉主干，以免损伤造成难以控制的出血。

四、股直肌肌皮瓣

（一）应用解剖

股直肌是双羽状肌，属于股四头肌的一部分，位于股前部正中，以腱性直头与反折头分别起于髂前下棘和髋臼上缘。两头合并向下移行为肌质，然后缩成窄而厚的腱与股内、外侧肌及股中间肌融合成总腱，附着于髌骨上缘和侧缘，向下延续为髌韧带止于胫骨粗隆。股直肌的主要滋养血管为旋股外侧动脉降支的股直肌支，血管沿股直肌内侧缘下降，于髂前上棘下方约 16 cm 处入肌，肌外长度约 4 cm，外径2.5 mm，伴行静脉一条，外径为 3.4 mm。供养股直肌的血管尚有来自股动脉、股深动脉、旋股外侧动脉升支和横支四组血管的分支，多在肌肉深面入肌。支配股直肌的神经为股神经的股直肌支，与血管伴行入肌。

（二）适应证

1. 带蒂股直肌肌瓣、肌皮瓣转移，用于耻骨联合、同侧股骨大转子及邻近部位因外伤、肿瘤、放射性溃疡、压疮等病灶切除后创面的修复。

2. 一侧或双侧股直肌肌皮瓣、肌瓣转移可用于腹壁巨大缺损的修复和腹壁疝的修补。

3. 吻合血管神经游离移植，可用于四肢皮肤肌肉软组织缺损的修复及前臂伸屈功能的重建。

（三）手术方法及步骤

以髂前上棘至髌骨中点连线为纵轴，腹股沟韧带中点下方约 8 cm 处为旋转轴点设计皮瓣，外界为股外侧肌的内缘，内界为股内侧肌和缝匠肌的外缘，远端达腱止点。先做皮瓣外侧切口，切开皮肤直达肌膜，钝性分离股直肌与股外侧肌间隙，向外牵开股外侧肌，结扎切断股直肌外侧缘深面进入股直肌的小血管，在股直肌深面向远侧和内侧钝性分离直至肌皮瓣远侧和内侧缘。在皮瓣远侧切断股直肌腱并与股内、外侧肌分开。做皮瓣内侧皮肤切口，由远端向近端切取，掀起肌皮瓣，直至腹股沟韧带下约8 cm 处股直肌主要的血管神经束入肌部位，做肌皮瓣近端切口，并切断股直肌形成只保留血管神经蒂的肌皮瓣，供岛状转移修复邻近部位创面。如做游离肌皮瓣移植，则需循降支血管向旋股外侧血管起始部解剖血管神经蒂，结扎切断升支，于旋股外侧血管起始部、股神经的股直肌主干处切断血管神经蒂，供吻合血管神经远位移植。

（四）注意事项

1. 股直肌营养血管约在肌肉中、上 1/3 深面内侧进入，由远而近切取肌皮瓣不易损伤血管蒂。

2. 股直肌与股内侧肌、股外侧肌联系虽不紧密，但要仔细辨认。股内侧肌、股外侧肌纤维为斜行走向股中线，而股直肌为纵行走向，两者联合处有一条脂肪线，在此间隙内分离，出血较少。

3. 股直肌的主要营养血管为旋股外侧动脉的降支，若以旋股外侧动脉升支和横支（水平支）为蒂修复腹壁缺损时，在切断主要营养血管前，应先做血管蒂阻断试验，以观察皮瓣远端的血供。

4. 游离肌皮瓣移植时，血管蒂要分离到旋股外侧动脉起始处以增加血管蒂长度和血管口径。注意仔细结扎分支血管。

五、股薄肌肌皮瓣

（一）应用解剖

股薄肌为一条扁长带状肌，位于股内侧皮下，长收肌内侧，位置表浅。上端以扁平宽腱起自耻骨下支前面的闭孔前缘，向下逐渐变窄，经股骨内侧髁后方以腱索在缝匠肌止点的后方止于胫骨粗隆内侧面。股薄肌的主要营养血管为发自股深动脉的分支，血管自股深动脉发出后，斜向内下经内收长、短肌之间走行，于股薄肌中上 1/3 处（相当于耻骨结节下方约 8 cm）由肌肉深面入肌。血管入肌后在肌内纵行向下走行，沿途发出 3～5 支肌皮动脉穿过筋膜滋养浅层皮下组织和皮肤。动脉起始处外径约 2.3 mm，肌外血管蒂长约 6 cm。两条静脉与动脉伴行入肌。此外，旋股内侧动脉及腘动脉均有分支供养股薄肌。支配股薄肌的神经为闭孔神经前支，经长收肌深面至股薄肌上 1/3 处入肌，支配肌肉运动功能及皮肤感觉。股薄肌远端浅层有缝匠肌斜行通过，该处股薄肌无肌皮动脉发出，因此，可切取皮瓣的范围仅限于股薄肌上 2/3 部分皮肤。

（二）适应证

1. 带蒂肌皮瓣转移可修复同侧腹股沟、会阴和骶尾部创面，治疗骶尾部、坐骨结节部压疮。

2. 带蒂股薄肌肌皮瓣转移可用于阴茎再造和阴道再造。

3. 股薄肌肌皮瓣带蒂转移可用于重建肛门括约功能，吻合血管神经移植可用于晚期面神经瘫痪的治疗。

4. 吻合血管神经的股薄肌肌皮瓣移植可治疗因外伤、骨髓炎、瘢痕、溃疡或肿瘤切除后皮肤肌肉缺损，以及需恢复肌肉功能者。特别适用于前臂挛缩肌肉的功能重建。

（三）手术方法及步骤

标示耻骨结节与膝关节内侧点，后者相当于半腱肌肌腱处，此两点的连线相当于股薄肌的内侧缘线。在连线的上、中 2/3 部后方 10 cm 范围内设计皮瓣，以耻骨结节下约 8 cm 处为肌皮瓣的旋转轴，从该点至皮瓣最远端距离应稍大于至创面最远端的距离，按创面范围绘出肌皮瓣切口线。先做肌皮瓣近侧端内侧缘切口，切开皮肤、深筋膜，找到内收肌长头与股薄肌间隙，在肌间隙内、股薄肌中 1/3 处解剖分离进入该肌的主要血管蒂。然后沿股薄肌深面由近端向远端钝性分离，结扎切断远侧进入肌肉的细小血管分支。再做皮瓣外侧缘及远侧端切口，切开皮肤、深筋膜，切断股薄肌远端，由远而近掀起肌皮瓣，直至股薄肌中、上 1/3 处主要血管蒂入肌部，即可带蒂移植。如切断股薄肌近端，即可形成岛状肌皮瓣，也可按蒂长度需要解剖一段主要滋养血管及支配神经，离断后供吻合血管神经游离移植。切取时注意随时将皮肤与肌肉做暂时间断缝合固定，以免两者分离影响皮瓣血供。

（四）注意事项

1. 由于缝匠肌斜经股薄肌远侧 1/3 浅层，使股薄肌远侧 1/3 无肌皮穿支供应皮肤，故股薄肌肌皮瓣切取安全范围在该肌近侧的 2/3，皮肤宽度可超出肌缘 2~3 cm，皮瓣设计时应加以注意。

2. 当术中股薄肌位置不够确定时，尤其在肥胖患者，不要企图分离皮瓣来寻找肌肉，这将损伤肌皮血管穿支而影响皮瓣血供。此时可向远侧延长切口，先找到缝匠肌，该肌为股部唯一由外上向内下斜行的肌肉，易于辨认。以此为标记寻找位于其深面的股薄肌，然后按逆行方法切取肌皮瓣。

3. 股薄肌与表面皮肤联系疏松，极易分离，操作要轻柔，并将皮肤与肌缘暂做间断缝合固定，以防两者分离而影响皮瓣血供。

六、缝匠肌肌皮瓣

（一）应用解剖

缝匠肌起于髂前上棘，斜向内下，跨过髋关节及膝关节，下端经膝内侧下行，以腱膜止于胫骨体上端的内侧面，一部分腱膜移行于小腿筋膜。其血供呈节段性，上半部血供主要来自旋股外侧动脉及股动脉的众多分支，其中，在腹股沟韧带下约 8 cm 处有一相对较粗的血管，滋养近端约 15 cm 范围的肌肉。下半部血供来自膝降动脉、膝动脉缝匠肌支和腘动脉的分支，其中，膝降动脉的缝匠肌支是恒定的主要滋养血管。各动脉均有两条静脉伴行。缝匠肌的支配神经为股神经发出的缝匠肌支，多为 1~3 条，大多在 3/8 段处入肌，入肌点比较分散。

（二）适应证

1. 以近侧为蒂顺行转移可修复耻骨区、会阴部创面，以及治疗大粗隆转子区压疮和股骨上段骨髓炎。

2. 以远侧为蒂逆行转移可修复膝关节、腘窝及胫骨上端的创面。

3. 以膝降动脉为蒂的缝匠肌下部肌皮瓣可吻合血管游离移植，用于修复肢体皮肤肌肉软组织缺损。

（三）手术方法及步骤

1. 近侧为蒂的缝匠肌肌皮瓣　以髂前上棘与内收肌结节连线为纵轴设计皮瓣，旋转轴点位于腹股沟韧带下方约 8 cm 处。先做皮瓣远端切口，切开皮肤、深筋膜，显露缝匠肌并切断。再按设计切开皮瓣皮肤、深筋膜，随时将皮肤与肌肉做暂时缝合固定，以免皮肤与肌肉分离影响皮瓣血供。在缝匠肌深面由下向外上分离掀起肌皮瓣，至腹股沟韧带下方约 8 cm 处，仔细解剖显露供养肌肉的优势血管，切断并结扎影响转移的细小分支血管后，形成肌皮瓣即可带蒂转移，或离断缝匠肌近端做岛状肌皮瓣转移。

2. 远侧为蒂的缝匠肌肌皮瓣　以髂前上棘与内收肌结节连线为纵轴设计皮瓣，在内收肌结节上方 10 cm 处为旋转轴点。按设计做皮瓣切口，切开皮肤、深筋膜，将皮肤与肌肉间断缝合数针做暂时固定，以免皮瓣与肌肉分离影响皮瓣血供。切断缝匠肌上端，在其深面自上而下向蒂部分离，结扎切断进入缝匠肌上部的血管分支，掀起肌皮瓣，至内收肌结节上方约 10 cm 处，切开内收肌管，找到股动脉，解剖分离膝降动脉。然后切断血管蒂远侧端缝匠肌，形成以膝降动脉供血的岛状肌皮瓣，逆行转移修复创面。如切断蒂部血管即可供吻合血管游离移植。

（四）注意事项

1. 由于缝匠肌血供呈节段性分布，故不能切取全长缝匠肌（皮）瓣，否则远端易发生血供不良导

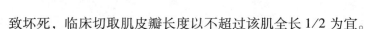

致坏死，临床切取肌皮瓣长度以不超过该肌全长 1/2 为宜。

2. 切取下部缝匠肌皮瓣时，应注意保护自肌肉前后缘发出的皮支血管，以保证切取肌皮瓣的皮肤部分血供。要考虑到血管变异因素，需有应变措施。

七、股外侧肌肌皮瓣

（一）应用解剖

股外侧肌为股四头肌的外侧部分，其上 2/3 与深面的股中间肌的界线较清楚，而下 1/3 部分与股中间肌无明显界线，两者不易分开。其主要滋养血管来自旋股外侧动脉的降支。血管发出后在股直肌深面沿股外侧肌前缘下降，于该肌中、上 1/3 稍上方入肌，肌外血管蒂长约 6 cm。股外侧肌上部为股直肌和阔筋膜张肌所覆盖，无直接肌皮血管进入皮肤，故此部分肌肉不能形成肌皮瓣。其远端部分有肌皮支直接经皮下进入皮肤，使该肌远侧可携带一岛状皮瓣，形成股外侧肌肌皮瓣移植。

（二）适应证

1. 可携带肌肉远侧皮肤形成岛状肌皮瓣。带蒂转移用来填塞髋部无效腔，修复大转子部压疮和股骨上段骨慢性髓炎。如组织缺损范围较大，皮瓣部分不敷覆盖应用，可在肌瓣上植皮修复创面。

2. 与阔筋膜张肌皮瓣联合应用可修复髋部巨大创面。其中股外侧肌皮瓣填塞深腔，阔筋膜张肌皮瓣用以覆盖创面。两者血供均来自旋股外侧动脉，切取方便。

3. 吻合血管游离移植可用于充填巨大无效腔，修复皮肤肌肉缺损，也可用于治疗四肢慢性骨髓炎。

（三）手术方法及步骤

在股部下 1/4 部外侧面设计皮瓣，前界不超过髂前上棘至髌骨外上缘连线，下界为髌上 4 cm 处，皮瓣部分最大切取范围可达 7 cm×10 cm。先做皮瓣近侧纵形切口，切开皮肤、皮下组织及深筋膜，显露股外侧肌，辨清其与股直肌和阔筋膜张肌的解剖关系。钝性分离股外侧肌与股直肌间隙，在该间隙内显露旋股外侧动脉降支，追寻血管至入肌处。按设计做皮瓣四周切口，切开皮肤、皮下组织及阔筋膜，将皮缘与阔筋膜及肌肉做暂时缝合固定，以免两者分离影响皮瓣血供。在切口上部将股外侧肌与股直肌及股中间肌钝性分离，自上而下掀起远端携带一岛状皮瓣的股外侧肌肌皮瓣，即可带蒂转移。如需做游离移植，则将股外侧肌上端切断，并循降支解剖分离血管蒂至旋股外侧动脉的股动脉始发处，形成岛状肌皮瓣，按蒂长度需要离断血管，即可供吻合血管远位移植。

（四）注意事项

1. 股外侧肌在上 2/3 与股中间肌界线比较清楚，而在下部与股中间肌肌纤维混在一起，不易分开，故切取肌皮瓣应自上而下进行解剖。

2. 股外侧肌血管蒂位置较深，靠近股中间肌肌膜，由上而下切取股外侧肌，应保持股中间肌肌膜与股外侧肌间的联系，以免损伤血管蒂。

八、阔筋膜张肌肌皮瓣

（一）应用解剖

阔筋膜张肌位于股外侧，起于髂嵴前部外唇，肌腹扁而短，包于阔筋膜两层之间。在股骨上、中 1/3 交界处移行为髂胫束，止于胫骨外侧髁。主要滋养血管为旋股外侧动脉升支，血管发出后经股直肌深面与髂腰肌之间横向外上方，至阔筋膜张肌肌门处分数支入肌。此外，还直接发出前、后缘支沿肌间隙进入皮肤，供养全肌及膝上 5 cm 的股前外侧皮肤及部分髂嵴。血管入肌点约在髂前上棘下方约 8 cm 处，升支起始处动脉外径为 3.1 mm，伴行静脉两条，外径分别为 3.7 mm 和 2.6 mm。肌皮瓣区内有胸十二神经的外侧皮支和股外侧皮神经分布，前者在髂前上棘后约 6 cm 处下行，分布于髂嵴和阔筋膜张肌上部的皮肤。后者在髂前上棘内 2 cm 处行于股前外侧，分布于该区阔筋膜张肌肌皮瓣远侧 2/3 部皮肤。

（二）适应证

1. 带蒂或游离移植适用于肢体较大范围的皮肤肌肉软组织缺损并有深部重要组织外露创面的修复。

2. 带感觉神经血管蒂岛状肌皮瓣移植用于治疗骶尾部和股骨大粗隆部压疮。

3. 带运动神经血管蒂岛状肌皮瓣移植可修复同侧腹壁缺损和治疗腹壁疝。

4. 吻合血管神经肌皮瓣移植可用于功能性舌再造。

（三）手术方法及步骤

根据受区组织缺损情况，在髂嵴上 2 cm 至膝上 5 cm 范围内设计皮瓣，前后界可超过肌缘 2 cm。按设计先切开肌皮瓣内侧缘切口，将缝匠肌牵向内侧，找到股直肌与阔筋膜张肌间隙，将两肌分别向内、外侧牵开。于髂前上棘下方 8 ~ 10 cm 处仔细寻找横过该间隙的旋股外侧动脉升支，在阔筋膜张肌深面沿升支主干解剖到入肌点，妥加保护。再做外侧缘和下缘切口达阔筋膜深面，自远端向近端掀起肌皮瓣，边切取边将皮肤与阔筋膜缝合数针做暂时固定。最后将外侧切口向上延伸并转向内侧，切断阔筋膜张肌在髂嵴的附着部，形成以旋股外侧动脉升支为蒂的岛状肌皮瓣直接转移，或断蒂供吻合血管神经游离移植。如需同时恢复受区感觉神经支配，可在髂嵴和髂前上棘处的切口内分别找出胸十二神经外侧皮支和股外侧皮神经，使其包含在肌皮瓣内。如欲形成骨肌皮瓣，需在阔筋膜张肌的髂嵴附着部，将所需骨块连同肌肉及其表面皮肤一起切取。

（四）注意事项

1. 阔筋膜张肌肌皮瓣转移时，常遇到供区上部创面闭合困难，如试图向两侧做较大范围的皮下分离，将破坏皮缘血供。勉强拉拢缝合，则可因张力过大而造成皮缘近侧三角形坏死。故设计时可在原肌皮瓣前上部（或后上部）连接一个小三角形皮瓣，当肌皮瓣向后（或向前）转移时，三角形皮瓣刚好转移至下方，插入供区近侧两皮缘之间的缺损区，使全部创面均能一期缝合。

2. 肌皮瓣远侧腱膜与皮肤联系疏松，手术时应避免两者间任何剪力，可将皮缘与腱膜做暂时性缝合固定，以免两者分离而影响皮瓣血供。

3. 肌皮瓣的游离以旋转后能无张力地覆盖创面为度，不必常规暴露和游离血管蒂，以免误伤。而且由于血管蒂周围有软组织环绕，还可减少皮瓣转移时其扭转的程度。

4. 为增加皮瓣旋转角度，可切断皮瓣基部的皮肤和深筋膜。但不必切断基部肌肉，以减少出血。

5. 修复巨大腹壁缺损或腹壁疝时应包括肌肉运动神经（臀上神经的分支），修复压迫性压疮时肌皮瓣内应包含感觉神经。

6. 阔筋膜张肌远侧为腱性组织，皮瓣较薄。当修复较深创面所需厚度较大时，可在肌皮瓣远端多切取一些髂胫束，将其向上折叠，以增加肌皮瓣厚度。也可在肌皮瓣筋膜层上连带部分股外侧肌一起切取，肌肉的血供逆向来自腱膜与肌肉之间的血管穿支。如修复巨大髋部创面，可切取股外侧肌和阔筋膜张肌联合肌皮瓣，两者血供均由旋股外侧动脉供应，前者填塞深腔，后者修复创面。

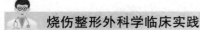

7. 切取阔筋膜张肌髂骨皮瓣时，一般不需显露和分离旋股外侧动脉升支，只要保护好髂嵴上的肌附着部，其下的骨块即能获得丰富的血供。

九、股二头肌肌皮瓣

（一）应用解剖

股二头肌位于股外侧肌后外侧，有长头和短头。长头与半腱肌、半膜肌共同起于坐骨结节，短头以肌质起于股骨嵴外侧唇和股外侧肌间隔，两头在股下部相当于腓骨小头上方融合成腱止于腓骨小头。股二头肌长头的主要滋养血管为股深动脉发出的穿支动脉，股深动脉自上而下发出第一、二、三穿支动脉，分别在不同高度穿过大收肌止点至股后部。第一穿支动脉于坐骨结节下方约 8 cm 处至股后，在臀大肌下缘和股二头肌长头之间通常分为升支和降支。升支行向上外方，主要分布于臀大肌下部和大粗隆等部位。降支行向下内后，经坐骨神经深面下行至其内侧，除与第二穿支动脉升支吻合外，沿途恒定发出分支至股二头肌长头。动脉外径约 1.7 mm，肌外血管蒂长约 6 cm，伴行静脉两条，外径 1.7 ~ 2.3 mm。第二、三穿支动脉及旋股内侧动脉、臀下动脉、腘动脉的分支呈节段性分布供养股二头肌长头，但在血供上不起主导作用。股二头肌短头的血管大部分来自穿支动脉及腘动脉的分支，因其管径细小且短，临床上较少利用。支配股二头肌长头的神经为坐骨神经肌支，多与第一穿支动脉的肌支伴行入肌。短头的支配神经发自腓总神经，在肌的上内后入肌。

（二）适应证

1. 股二头肌长头肌皮瓣带蒂移植可用于邻近部位皮肤肌肉软组织缺损的修复，以及治疗转子区或坐骨区压疮。

2. 吻合血管神经游离移植可用于肢体肌肉功能的重建，如前臂伸屈功能的重建等。

（三）手术方法及步骤

以股二头肌长头为中心，按受区需要设计肌皮瓣。切取范围上界为臀沟，下界为腘窝上 10 cm，相当于肌肉与肌腱移行处，外侧至阔筋膜张肌后缘，内侧至股后侧半膜肌、半腱肌外侧缘。先做坐骨结节下皮瓣的内侧切口，切开皮肤及筋膜，同时切开皮瓣上界切口的皮肤及筋膜，向上牵开臀大肌。以坐骨神经为标志，于股二头肌长头的外侧解剖第一穿支动脉，找到坐骨神经至股二头肌长头的肌支，妥加保护。按设计切开皮瓣外侧及下界切口，切开皮肤及筋膜，边切开边将皮肤与肌肉做暂时缝合固定，以免皮肤与肌肉分离，影响皮瓣血供。切断股二头肌长头与短头融合处，将长头下端切断后向近端掀起肌皮瓣，形成以第一穿支动脉及神经分支为蒂的股二头肌肌皮瓣，即可带蒂转移。如切断股二头肌长头上端，即为岛状肌皮瓣，分离一段蒂部血管神经后，断蒂即可供吻合血管神经游离移植。

（四）注意事项

1. 股二头肌长头与半腱肌、半膜肌在近端结合在一起共同起于坐骨结节，而在坐骨结节下 8 cm 处互相分开，所以，切取肌皮瓣应从远端开始，由远侧向近侧解剖，这样易于将肌肉分开。

2. 股二头肌为节段性供血，其血供来源较多。在切取肌瓣时，应尽可能保留较多的肌支以保障肌皮瓣血供。

十、腓肠肌肌皮瓣

（一）应用解剖

腓肠肌位于小腿后侧面皮下，以内、外侧头分别起自股骨内、外侧髁。两个头的肌腹在腓骨头平面附近合并，向下移行为腱，再与比目鱼肌融合成跟腱，止于跟骨结节。腓肠肌内侧头的血供来自腘动脉发出的腓肠内侧动脉，多数为一支，少数为两支，外径为 2.1 mm，肌外长度约 4.0 cm。血管在腘窝中线内侧 2 cm 处入肌，供养整个肌肉，再分出肌皮穿支进入皮下，供养该肌相应的表面皮肤。腓肠内侧静脉与同名动脉伴行，入肌处外径约 3 mm。支配内侧头的神经多起自胫神经，少数与比目鱼肌神经或腓肠肌外侧头神经共干。腓肠肌外侧头的血供来自腘动脉的腓肠外侧动脉，供养肌肉及其相应表面的皮肤，动脉外径为 2.3 mm，肌外长度约 4 cm，伴行静脉一支，外径 2.6 mm。支配外侧头的神经大部分起自胫神经，少数与比目鱼肌神经共干。

（二）适应证

1. 可用于开放性骨折、骨不连接、局部有广泛不稳定性瘢痕或伴有骨、神经、肌腱、血管外露创面的修复。

2. 用于股骨下端、膝部、胫骨中上段慢性骨髓炎伴窦道形成、皮肤放射性溃疡，或因骨肿瘤切除后残留空腔合并皮肤软组织缺损的修复。

3. 吻合血管神经的肌皮瓣游离移植可修复四肢皮肤肌肉大块缺损，重建肌肉功能。

4. 用于膝关节人工假体或骨折内固定器材外露创面的覆盖。

5. 岛状腓肠肌肌皮瓣推进转移可用于小腿下 1/3 部组织缺损的修复。

（三）手术方法及步骤

1. 腓肠肌内侧头肌皮瓣 根据受区创面范围设计皮瓣，基部位于小腿后上方。外界为小腿后中线，内界不超过胫骨内侧缘，上界可达腘横纹，下界不得低于内踝上 5 cm。先在腘窝处做皮瓣后上切口，切开皮肤及深筋膜，于小腿后正中线找到小隐静脉及腓肠神经，并将其牵向外侧。辨清内、外侧头及其肌间隙，钝性分离两头，找到腓肠肌内侧头与比目鱼肌间隙并做分离。于腓肠肌近端可见腓肠肌内侧血管神经束由肌肉深面入肌，应加以保护。继续由近而远钝性分离腓肠肌内、外侧头和内侧头与比目鱼肌间隙，依次做皮瓣前缘及远侧切口，全层切开皮肤、筋膜及肌肉或肌腱，由远而近掀起肌皮瓣，即可带蒂转移。如将肌皮瓣基部皮肤切开并切断腓肠肌内侧头起点处肌腱附着部，即可形成岛状肌皮瓣直接转移，或切断血管神经蒂做游离移植。

2. 腓肠肌内、外侧头 V - Y 岛状推进肌皮瓣设计 肌皮瓣的远端即为小腿下 1/3 缺损区创缘的上端，两侧切口按创缘宽度向近端弧形汇合于腘窝屈曲皱纹处，使切口呈倒"V"形。先做肌皮瓣上端两侧切口，切开皮肤、深筋膜，显露腓肠肌内、外侧头及内、外侧血管神经束，并加以保护。沿两侧切口向下全层切开皮肤、筋膜及腓肠肌，在肌皮瓣远端腓肠肌肌腹与肌腱交界处横断腓肠肌，将肌皮瓣于腓肠肌与比目鱼肌间隙内向上钝性分离至内、外侧头起点处，并予切断，形成腓肠肌内、外侧头岛状肌皮瓣。屈膝位将肌皮瓣向下推进覆盖创面，通过 V - Y 成形直接缝合皮肤切口。

除上述两种方式外，临床应用尚有以下方式：①腓肠肌外侧头肌皮瓣移植。显露血管神经蒂及切取肌皮瓣的方法参照内侧头肌皮瓣的切取手术，只是所利用的血管神经蒂为腓肠肌外侧血管神经束，术中需加以解剖分离。此外，切取肌皮瓣时应注意避免损伤腓总神经。②双蒂腓肠肌肌皮瓣移植。在小腿后侧面做两条近乎平行的切口，切开皮肤、筋膜后钝性分离腓肠肌与比目鱼肌间隙，切断腓肠肌的跟腱移行部，在深筋膜深面向下分离皮瓣达踝关节水平，形成以上、下两端为蒂的双蒂腓肠肌肌皮瓣向前移位，用于小腿下 1/3 胫前部位创面的修复。③腓肠肌内侧头肌皮瓣交叉移植。手术方法与切取腓肠肌内侧头肌皮瓣基本相同，掀起肌皮瓣后将其交叉转移，用于修复对侧小腿皮肤肌肉软组织缺损。

（四）注意事项

1. 切取腓肠肌肌皮瓣务必在腓肠肌与比目鱼肌间隙进行，两者在上半部极易分离。而下半部合成跟腱，故应从上向下进行分离。

2. 根据腓肠肌内外侧头不同纤维方向辨清两头间隙后钝性分离，并寻找腓肠肌与比目鱼肌间隙，切不可误入肌肉内而损伤营养血管。

3. 腓肠神经与小隐静脉位于小腿后正中深筋膜下，此为腓肠肌内、外侧头分界线，术中需注意保护，勿予损伤。

4. 腓肠肌与表面皮肤联系疏松，极易分离。切取时应避免两者间任何剪力，可将皮肤与肌膜做暂时性缝合固定，以免两者分离，影响皮肤血供。

5. 为便于转移或推进而将皮瓣基部皮肤及肌腱切断，此时血管蒂失去肌肉保护易受牵拉，在皮瓣转移或推进后，应将肌腱向近侧稍做牵拉后固定在附近软组织上，以保护血管蒂。

6. 设计双蒂肌皮瓣时，远侧蒂部皮肤宽度不应少于 4 cm，以保证皮瓣远端血供。若皮瓣前移受限，可切断近端皮肤和肌腱来增加移动度。

7. 术中应注意在皮瓣前切口内小心保留大隐静脉，因该静脉可供皮瓣血液回流之用。

十一、比目鱼肌肌皮瓣

（一）应用解剖

比目鱼肌位于小腿后侧上半部，大部分被腓肠肌所遮盖。它起于腓骨小头，延至腓骨后、上 1/3 部，越过胫后血管神经，以薄腱附着于胫骨比目鱼肌线及此线以下之胫骨内侧缘的中 1/3 部，形成马蹄状起端转为比目鱼肌弓。短肌纤维从肌肉腱性隔到达其后面的腱膜，肌腹分为内、外侧两部分。在小腿中部该肌腱膜与腓肠肌相合移行为跟腱，止于跟骨结节。比目鱼肌的血供呈节段性，主要滋养血管来自胫后动脉，肌外侧部分由腓动脉的分支供养。胫后动脉始于比目鱼肌弓，是腘动脉的延续，在小腿后侧三头肌深部间隙内下行达内踝，沿途向比目鱼肌近侧发出 2~3 个分支，是该肌的主要供养血管。胫后动脉在行程中，向远侧端也发出 3~5 个分支，供养远侧部分肌肉，其中内踝上 5~7 cm 处有两条血管分支对肌瓣逆行转移非常重要。各动脉分支多有静脉伴行。支配比目鱼肌的神经来自胫神经，在肌上缘分支入肌。

（二）适应证

1. 以近端为蒂的肌瓣顺行转移加植皮，可用于小腿中、下段软组织缺损的修复及胫骨骨髓炎的治疗。

2. 以远端为带的肌瓣转移加植皮，可用于跟腱、踝、跟部皮肤软组织缺损的修复。

（三）手术方法及步骤

沿小腿内侧胫骨内缘 1 cm 做纵形切口，切开皮肤及深筋膜，于切口上部找到比目鱼肌与腓肠肌间隙，自内向外、自上而下钝性分离两肌，直至比目鱼肌与腓肠肌及进入跟腱的腱性部分，并予以分开，使比目鱼肌浅面完全游离。如以胫后动脉近侧端血管分支为蒂顺行转移，则在切口下部自下而上游离比目鱼肌深面，结扎切断胫后动脉向比目鱼肌远侧部发出的分支，向上掀起肌瓣，直至胫后动脉向比目鱼肌近侧发出的血管分支处，形成以上端为蒂的比目鱼肌肌瓣供转移修复创面。如以胫后动脉远侧端血管分支为蒂逆行肌瓣转移，则在切口上部自上而下游离比目鱼肌深面，结扎切断胫后动脉向比目鱼肌近侧部发出的血管分支，将比目鱼肌在腓骨上端及胫骨内侧缘的附着部分离或横行切断，向下掀起肌瓣，直至胫后动脉内踝上发出的主要血管分支处，形成以下端为蒂的比目鱼肌肌瓣逆行转移修复创面。

（四）注意事项

1. 比目鱼肌在小腿内侧，较易与腓肠肌分离，故切取比目鱼肌肌瓣从小腿内侧进入较为方便。该肌在上部与腓肠肌联系疏松，在下部与胫骨易于分离。故游离比目鱼肌浅面应从上向下分离，而游离比目鱼肌深层则应从下向上解剖。

2. 若胫骨骨髓炎病灶清除后残留无效腔不大，可仅切取比目鱼肌内侧一部分作为肌瓣填塞胫骨无效腔，术中将比目鱼肌从中间纵行劈开，其内侧部分血供由胫后动脉分支供应，而外侧部分血供由腓动脉的分支供应。若残留无效腔较大，可与内侧腓肠肌肌皮瓣联合应用，以比目鱼肌肌瓣填塞无效腔，腓肠肌肌皮瓣覆盖创面。

3. 跖肌腱位于比目鱼肌与腓肠肌之间，自内踝后方斜向腘窝，术中可作为分离腓肠肌与比目鱼肌间隙的标记。

十二、趾短屈肌肌皮瓣

（一）应用解剖

趾短屈肌属足底肌的中间肌群，位于跖腱膜深面，起自跟骨结节，肌腹向前移行为四条肌腱，分别进入第2~5趾的屈肌腱鞘内，止于各趾的第二节趾骨底。血供来自胫后动脉的两个终末支，即足底外侧动脉和足底内侧动脉。胫后动脉经内踝后方转入足底，至展肌深面分为足底外、内侧动脉。足底外侧动脉在展肌深面发出后，于趾短屈肌与跖方肌之间前行，沿途发出分支入趾短屈肌和跖方肌，并有肌皮支穿过跖筋膜营养足底皮肤。于第五跖骨附近，足底外侧动脉转向内侧走行，穿过足踇收肌斜头和骨间肌之间，在第一跖骨底附近与足背动脉深支吻合形成足底弓。足底内侧动脉发出后沿足踇展肌和趾短屈肌之间前行，沿途发出分支至踇趾侧肌群、趾短屈肌和足底内侧1/3部皮肤。胫神经在分裂韧带深面分为足底内侧、外侧神经，伴行同名血管入肌，支配足底肌及皮肤。

（二）适应证

1. 带血管神经蒂转移用于同侧小腿下1/3部、踝关节及足部创面的修复，特别适用于足底及跟部负重部位皮肤软组织缺损的修复。

2. 吻合血管神经移植可用于手部大、小鱼际肌缺损的功能重建，以及对侧足底和跟部皮肤软组织缺损的修复。

（三）手术方法及步骤

于足底非负重区以趾短屈肌为中心设计皮瓣，远侧切口在跖骨远端1/3处，近侧切口在跟骨非负重处，外侧切口保留足底外侧皮肤2~3 cm，内侧切口可超过足底内侧缘1~2 cm。皮瓣近侧端切口向内踝后延伸。先做内踝后切口，纵行切开皮肤及支持韧带，显露胫后血管神经束，向内踝前下方延长切口与肌皮瓣内侧切口相续，并切开外侧切口的近侧部分。将跖筋膜及趾短屈肌在跟骨上的附着部切断，掀起肌皮瓣，显露胫后血管神经及足底内、外侧血管神经的分叉部。根据血管发至趾短屈肌分支的多寡粗细情况，决定选用内侧血管或外侧血管为蒂，两者保留其一则可满足肌皮瓣血供。如决定以足底外侧血管为蒂，沿足底内侧切口向前延伸至足底前端切口，切开跖筋膜及趾短屈肌肌腱，将离断肌腱的远端与相应的趾长屈肌腱做缝合固定。切开足底外侧切口皮肤、跖筋膜，将趾短屈肌与皮肤暂时缝合固定数针，以防皮肤与肌肉分离影响肌皮瓣血供。在肌皮瓣远侧结扎切断足底外侧血管与足底弓的联系，由远侧向近侧掀起肌皮瓣，形成以足底外侧血管神经为蒂的岛状肌皮瓣，即可局部转移修复创面。若需增加血管蒂的长度，则需结扎切断足底内侧血管，保留胫后血管至足底外侧血管及至趾短屈肌分支的连续性，并向近侧解剖分离胫后血管神经束至所需蒂的长度。如欲形成以足底内侧血管神经为蒂的肌皮瓣，则于胫后血管发出两终末分支处，将足底外侧血管结扎切断，形成以足底内侧血管神经连接胫后血管神经的岛状肌皮瓣，便可供带蒂转移。如欲形成肌皮瓣游离移植，可将足底内侧或外侧神经从胫后神经主干劈开，按蒂长需要在适当部位离断劈开的神经及胫后动、静脉，即可用于吻合血管神经游离移植。

（四）注意事项

1. 肌皮瓣设计部位应在跖骨头负重区后面。此外，由于足底外侧参与负重，设计肌皮瓣不要偏足底外侧，以免切取后影响足底负重功能。

2. 由于足底皮下组织由众多纤维间隔相连，肌皮瓣切取后不易通过皮下隧道转移，设计时肌皮瓣与创面相连，之间无正常组织间隔，这样转移更为方便。

（刘　岩）

第九节　皮瓣移植的并发症及防治

在皮瓣形成与转移过程中，最重要的是保证皮瓣成活，然而在实践中却经常发生各种并发症，包括皮瓣血液循环障碍（直至完全坏死）、皮瓣下血肿、皮瓣或皮管撕脱、皮瓣或皮管感染等。

皮瓣出现血液循环障碍，导致皮瓣部分或全部坏死是比较常见而严重的并发症。皮瓣是否出现血液循环障碍，从本质上看，就是血液供应是否充分，静脉、淋巴回流是否通畅。

一、皮瓣病理生理的变化

1. 皮瓣移植后初期，血供依靠蒂部；血供重建从术后第 2 天开始，以后皮瓣的血供一部分来源于皮瓣的基底床和创缘；术后第 6～8 天，皮瓣内新生的小动脉已起到了较完善的作用；术后 1～2 周，小静脉建立了有效的回流。术后第 4 天，淋巴回流开始建立，到第 6 天已基本完善。

2. 移植皮瓣微循环变化的研究。皮瓣移植后往往要经历一个缺血过程，缺血时间的长短对微循环的结构和功能产生一定影响：①缺血时间越长，微循环的反应能力越差。②缺血时间越长，微循环复通时间越长。③缺血时间越长，病理改变越明显。

二、皮瓣血液循环障碍的常见原因

1. 内在性原因　①皮瓣供区选择不当，如有血管变异或血管疾病。②皮瓣在设计中长宽比例过大（一般部位在 2：1 之内，面颈部血供丰富的区域不超过 3：1）。③超出轴型皮瓣知名血管范围而又未行延迟术。④难愈合的创面周围组织不健康，曾行放射治疗有较多瘢痕或血供贫乏等。⑤静脉、淋巴回流不充分。⑥有过敏、瘢痕增生等不良体质因素及动脉极易持续痉挛等。

2. 外在性原因　即非患者自身体质、解剖变异等内在性因素所致，而是外加的原因，包括手术操作失误、固定不当、护理不周等。

（1）手术操作不当：①手术者基本功不足，剥离层次不能掌握在同一平面，深一刀浅一刀，不慎损伤了供养血管。②皮瓣形成过程中长宽不足，导致缝合后有张力，特别是横形张力危害极大，常致远端血液循环障碍。③皮瓣转移角度过大，蒂部有扭转或有张力或有过深的折叠，影响血供或影响静脉回流。④术中止血不彻底，致皮瓣下或皮管内出血，形成血肿。

（2）术后处理不当：首先要注意皮瓣的位置，一般皮瓣远端宜稍高于蒂部，以利于皮瓣的静脉回流。若体位不当、固定不良，皮瓣蒂部牵拉张力大，有扭转或折叠，则均易造成皮瓣血液循环障碍。皮瓣近心端环形过紧的绷带缠绕包扎，可导致静脉回流受阻。术后皮瓣有一反应性肿胀过程，特别是在术后头4天，静脉、淋巴回流尚未建立新的侧支循环。发现肿胀若未做必要的处理，将导致皮瓣肿胀加重，最后引起皮瓣血液循环障碍甚至坏死。必要时应松解或拆除部分缝线减张。换药过程中如无菌消毒观念不强，则易引起局部感染。

三、皮瓣移植术后的监测

1. 临床观察　临床观察指标包括移植皮瓣的皮肤颜色、温度、毛细血管充盈情况、血管搏动及出血特点等。比如动脉危象表现为颜色苍白、皮温低、毛细血管充盈慢；静脉危象表现为颜色暗紫、毛细血管充盈快、出暗红色血。这些观察方法简单，无需特殊仪器，在临床上常用。但临床观察是医师主观判断的方法，而非客观指标。另外，有些指标在血液循环障碍早期是不明显的，待颜色、温度等有明显改变时，皮瓣已进入不可逆损伤的程度，使抢救失去意义。因此，对这些方法的应用需要有丰富的经验。

2. 测温方法　移植皮瓣缺血后，皮瓣的温度逐渐下降，可用仪器测定。目前有红外线温度计和热电偶温度计。

3. 代谢的测定方法

（1）经皮氧分压测定：当组织缺血时，氧分压（PO_2）随之降低。

（2）经皮下 pH 测定：组织缺氧后，发生无氧代谢，组织内乳酸含量增加，其 pH 下降。

4. 光电测定方法

（1）多普勒超声仪和激光多普勒仪：多普勒仪检测灵敏、准确、安全，是临床常用较理想的检测技术。

（2）光反射体积描记仪：当一个恒定的光源照射皮肤时，结缔组织对光的吸收数恒定。血液流动时，血中氧合血红蛋白的多少决定反射光的强弱。用光反射体积描记仪可以敏感地测得皮瓣的血流变化，从而判断皮瓣血供是否有障碍。

（3）反射分光光度仪亦：能快速指示血液循环改变。

5. 生物染料法　荧光染料是唯一用于临床的生物染料。荧光是指在没有能耗和分子分解情况下吸收光能的一种发光形式。常规方法是每千克体重取荧光素钠 10～15 mg，用生理盐水配成 5%～10% 的溶液，快速静脉滴注。10～20 分钟组织渗透达最高峰，故为最佳观察时间。在暗室内紫外线下观察，如见皮肤呈黄绿色光，表明血液循环良好；如呈蓝色或模糊不清，则示血液循环不佳。此方法简单，可用肉眼观察。需要指出的是，这种方法并非直接测定移植皮瓣的血流量或血管内荧光素浓度，而是测定荧光素渗出血管后对皮肤的沾染量。本方法除有染料的不良反应外，还有不能做定量观测的缺憾。目前荧光染料方法被认为是最有发展前景的方法之一。

6. 核素方法　目前常用的核素方法是向移植物内注入核素做清除试验，或从血管注入核素做血流示踪，然后在一定时间内用 γ 摄像机做闪烁扫描比较。常用的放射物有 ^{133}X、^{131}I、^{99m}Tc、^{22}Na 等。用这种方法观察的对象是皮肤毛细血管的血流。但该法存在核素来源不易、费用昂贵及核素对人体有害等缺点。

7. 其他方法　除上述方法外，还有电磁血流法、放射性微球测量法、X 线造影及显微镜观察等方法用于实验研究。

四、皮瓣血液循环障碍的治疗

在术中发现皮瓣的供血血管损伤或其他原因引起皮瓣血液循环障碍（苍白或皮瓣发绀等），最好的处理方法是停止手术，将皮瓣缝回原处，相当于做一次延迟手术。若缝回原处，皮瓣仍严重苍白并出现无血流现象时，需考虑将皮瓣取下，切成中厚或全厚皮移植覆盖创面。

若皮瓣转移后出现血液循环障碍，需仔细分析可能的原因而加以解决。动脉痉挛可通过镇静、镇痛、保温、补充血容量、应用扩容、抗凝血等措施来疏通微循环。扩张血管的药物，常选用右旋糖酐 - 40（低分子右旋糖酐）、复方丹参注射液静脉滴注；双嘧达莫 25～50 mg 口服，每日 3 次；罂粟碱 120～240 mg，分 4 次静脉给予；小剂量阿司匹林 0.3 g，每日 2～3 次；链激酶、尿激酶及肝素在防治血栓形成时可以应用。在有缺血再灌注损伤时，还可以考虑应用类固醇类药物，如氢化可的松或地塞米松，以及自由基清除药别嘌醇和超氧化物歧化酶等。有条件时可以行全身或局部高压氧治疗。

对内在性原因引起的静脉回流障碍，血液淤滞及皮瓣发绀，目前尚缺乏有效的措施，可采用适当压力包扎，抬高肢体或皮瓣远端，采取体位引流的方法。另有，以下几种办法可能有一定的裨益：①将皮瓣边缘部分缝线拆除或剪开已结扎的创周边缘小静脉，用肝素、利多卡因生理盐水溶液经常擦拭，使淤滞的静脉血不断流出，直至 3～5 天，待毛细血管建立静脉回流、逐渐消肿时为止，皮瓣有可能成活。②应用水蛭吸血及释放出抗凝血物质，既能减轻皮瓣肿胀淤血，又能防止血液凝固，有一定效果。③用局部降温的方法，降低局部的新陈代谢。④用手指轻轻由皮瓣远端向蒂端按摩的方法，以利于静脉回流。⑤若系回流静脉损伤所致的静脉回流障碍，唯一有效的办法是应用显微外科技术行静脉吻合术或移植一段静脉。

（陈　亮）

参考文献

[1] 吴军，唐丹，李曾慧平. 烧伤康复治疗学[M]. 北京：人民卫生出版社，2015.

[2] 夏照帆. 烧伤外科学高级教程[M]. 北京：中华医学电子音像出版社，2016.

[3] 盛志勇，郭振荣. 烧伤学临床新视野[M]. 北京：清华大学出版社，2019.

[4] 戴尔·埃德加. 烧伤康复指南[M]. 吴军，译. 北京：科学出版社，2018.

[5] 崔正军，易先锋. 烧伤康复作指南[M]. 郑州：河南科学技术出版社，2020.

[6] 大卫·N.赫顿. 烧伤治疗学[M]. 陈旭林，肖仕初，罗高兴，译. 北京：中国科学技术出版社，2020.

[7] 黄跃生，柴家科，胡大海，等. 烧伤关键治疗技术及预防急救指南[M]. 北京：人民军医出版社，2015.

[8] 刘琰，章雄，张勤. 烧伤感染[M]. 武汉：湖北科学技术出版社，2015.

[9] 吴宗耀. 烧伤康复学[M]. 北京：人民卫生出版社，2015.

[10] 李青峰. 头面部烧伤重建外科[M]. 上海：上海交通大学出版社，2015.

[11] 李平珍，王艳芬，董玉洁. 微创面部整形技术[M]. 长春：吉林科学技术出版社，2020.

[12] 侯春林，顾玉东. 皮瓣外科学[M]. 上海：上海科学技术出版社，2019.

[13] 王晓军. 整形美容外科手术要点难点及对策[M]. 北京：科学出版社，2018.

[14] 王炜. 整形外科学[M]. 杭州：浙江科学技术出版社，2018.

[15] 陶克，王守峰，赵利. 实用烧伤与整形外科学[M]. 上海：上海交通大学出版社，2018.

[16] 刘建华，石冰. 唇鼻整形美容手术图谱[M]. 北京：人民卫生出版社，2016.

[17] 李青峰，张涤生. 创伤整形与重建外科[M]. 武汉：湖北科学技术出版社，2016.

[18] 齐向东，王炜，高景恒. 微创美容外科学[M]. 杭州：浙江科学技术出版社，2015.

[19] 蔡景龙. 瘢痕整形美容外科学[M]. 杭州：浙江科学技术出版社，2015.